マンガでわかる

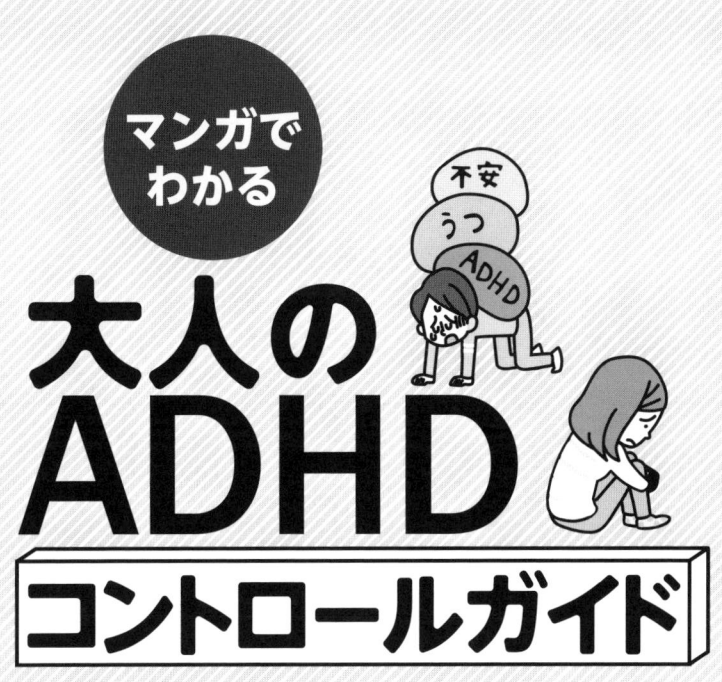

大人のADHD コントロールガイド

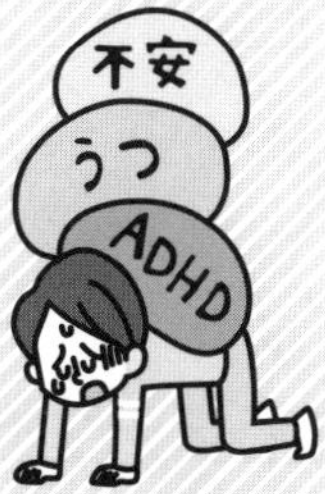

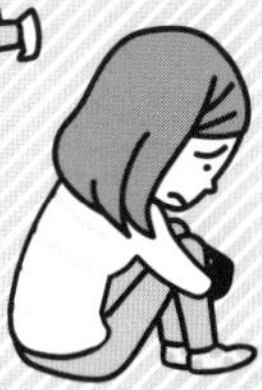

南青山アンティーク通りクリニック

福西勇夫

福西朱美

法研

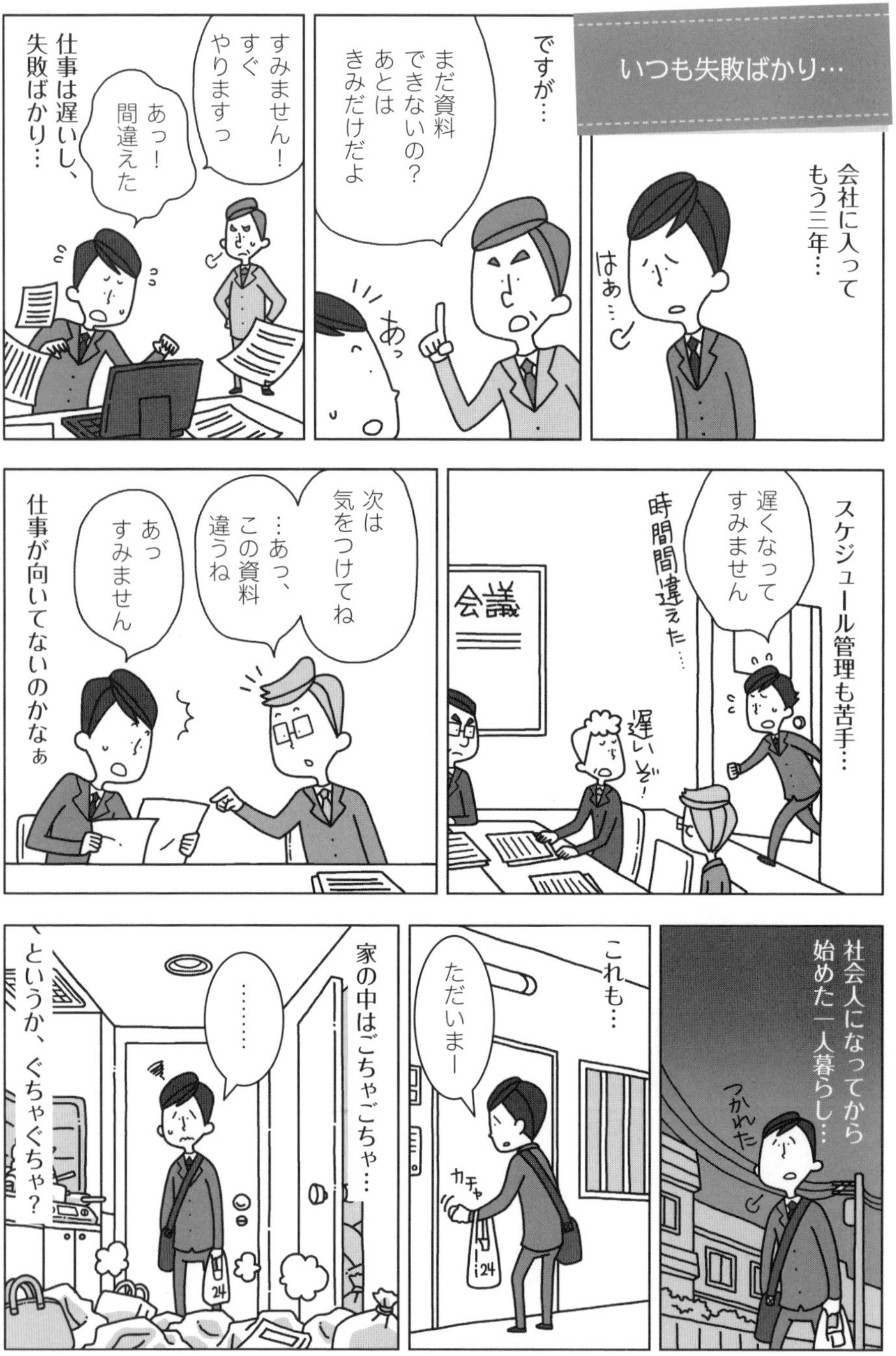
いつも失敗ばかり…
会社に入ってもう三年…
はぁ…
ですが…
まだ資料できないの? あとはきみだけだよ
あっ
すみません! すぐやりますっ
あっ! 間違えた
仕事は遅いし、失敗ばかり…
スケジュール管理も苦手…
遅くなってすみません
時間間違えた…
会議
遅いぞ!
次は気をつけてね
…あっ、この資料違うね
あっ すみません
仕事が向いてないのかなぁ
社会人になってから始めた一人暮らし…
つかれた
これも…
ただいまー
カチャ
24
家の中はごちゃごちゃ…
………
というか、ぐちゃぐちゃ?
24

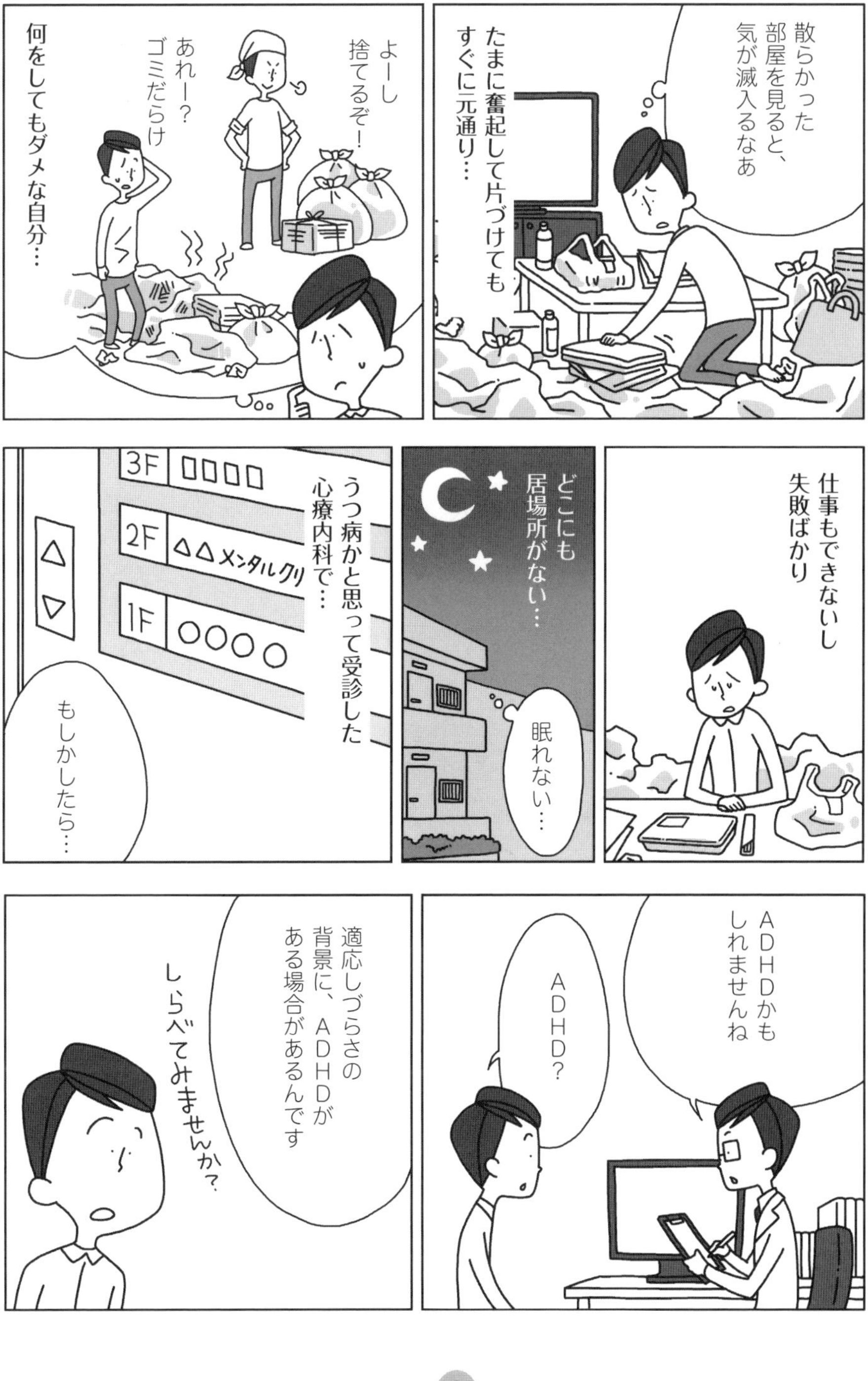
散らかった部屋を見ると、気が滅入るなあ
たまに奮起して片づけても
すぐに元通り…
よーし捨てるぞ！
あれー？ゴミだらけ
何をしてもダメな自分…
仕事もできないし
失敗ばかり
どこにも居場所がない…
眠れない…
うつ病かと思って受診した
心療内科で…
3F □□□□
2F △△メンタルクリ
1F ○○○○
もしかしたら…
ＡＤＨＤかもしれませんね
ＡＤＨＤ？
適応しづらさの背景に、ＡＤＨＤがある場合があるんです
しらべてみませんか？

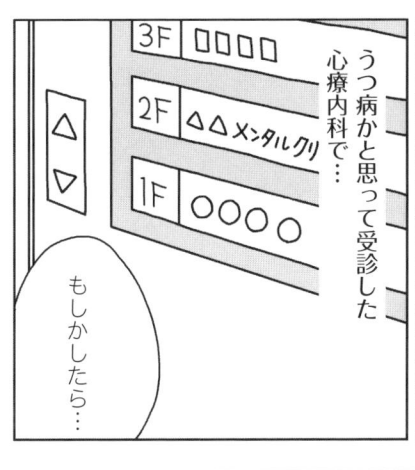

はじめに

見過ごされやすい成人期ADHD

私のクリニックを訪れる患者さんには、ADHD（注意欠如・多動性障害）の特性をお持ちの方が多くみられます。その多くの方は初めからADHDを疑って当院を受診されるのではなく、うつや、不安症など他の病気のために受診しています。

もともとADHDは20人から25人に1人はいるという疫学研究もある非常に身近な発達障害です。近年、学校教育の過程や、家庭への知識普及により、子どものADHDは知られるようになりましたが、大人のADHDはまだまだ見過ごされています。

その背景には、現在の大人が子どもだった頃はADHDがまだあまり知られていなかったことがあるでしょう。また大人になるまでADHDがわからなかった方には、多動や衝動性よりも注意欠如が先行している傾向があります。多動や衝動性が優位だと目立ちますから、ADHDにも気づきやすくなります。

しかし、注意欠如優位タイプでは、子どもは多かれ少なかれ注意力散漫ですので、多少失敗したとしても「気をつけましょう」「がんばりましょう」などと言われて、なかなかその陰に病気があるとまでは気づきにくいのです。

本書は、成人期ADHD、またはADHDの特性によって日常生活になんらかの困難を感じている人（以下、ADHDの人と呼びます）、またそのご家族に向けて書きました。

マンガによる表現を多用したのは、ADHDの人の中には読書好きも多い反面、書籍を集中して読むことが難しいという方が一定割合いらっしゃるからです。マンガによる視覚的、直感的な情報提供は実はADHDにはとても合っています。

ADHDは人によってあらわれ方がさまざま異なります。同じADHDと診断されている方でも、あらわれる特性や、困難に感じていることは大きく異なります。

ADHDを克服するために、何よりもまずみなさんにしていただきたいことは、ご自身のADHDを知っていただきたいということです。

そのため1章ではADHDについて、2章ではADHDが引き起こすさまざまなトラブル事例と、ADHDとの関係を紹介しました。ご自身が困難に感じていることと、ADHDの関係を知ることで対策が立てやすくなります。

3章では、実践的な克服のための対策のたて方や考え方をご紹介しています。これらをヒントに、ご自身に合う対策をたてていただくのが本書の目的のうちの一つです。

4章では、病院などの医療機関でのADHD治療について解説しています。今は薬物療法もよく研究され、使用して役立てている方も増えています。

またさらに5章では、ADHDならではの強みを生かしている人や、ADHDをコントロールできるようになった人の例を紹介しています。

ご自分がADHDかもしれない、またはADHDの特性をいくつか持っているかもしれない、と感じたら、一度それらと向き合ってみましょう。

そして、これまでたびたびそれらに振り回されてきた経験をもとに、逆にそれらに先回りして自分の生活を、人生をコントロールする作戦をたてましょう。何度か挫折したり、自己嫌悪に陥ったりした経験をお持ちなら、きっとそうした経験も役立つでしょう。自分のことを一番よく知るあなたが、あなたの人生の舵取りを行うべきなのです。

本書が、みなさんの生活をより良くすることに役立てば幸いです。

南青山アンティーク通りクリニック　院長　福西　勇夫

もくじ

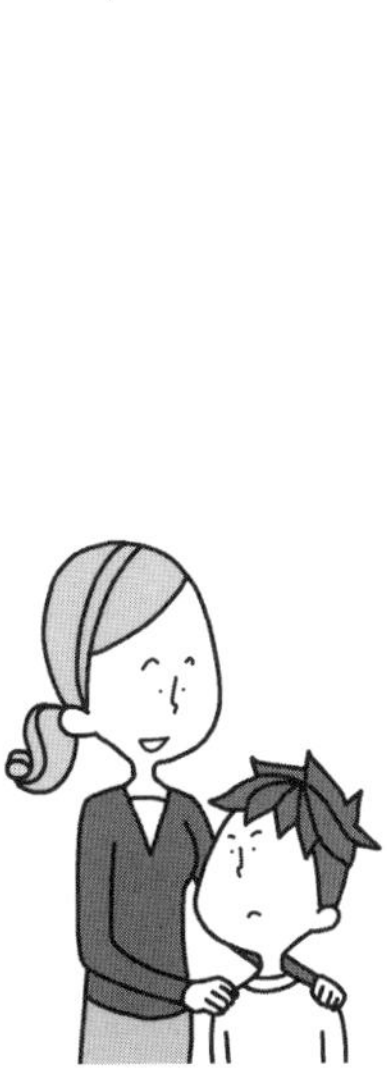

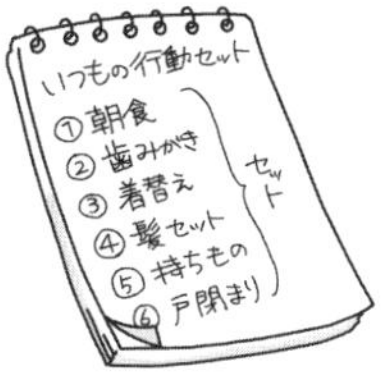
いつもの行動セット
①朝食
②歯みがき
③着替え
④髪セット
⑤持ちもの
⑥戸閉まり
セット

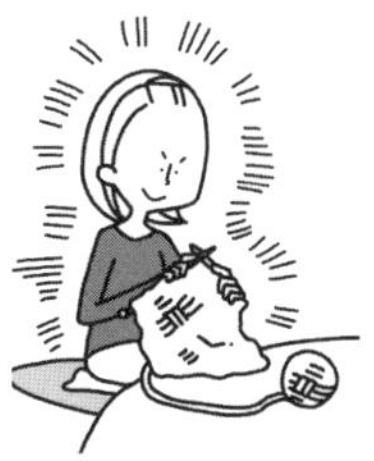

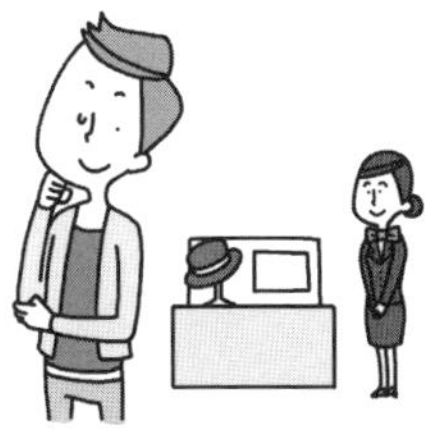

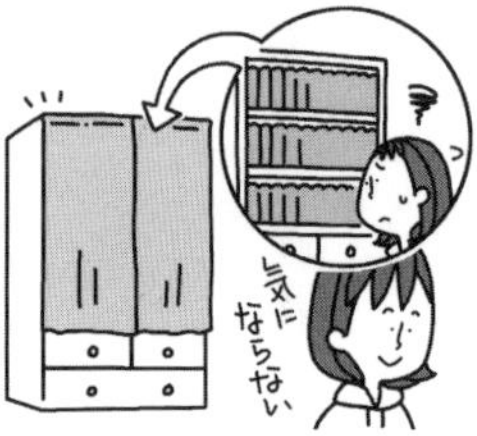
気にならない

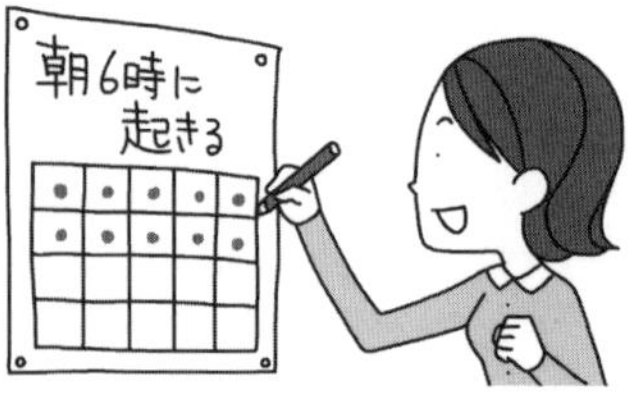
朝6時に起きる

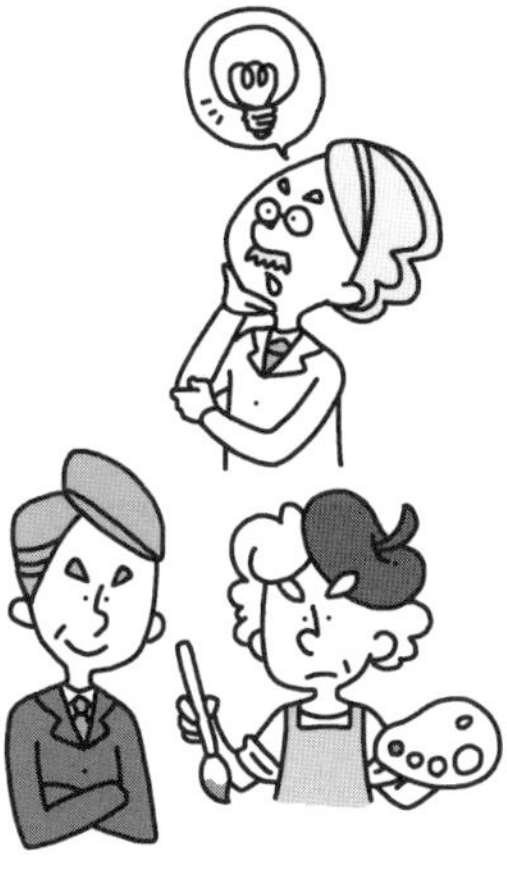

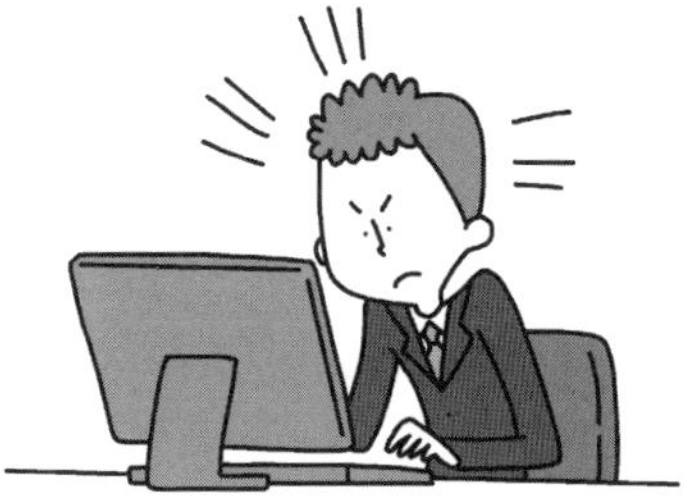

編集協力
装丁・DTP　ホップボックス
漫画　瀬戸奈津子

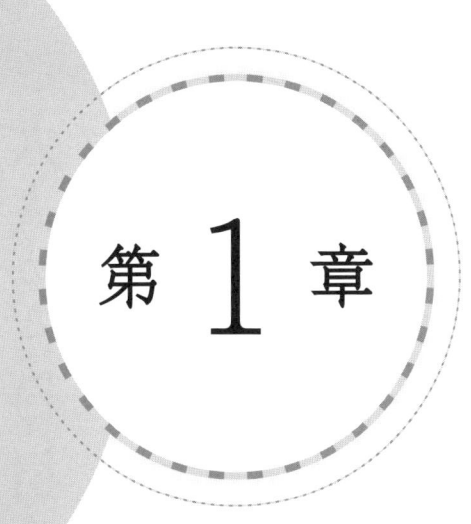

第1章

ＡＤＨＤで困っていませんか？

なかなか気づかれにくいＡＤＨＤ。ＡＤＨＤが原因で日常生活に不便を感じている人がおおぜいいます。本章ではＡＤＨＤのあらわれ方と、ご自身のＡＤＨＤの捉え方についてご説明します。

大人のＡＤＨＤ

こんなことで困っていませんか？

　会社員のＡさんは、仕事でミスが多く悩んでいます。遅刻やケアレスミスをくり返してしまい、なんとかしようと思ってもなかなかうまくいかず自信を失い気味です。

　誰でもちょっとした失敗はするものです。そうしたことで悩んでいる方は少なくありませんが、本人が「気をつけよう」「なんとかしよう」と思っても、なかなかうまく行かない場合があります。あるいは、どのように改善したらよいのかわからない場合もあります。

　失敗の頻度が高く、同じようなミスをくり返ししてしまう場合、もしかするとその裏にＡＤＨＤ、もしくはＡＤＨＤ※の特性があるかもしれません。

　こうしたことがミスの原因になっている場合、一般の人が行うような注意では問題を解決しきれない場合があります。

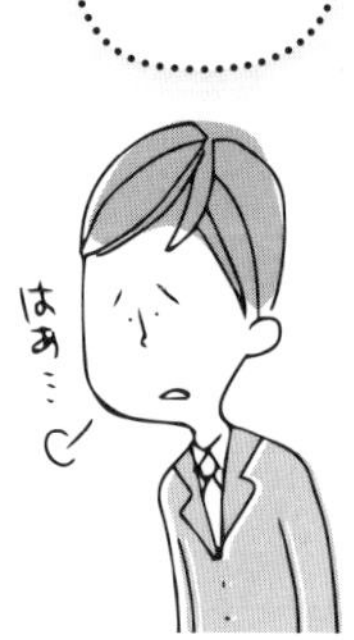

※ＡＤＨＤと診断されなくても、ＡＤＨＤの特性にあてはまり生活になんらかの支障を来している人もいます。本書では、こうした方も含めてＡＤＨＤの人と呼びます。

こんなことで困っていませんか？

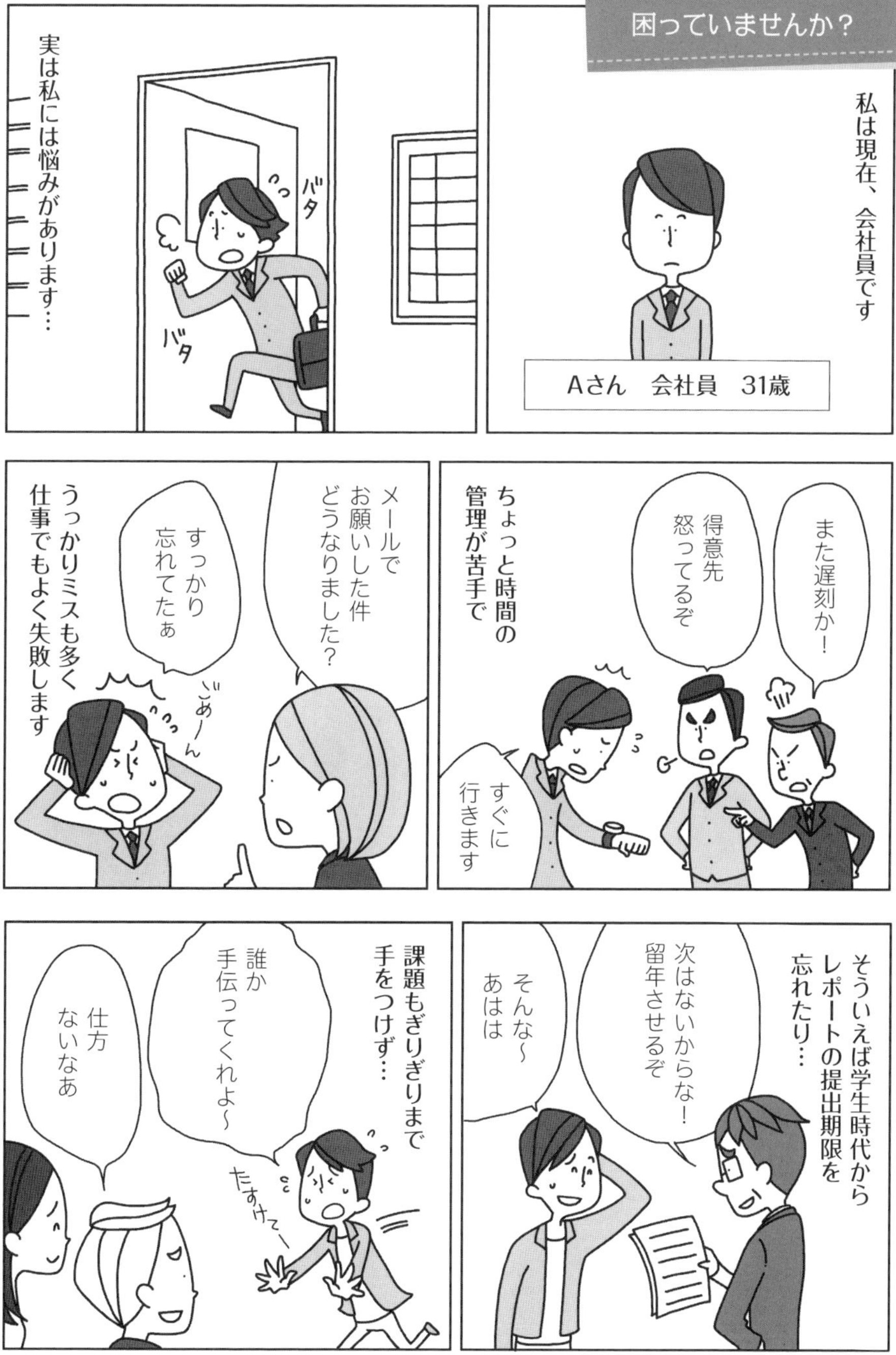

私は現在、会社員です
Aさん　会社員　31歳
実は私には悩みがあります…
バタ
バタ
ちょっと時間の管理が苦手で
また遅刻か！
得意先怒ってるぞ
すぐに行きます
うっかりミスも多く仕事でもよく失敗します
メールでお願いした件どうなりました？
すっかり忘れてたぁ
ごめ～ん
そういえば学生時代からレポートの提出期限を忘れたり…
次はないからな！留年させるぞ
そんな～あはは
課題もぎりぎりまで手をつけず…
誰か手伝ってくれよ～
たすけて～
仕方ないなあ

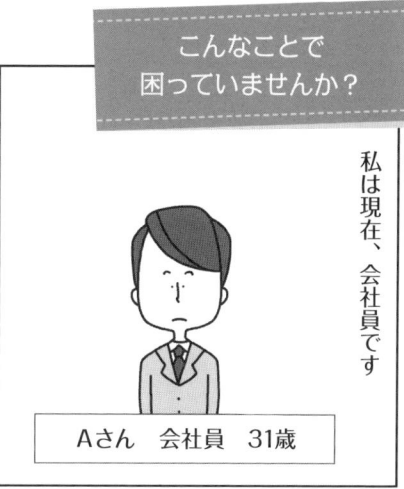

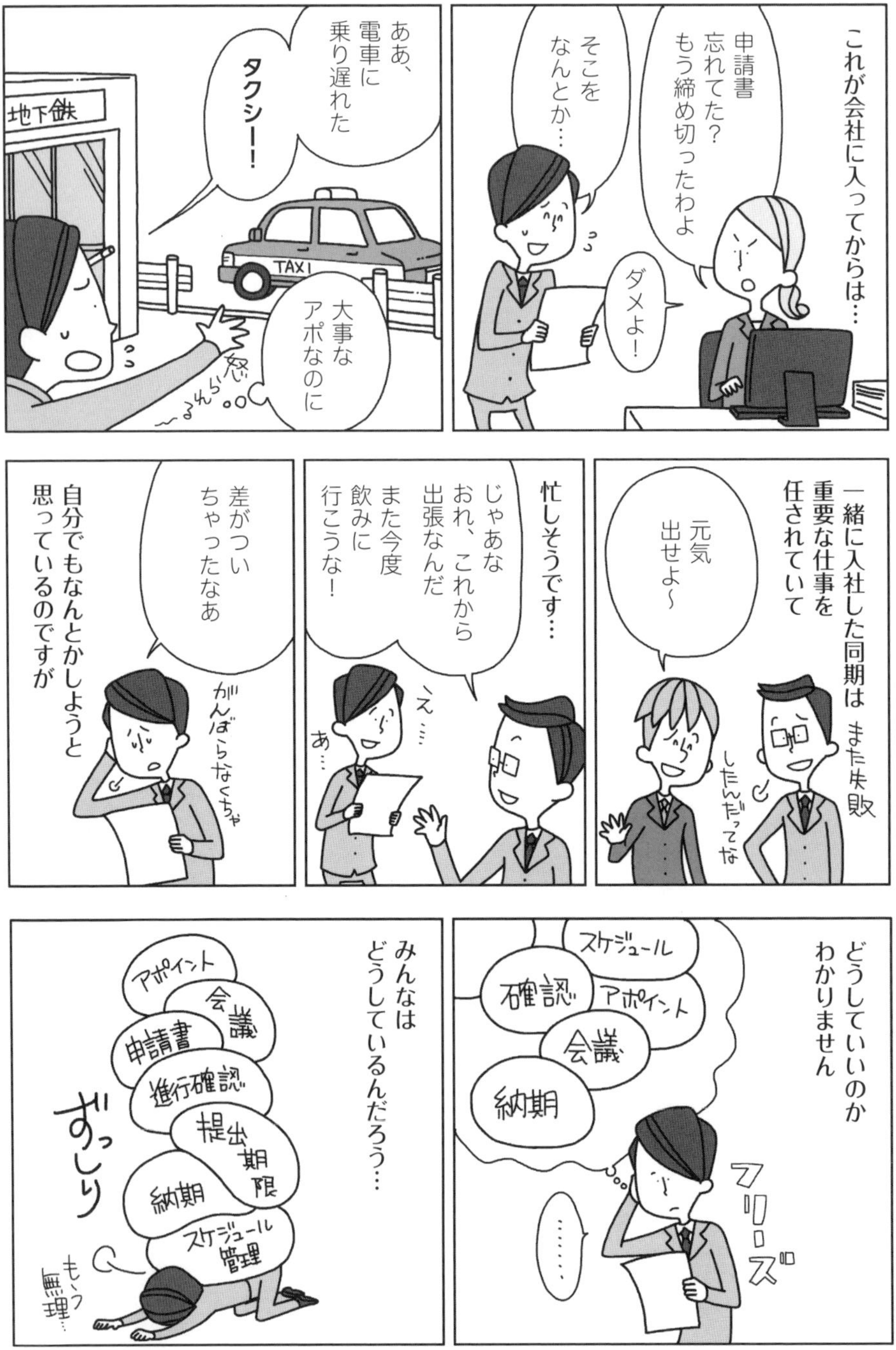
これが会社に入ってからは…
申請書
忘れてた？
もう締め切ったわよ
そこを
なんとか…
ダメよ！
地下鉄
ああ、
電車に
乗り遅れた
タクシー！
TAXI
大事な
アポなのに
一緒に入社した同期は
重要な仕事を
任されていて
元気
出せよ～
また失敗
したんだってな
忙しそうです…
じゃあな
おれ、これから
出張なんだ
また今度
飲みに
行こうな！
え…
あ…
差がつい
ちゃったなあ
がんばらなくちゃ
自分でもなんとかしようと
思っているのですが
どうしていいのか
わかりません
スケジュール
確認
アポイント
会議
納期
……
フリーズ
みんなは
どうしているんだろう…
アポイント
会議
申請書
進行確認
提出期限
納期
スケジュール管理
ずっしり
もう無理…

●大人になって初めてADHDと診断される

Aさんは仕事上のミスで悩んでいますが、よくお話を聞くとずっと以前の学生時代から時間に遅れがちで、課題の提出に間に合わなかったり、教員からの注意事項を聞き漏らしたりしていたそうです。それでも学生時代はあまりシビアな問題に発展することはなく、友人の助けや、教員におおめにみてもらったりしながら、なんとか過ごしてきました。

ところが社会人になると、そうは行かなくなりました。ミスや遅刻をくり返して周囲からの信用を失ってしまい、仕事でも同期入社の社員に比べて重要な仕事を任されないなど社会的評価にも影響が出てしまっています。

大人は、子ども時代や学生時代に比べて、社会的責任が大きく、自立を求められています。本人も大人としての分別や考えがあるので、問題を子どもの頃より深刻に受け止めていて、自信を失っています。

また、助けが必要であっても、特別な関係以外でADHDへの配慮や協力を当然のようには求められないことがADHDの人の生きづらさを増大させてしまいます。大人のADHDは抑うつや薬物依存などを合併することが多いという調査もあります。

次の項からは、ADHDとはどういうものなのかご説明します。

ADHDとは?

ADHDはAttention-Deficit / Hyperactivity Disorder の略で、日本語では注意欠《ちゅういけつ》如《じょ》・多動性障害《たどうせいしょうがい》といいます。日本でも10年ほど前からよく聞かれるようになり、言葉は聞いたことがあるという人も多いのではないでしょうか。多動性《たどうせい》や衝動性《しょうどうせい》、注意欠如《ちゅういけつじょ》を特徴とする発達障害で、生活にさまざまな困難をきたす状態をいいます。人口の20人から25人に1人が該当するという調査もあり、珍しい病気ではありません。

「多動性」は落ちつきがない、よくしゃべる、常に体の一部を動かしているなど、「衝動性」は思いつきをすぐ言動に移す、がまんが苦手など、「注意欠如」は注意が逸《そ》れやすい、集中して話が聞けない、金銭の管理ができない、忘れっぽい、などの形であらわれます。

こういったことは誰にでも多少はあることですが、これらの問題の程度が非常に強い、あるいは頻度が並外れて高いなどで生活上大きな支障があると判断される場合に、ADHDが疑われます。また、医療機関でADHDと診断されなくても、ADHDの特徴に該当し、そのために生活に支障を感じている人もいます。ADHDの症状は「ある」か「ない」かではなく、連続的で、診断がつく人とそうでない人に程度の差がないこともよくあります。

生活への支障の度合いが、置かれている環境によって大きく影響を受けるということも重要なポイントです。つまり、ある環境では困っていなくても、環境が変わると対処できず行き詰まってしまうことがあるのです。本人が支障なく環境に適応できている場合は、治療の必要性は低いでしょう。そのような環境では、ＡＤＨＤの特性は、個性や才能として捉えられていることもよくあります。

ＡＤＨＤの症状は、大人になってから初めて出現するものではありません。ＡＤＨＤと診断される方は、こうした症状に子どもの頃からずっと悩まされています。多くの方はそうした経験からご自分なりの工夫や対策を考えて努力していますが、それにもかかわらずなかなか状況が改善されません。そのため、自分自身を責めたり、本人が怠《なま》けている、悪気があってやっている、あるいは親の育て方のせいといった非難や誤解にさらされたり、つらい状況に置かれがちです。

しかし、ＡＤＨＤは本人の努力不足や、親の育て方のせいではありません。すべて脳の働きの特性なのです。そのことを知り、有効な手立てをすることで生きづらさはかなり改善することができます。ＡＤＨＤをコントロールする術を身につけ、生活を安定させ、自信を取り戻した人がおおぜいいます。

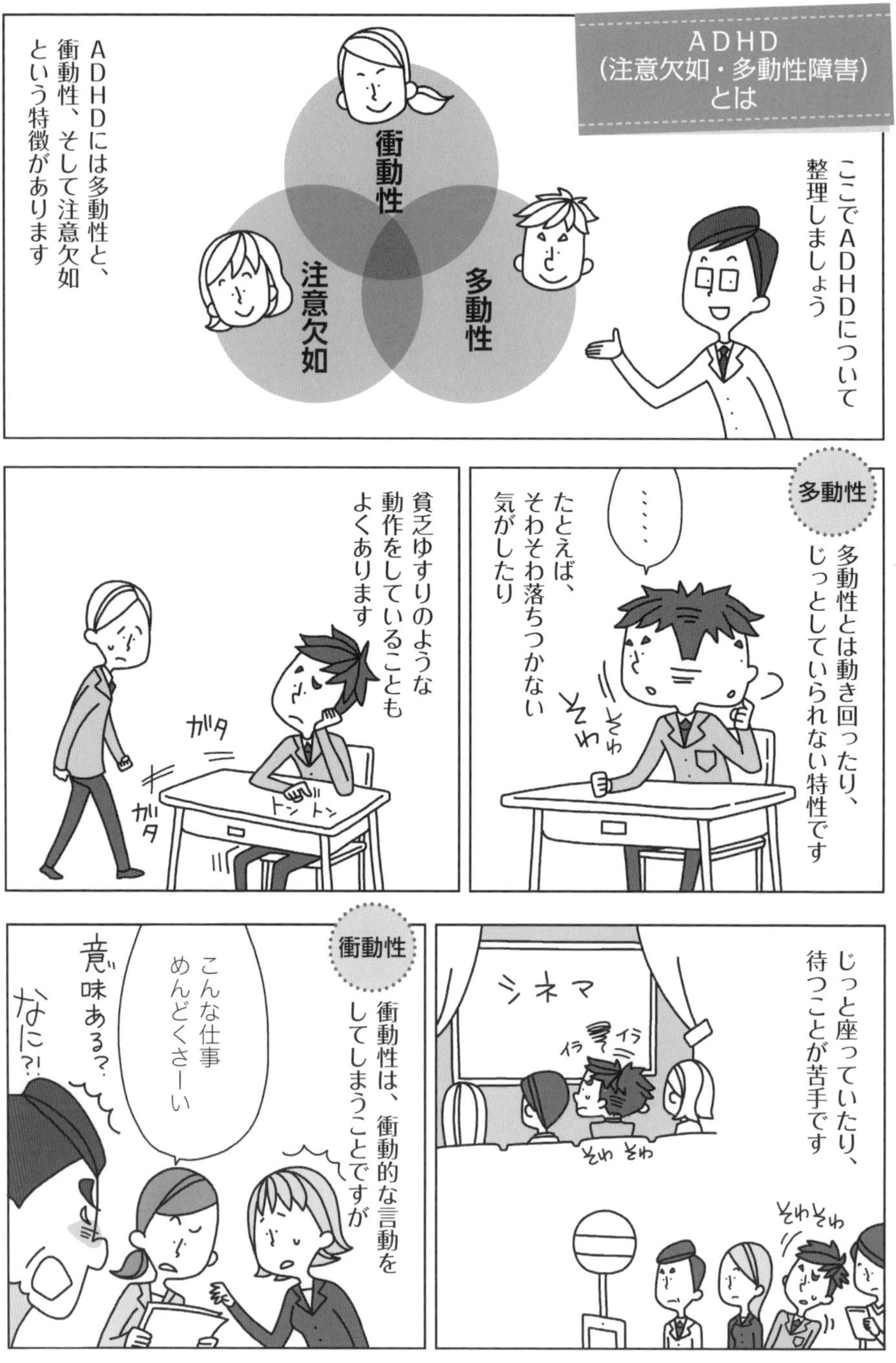
ADHD
（注意欠如・多動性障害）
とは
ここでADHDについて整理しましょう
衝動性
多動性
注意欠如
ADHDには多動性と、衝動性、そして注意欠如という特徴があります
多動性
多動性とは動き回ったり、じっとしていられない特性です
……
たとえば、そわそわ落ちつかない気がしたり
そわ そわ
貧乏ゆすりのような動作をしていることもよくあります
ガタ
ガタ
トン トン
じっと座っていたり、待つことが苦手です
シネマ
イラ イラ
そわ そわ
そわそわ
衝動性
衝動性は、衝動的な言動をしてしまうことですが
こんな仕事めんどくさーい
意味ある？
なに?!

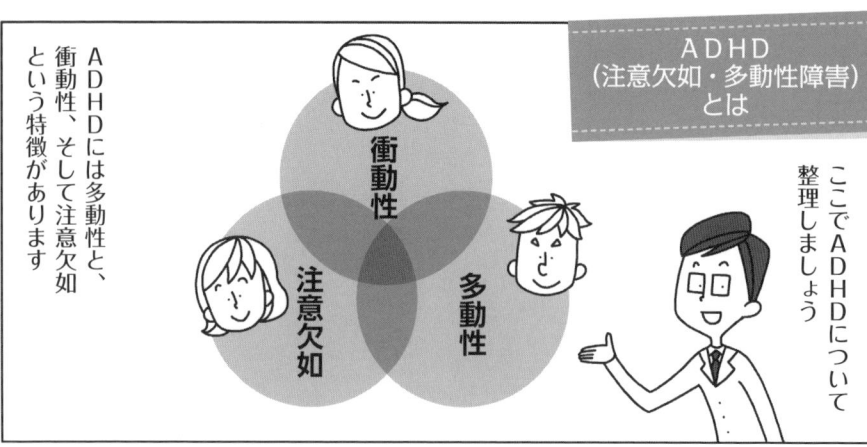

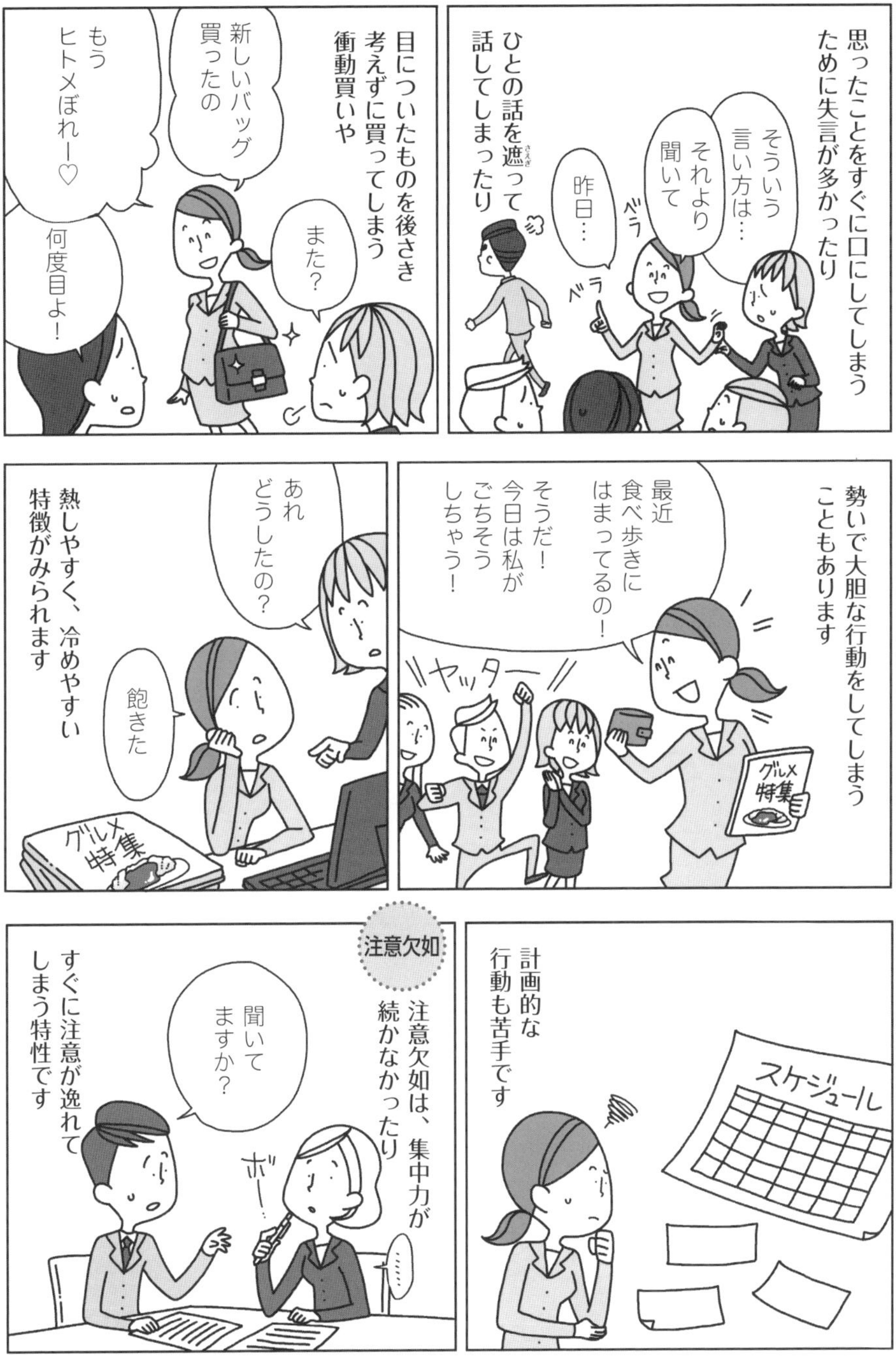
思ったことをすぐに口にしてしまうために失言が多かったり
そういう言い方は…
それより聞いて
昨日…
ベラ
ベラ
ひとの話を遮《さえぎ》って話してしまったり
目についたものを後さき考えずに買ってしまう衝動買いや
新しいバッグ買ったの
また？
もうヒトメぼれー♡
何度目よ！
勢いで大胆な行動をしてしまうこともあります
最近食べ歩きにはまってるの！そうだ！今日は私がごちそうしちゃう！
ヤッター
グルメ特集
熱しやすく、冷めやすい特徴がみられます
あれどうしたの？
飽きた
グルメ特集
計画的な行動も苦手です
スケジュール
注意欠如
注意欠如は、集中力が続かなかったり
すぐに注意が逸れてしまう特性です
聞いてますか？
ボー…
……

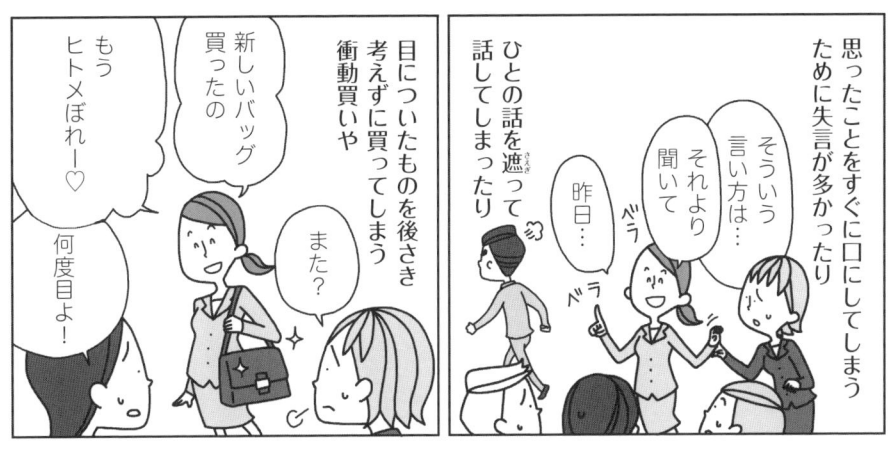

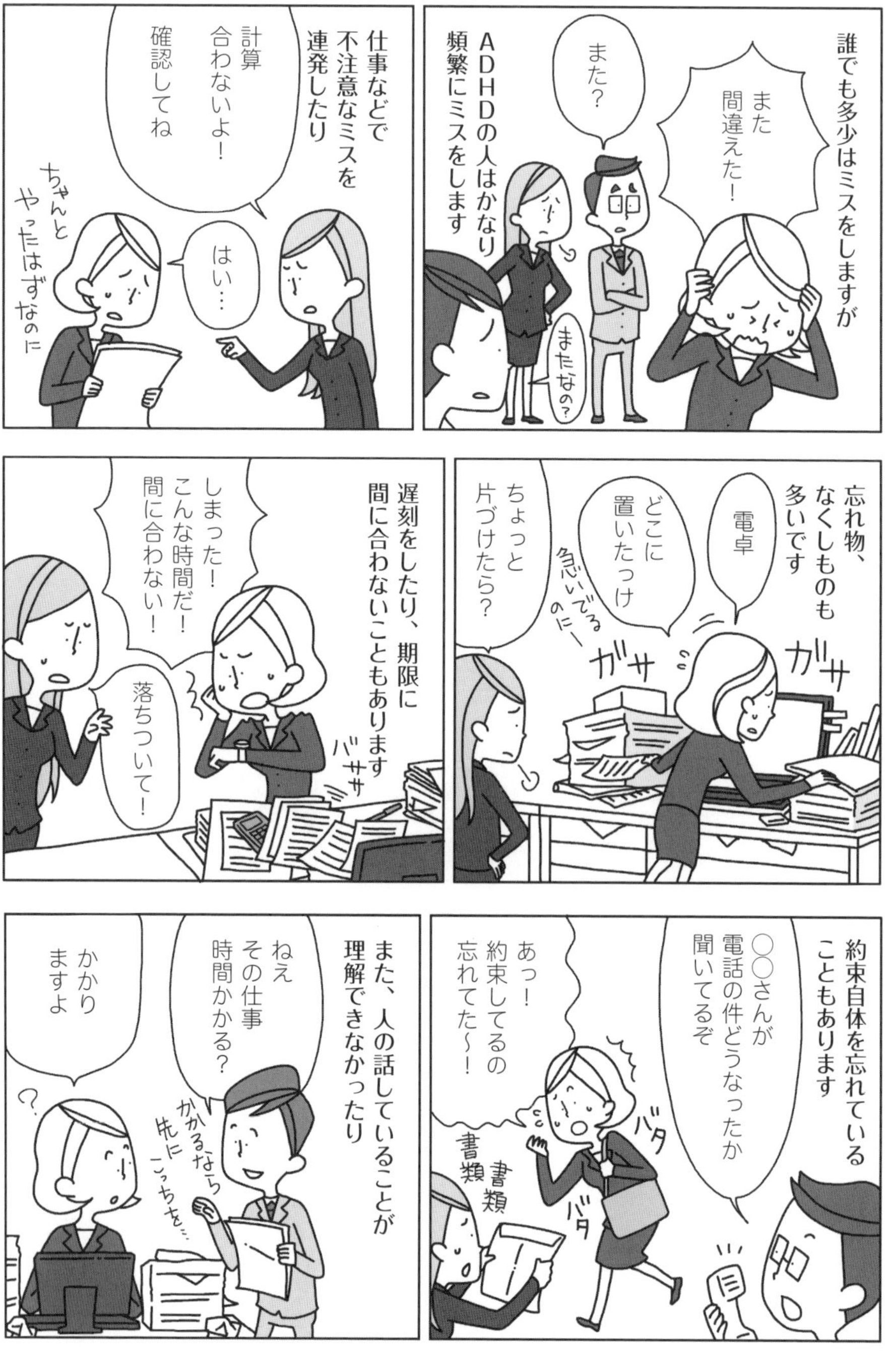
誰でも多少はミスをしますが
また間違えた！
また？
またなの？
ADHDの人はかなり頻繁にミスをします
仕事などで不注意なミスを連発したり
計算合わないよ！確認してね
はい…
ちゃんとやったはずなのに
忘れ物、なくしものも多いです
電卓
どこに置いたっけ
急いでるのにー
ガサ
ガサ
ちょっと片づけたら？
遅刻をしたり、期限に間に合わないこともあります
しまった！こんな時間だ！間に合わない！
バサササ
落ちついて！
約束自体を忘れていることもあります
○○さんが電話の件どうなったか聞いてるぞ
あっ！約束してるの忘れてた〜！
バタ
バタ
書類
書類
また、人の話していることが理解できなかったり
ねえその仕事時間かかる？
かかるなら先にこっちを…
かかりますよ
？

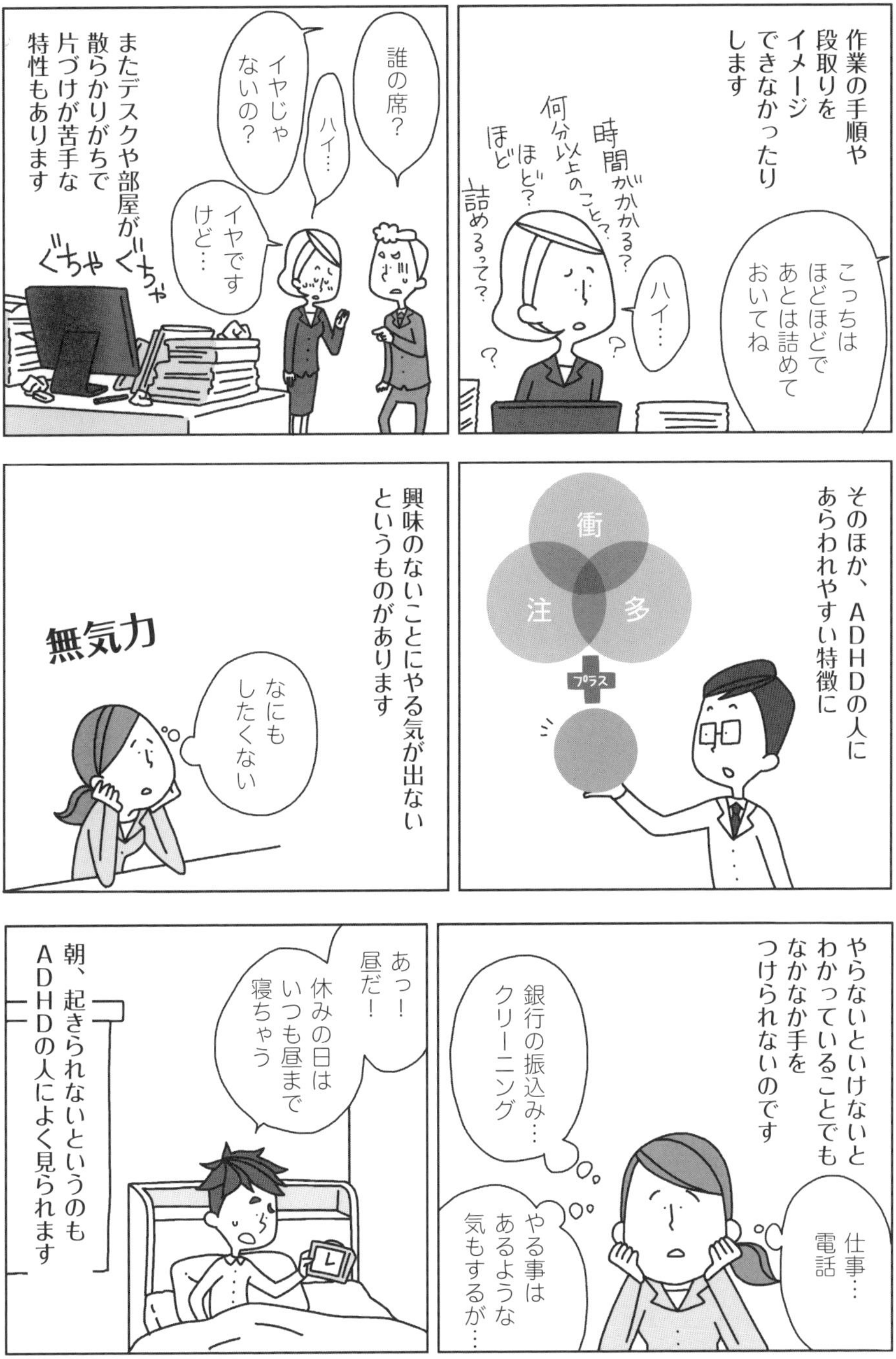
作業の手順や段取りをイメージできなかったりします
こっちはほどほどであとは詰めておいてね
ハイ…
時間がかかる？
何分以上のこと？
ほど？
ほど詰めるって？
？
？
誰の席？
ハイ…
イヤじゃないの？
イヤですけど…
またデスクや部屋が散らかりがちで片づけが苦手な特性もあります
ぐちゃぐちゃ
そのほか、ADHDの人にあらわれやすい特徴に
衝
注
多
プラス
興味のないことにやる気が出ないというものがあります
無気力
なにもしたくない
やらないといけないとわかっていることでもなかなか手をつけられないのです
仕事…電話…
銀行の振込み…クリーニング
やる事はあるような気もするが…
あっ！昼だ！
休みの日はいつも昼まで寝ちゃう
朝、起きられないというのもADHDの人によく見られます

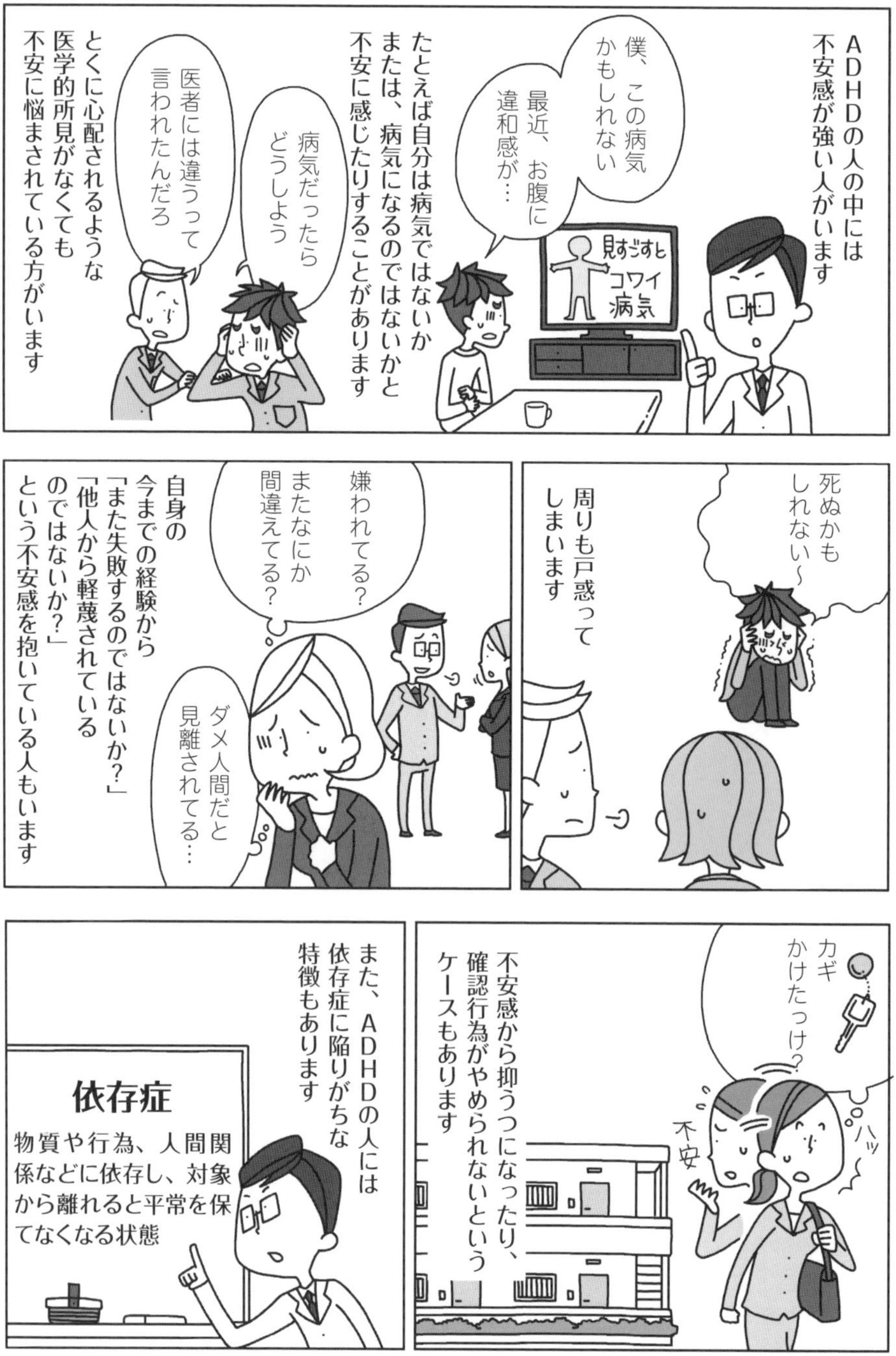
ADHDの人の中には不安感が強い人がいます
見すごすと
コワイ病気
僕、この病気かもしれない
最近、お腹に違和感が…
たとえば自分は病気ではないかまたは、病気になるのではないかと不安に感じたりすることがあります
病気だったらどうしよう
医者には違うって言われたんだろ
とくに心配されるような医学的所見がなくても不安に悩まされている方がいます
死ぬかもしれない〜
周りも戸惑ってしまいます
嫌われてる？またなにか間違えてる？
ダメ人間だと見離されてる…
自身の今までの経験から「また失敗するのではないか？」「他人から軽蔑されているのではないか？」という不安感を抱いている人もいます
カギかけたっけ？
ハッ
不安
不安感から抑うつになったり、確認行為がやめられないというケースもあります
また、ADHDの人には依存症に陥りがちな特徴もあります
依存症
物質や行為、人間関係などに依存し、対象から離れると平常を保てなくなる状態

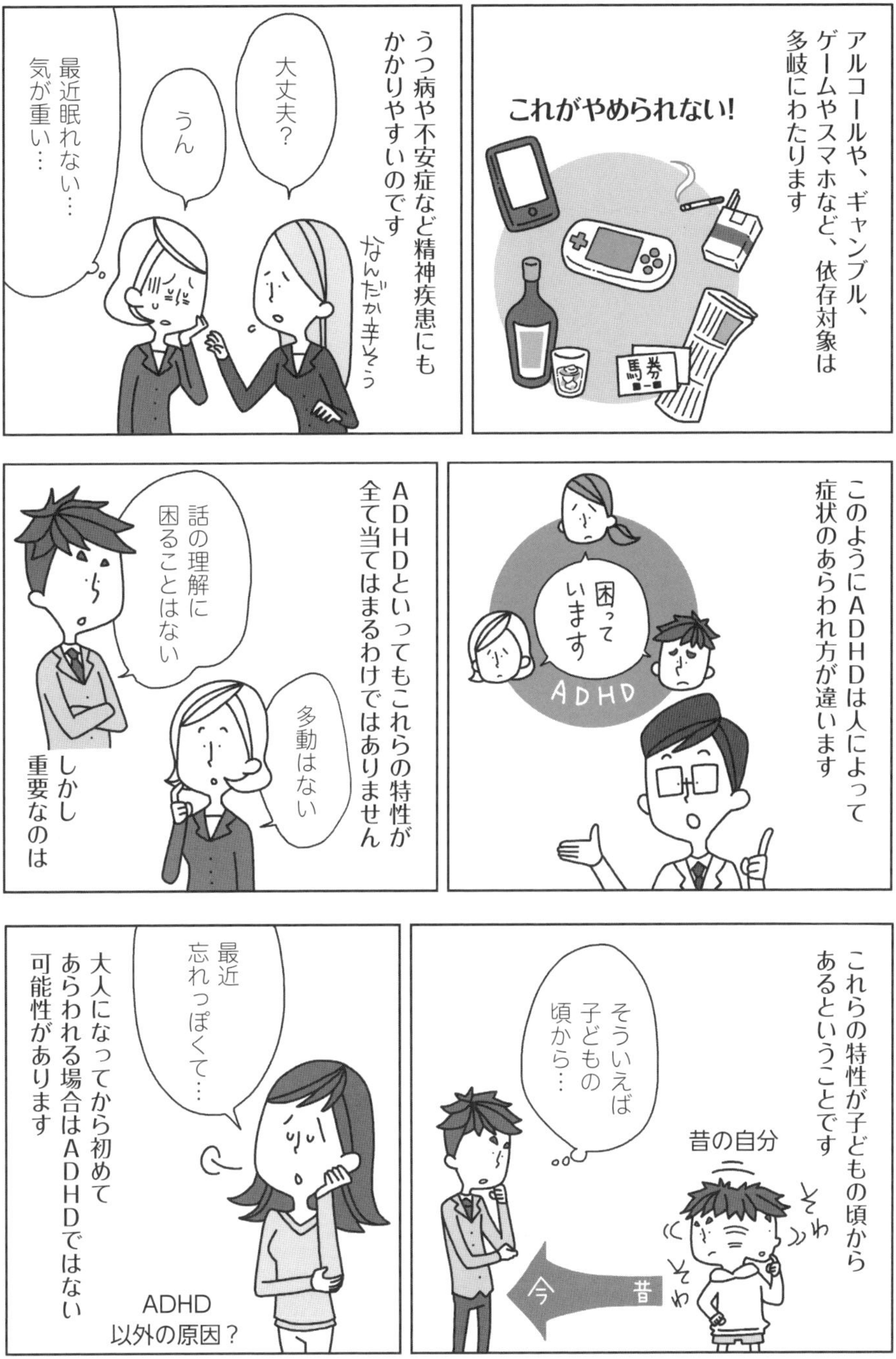

アルコールや、ギャンブル、ゲームやスマホなど、依存対象は多岐にわたります
これがやめられない!
馬券
うつ病や不安症など精神疾患にもかかりやすいのです
大丈夫？
うん
最近眠れない…気が重い…
なんだか辛そう
このようにADHDは人によって症状のあらわれ方が違います
困っています
ADHD
ADHDといってもこれらの特性が全て当てはまるわけではありません
話の理解に困ることはない
多動はない
しかし重要なのは
これらの特性が子どもの頃からあるということです
そういえば子どもの頃から…
昔の自分
そわそわ
そわそわ
今
昔
最近忘れっぽくて…
大人になってから初めてあらわれる場合はADHDではない可能性があります
ADHD以外の原因？

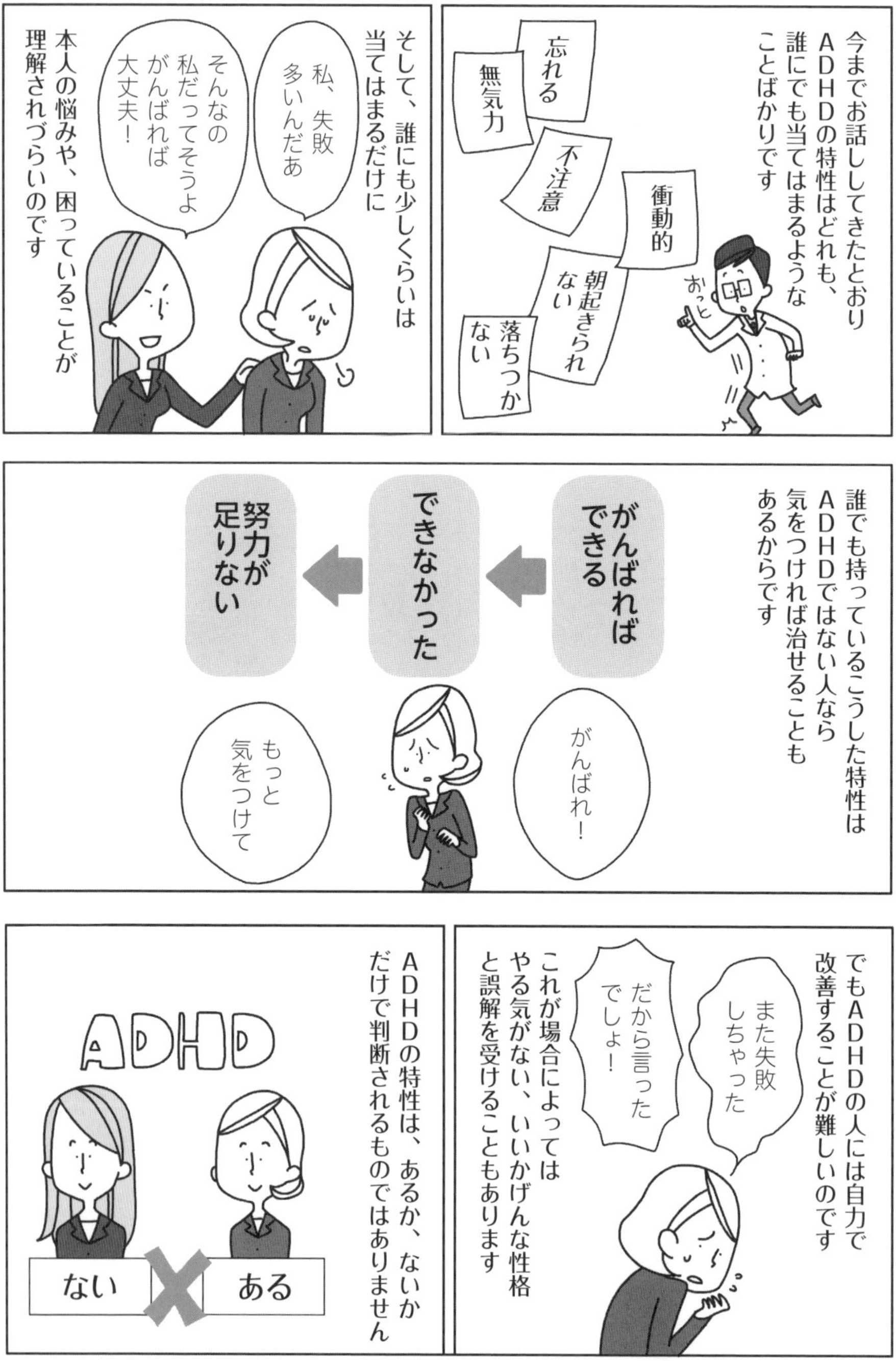
今までお話ししてきたとおり
ADHDの特性はどれも、
誰にでも当てはまるような
ことばかりです
忘れる
無気力
不注意
衝動的
朝起きられない
落ちつかない
おっと
そして、誰にでも少しくらいは
当てはまるだけに
私、失敗
多いんだあ
そんなの
私だってそうよ
がんばれば
大丈夫！
本人の悩みや、困っていることが
理解されづらいのです
誰でも持っているこうした特性は
ADHDではない人なら
気をつければ治せることも
あるからです
がんばれば
できる
できなかった
努力が
足りない
がんばれ！
もっと
気をつけて
でもADHDの人には自力で
改善することが難しいのです
また失敗
しちゃった
だから言った
でしょ！
これが場合によっては
やる気がない、いいかげんな性格
と誤解を受けることもあります
ADHDの特性は、あるか、ないか
だけで判断されるものではありません
ADHD
ない
ある

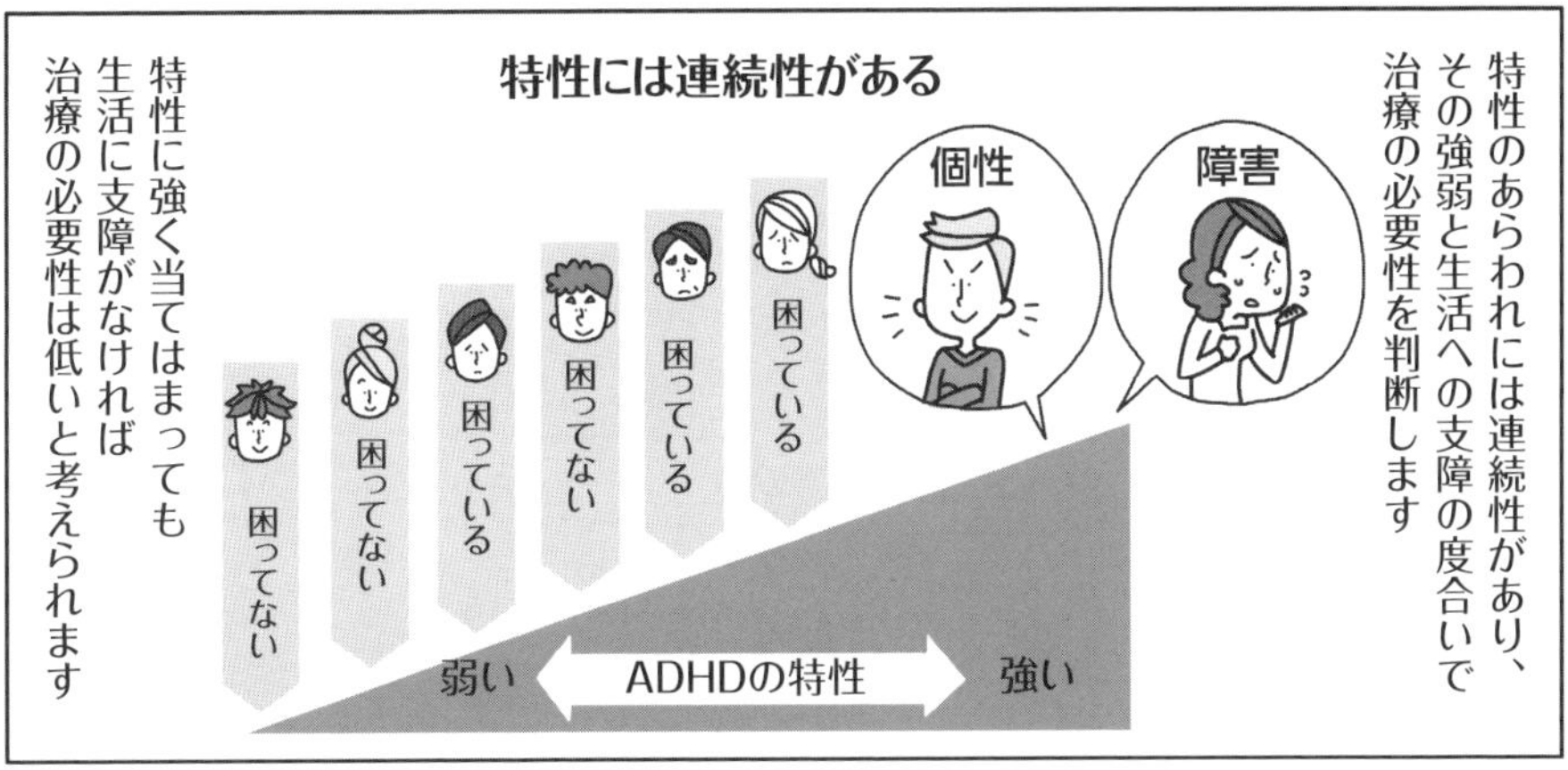
特性のあらわれには連続性があり、その強弱と生活への支障の度合いで治療の必要性を判断します
特性には連続性がある
障害
個性
困っている
困っている
困ってない
困っている
困ってない
困ってない
強い
ADHDの特性
弱い
特性に強く当てはまっても生活に支障がなければ治療の必要性は低いと考えられます

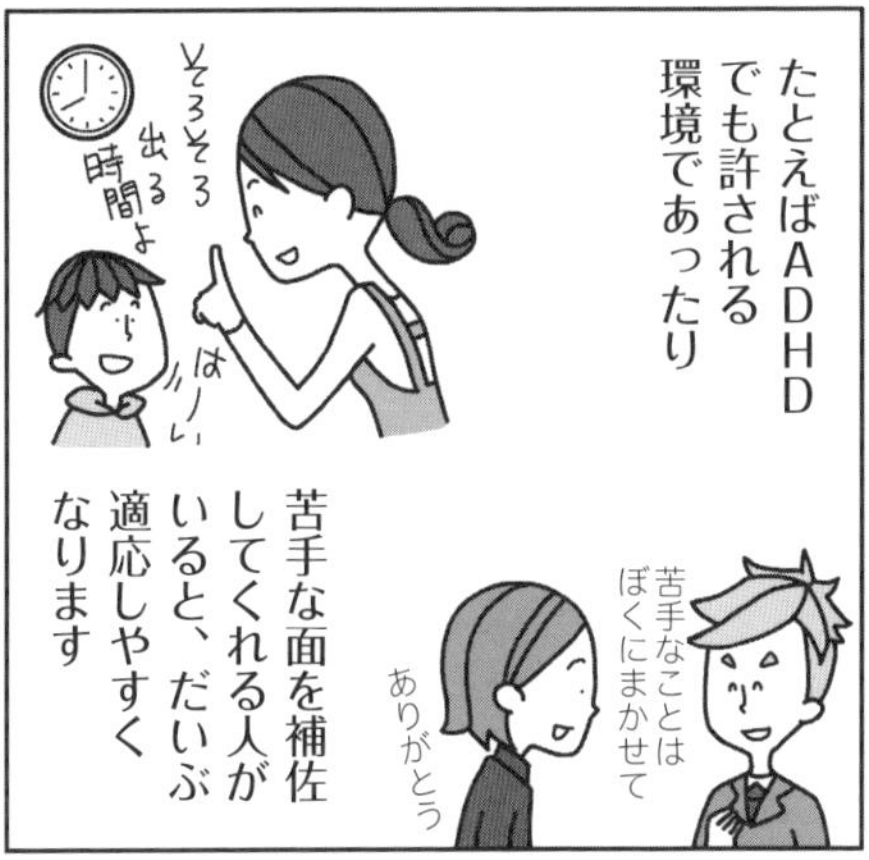
たとえばADHDでも許される環境であったり
そろそろ出る時間よ
はーい
苦手な面を補佐してくれる人がいると、だいぶ適応しやすくなります
苦手なことはぼくにまかせて
ありがとう

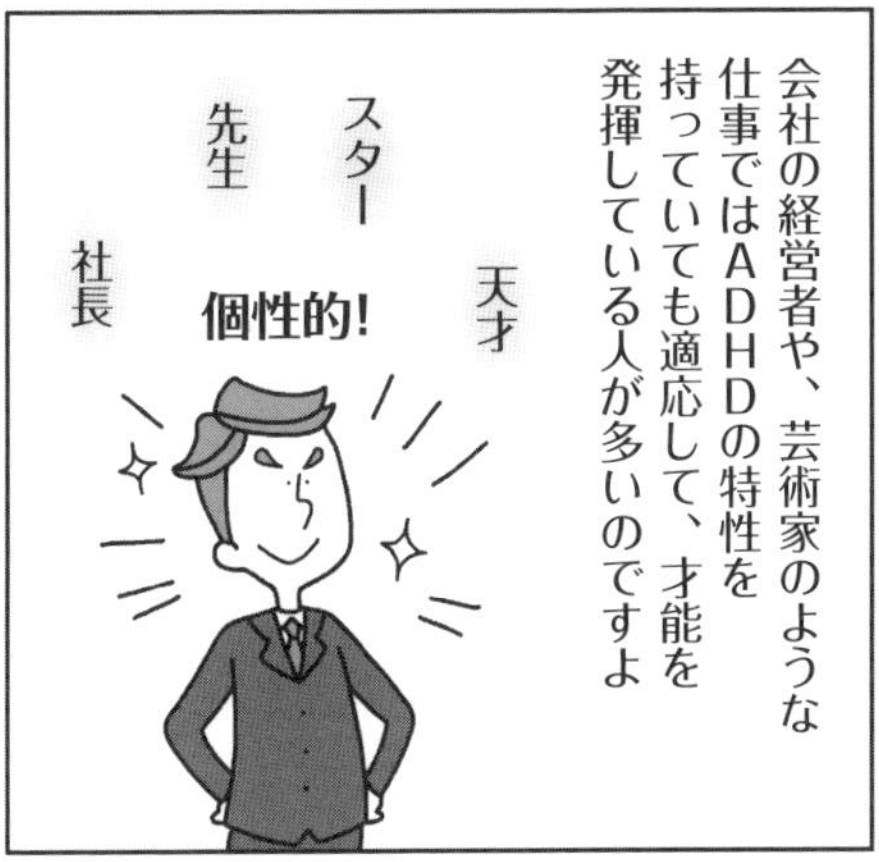
会社の経営者や、芸術家のような仕事ではADHDの特性を持っていても適応して、才能を発揮している人が多いのですよ
天才
スター
先生
社長
個性的!

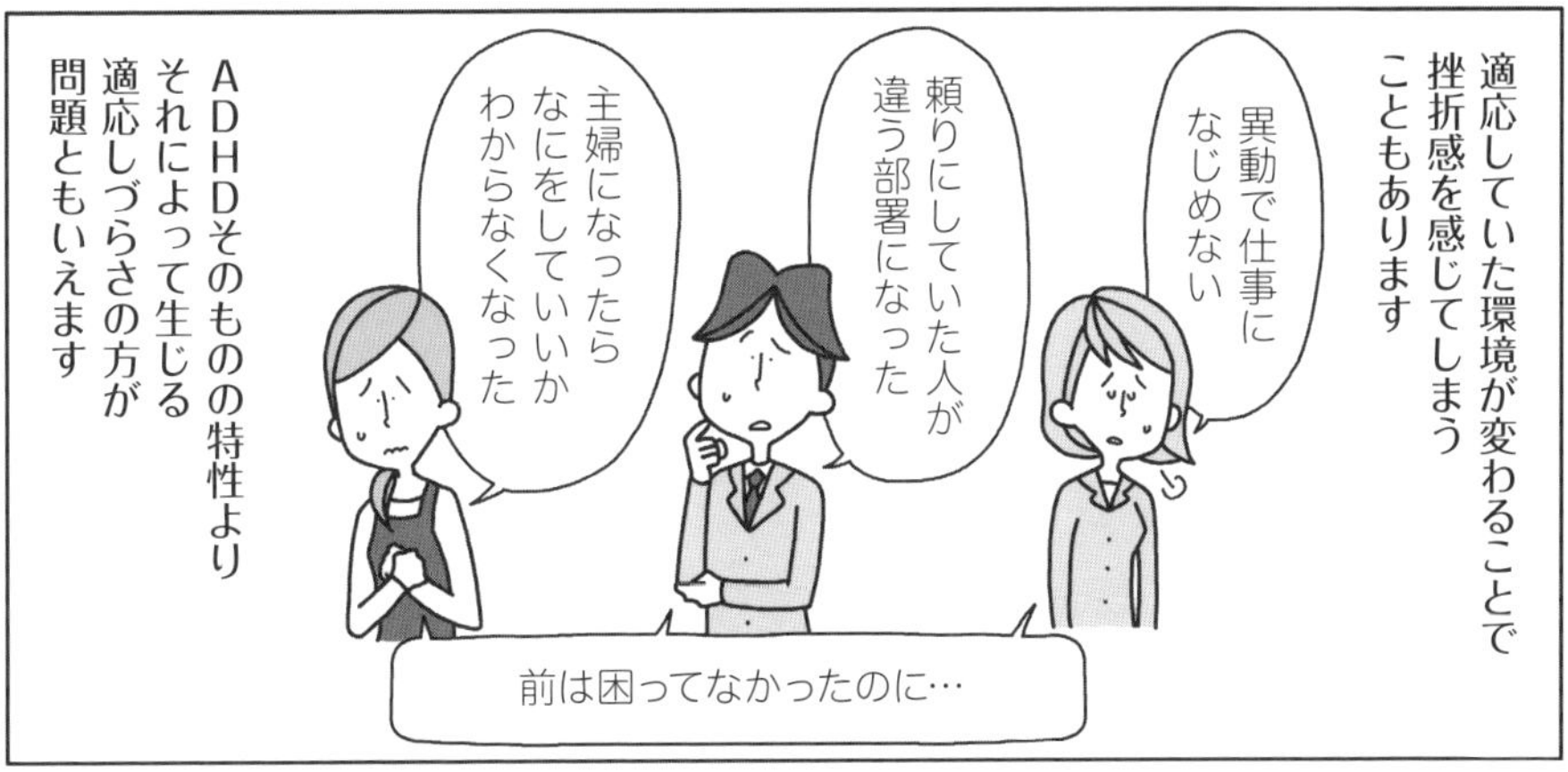
適応していた環境が変わることで挫折感を感じてしまうこともあります
異動で仕事になじめない
頼りにしていた人が違う部署になった
主婦になったらなにをしていいかわからなくなった
前は困ってなかったのに…
ADHDそのものの特性よりそれによって生じる適応しづらさの方が問題ともいえます

ADHDの特性は多くの人に当てはまる

これまで見てきたとおり、ADHDの特性は……

- 落ちつきがない
- じっとしているのが苦手
- 衝動的
- 夢中になるとまわりが見えない
- はまりやすい
- 時間の管理が苦手
- 片づけが苦手
- 忘れっぽい
- 気が散りやすい
- 不安感が強い
- なかなかやる気にならない
- 実力が出せない

……

などなど誰にでも一つくらいは当てはまりそうなことばかりです。

なぜ、世間には多くの「片づけ術」「時間管理法」などの本が存在するのでしょう。なぜ、スマートフォンのアプリには、仕事効率化などとして、各種のスケジュール管理ツール、タスク管理ツール、リマインダーなどが並んでいるのでしょうか。それは多くの人が、忘れたり、散らかしたり、遅れたりするからです。もしかしたら現代社会は、本来人間が自然に発揮できる管理能力より、少し複雑すぎるのかもしれません。

ですから、あなたがこうした環境に順応するのが難しいからといって、あなたの能力が低いというわけではないのです。

もし、あなたの中のＡＤＨＤが、安心して生活することを難しくしているのなら、それを注意深く観察し、コントロールする手段を見出していきましょう。

ＡＤＨＤの対処法を考える上でもっとも重要なことは、あなたが何について困っているかをはっきりさせることです。

●困っていることチェックシート

ご自身、またはあなたの大切な方は、次のようなことに該当していませんか？

各項目について、頻繁に経験したり、過去に何度か経験した場合はチェックしてみましょう。

また、該当してもそのために困っているとは限りません。同時にそれらの項目で、生活の中で困っていると感じたり、生活の質を落としているように感じられるもののレベルを「困っている度合」欄に数字で書き込みましょう。

	困っていること	ある	よくある	困っている度合
1	落ちつきがなく、じっとしていられない。			
2	よく急に動いたり、立ち止まったりする。			
3	絶えず貧乏ゆすりをしたり、手に持ったものを動かしたりしている。			
4	いつもガムをかんだり、飴をなめたりしている。			
5	飽きっぽい。			
6	計画的な行動は苦手で、思いつきで行動しがち。			
7	要領が悪く、他の人より業務をこなすのに時間がかかる。			
8	なにかをしている途中で他のことに気をとられて集中できない。			

困っている度合の書き方例

生活の中で困っていると感じているもののレベルを数字で書き込みましょう。

まったく困っていない場合は0点。生活が成り立たないほど困っている場合を10点とすると、この特性によりあなたが困っている度合いは何点ですか？

9	話をよく聞いていない。			
10	話を理解していない。			
11	同時にいくつものことを言われるとパニックになる。			
12	同じことを何度も注意される。			
13	時間をよく間違える。			
14	頻繁に時間に遅れる。			
15	遅刻しないように準備していても、別のことが気になり、気づいたときには時間が過ぎていることがよくある。			
16	朝なかなか起きられない。			
17	組織の一員として高い精度が要求される（事務など）仕事をこなすことは難しい。			
18	チームワークは苦手。			
19	創造性を重視する仕事では能力を発揮できるが、決まったことを正しくこなす仕事だと評価が低い。			
20	スイッチが入ると急に怒りだし、暴言を吐いたりしてしまう。			
21	どこでも不機嫌そうにしたり、怒ったりして感情のコントロールができない。			
22	怒りによって家屋やものを壊したことがある。			

	困っていること	ある	よくある	困っている度合
23	うっかり不謹慎なことや失礼なことを、口に出して言ってしまう。			
24	いつの間にか、相手を怒らせてしまう。			
25	買い物、タバコ、お酒、ギャンブル、インターネット、恋愛などに依存しやすい。			
26	忘れ物などが気になり、何度も確認しないと落ちつかない。			
27	自分に自信がない。			
28	人を信じやすく、よくダマされる。			
29	カードローンや、電気、水道、ガスの支払い期限を忘れてしまい滞納することがある。			
30	人の話を遮って話しはじめたりする。			
31	後先考えずに行動してしまうことがある。			
32	ものを置き忘れる。			
33	ものをなくす。			
34	買ったり、もらったりしたものを忘れてしまう。			
35	片づけが苦手。			
36	しなければいけないことがあってもなかなか行動に移せない。			

ＡＤＨＤといっても、克服しなければならない課題は人それぞれ異なります。どんなことが一番、生活に影響を与えているか考えてみましょう。

なぜADHDになるの？

ところで、なぜADHDになるのでしょう。

実は、その原因はまだはっきりわかってはいません。

また、ADHDは遺伝するという研究があります。実際、診療の現場でも、ADHDが疑われるお子さんの診察の際、多くの親御さんがお子さんの持つADHDの特性について「自分自身にも思い当たる」と言うのを目にしました。

ADHDの発生頻度はだいたい20人から25人に1人だと考えられていますが、親や兄弟にADHDの人がいる場合は、もっと発生頻度が高くなります。一卵性双生児を対象にした調査では、双生児のどちらかがADHDを持つ場合、二人とも発症する確率は11倍～18倍という結果が出ました。こうしたことから、ある程度、遺伝の影響は考慮されるべきでしょう。

しかし、親がADHDだからといって子どもが必ずADHDになるわけではなく、親族にADHDの人が誰もいないからといってADHDの人が生まれないわけでもありません。

環境が原因という研究者もいますが、こちらについてもはっきりした研究はありません。

ADHDの人の脳はどうなっているの？

ADHDの症状の主な原因として挙げられるのが、脳の機能の問題です。ADHDの人は、脳の前頭葉《ぜんとうよう》の働きが弱いためにさまざまな症状があらわれるといわれています。

前頭葉は脳の前方に位置し、この中の前頭前野《ぜんとうぜんや》と呼ばれる部分は、人の理性や思考、情報整理、実行機能を司っています。感情や、感覚、意欲などにも深いかかわりをもっています。

この前頭葉の働きが弱いと、考えをまとめたり、理性的に考えたり、脳全体で感じ取った情報を整理し、取捨選択することが難しくなります。そのため、目に入ったものや、聞こえた音など感覚からの刺激に影響を受けやすく、その結果、落ちつきがなくなったり、理性的な考え方が苦手であったり、集中することが難しかったりします。

ADHDの人の多くは知能に問題はありません。自閉症スペクトラムのような、他の脳機能の障害を併発している場合もありますが、ADHD単独では知能にはさほど影響がないのです。

神経伝達物質の働き

前頭葉がうまく機能するためには、ノルアドレナリン、ドーパミンなどの神経伝達物質の働きが重要です。神経伝達物質とは、並んでいる神経細胞と神経細胞のすき間（シナプス間隙《かんげき》）で働いて、隣から隣へと情報を伝える物質です。

ドーパミンは意欲や学習機能、運動機能、性機能などにかかわりがあります。ノルアドレナリンも意欲や集中力に関係がありますが、ドーパミンが前駆物質《ぜんくぶっしつ》となってノルアドレナリンを増やすこともあります。

ドーパミンは、人が集中したり、注意を向けたりするときに、神経細胞の末端（シナプス）から放出されます。役目が終わると、シナプスにあるトランスポーターという物質からもとの神経細胞に取り込まれます（再取り込み）。

ＡＤＨＤの人の脳では、このトランスポーターの働きが過剰なためにノルアドレナリンやドーパミンが取り込まれ過ぎてしまい、結果的に不足しているのではないかと考えられています。神経細胞同士の情報リレーがうまくいかず、前頭葉の働きが弱くなっているのです。

ADHDの人は神経伝達物質がうまく伝わらない

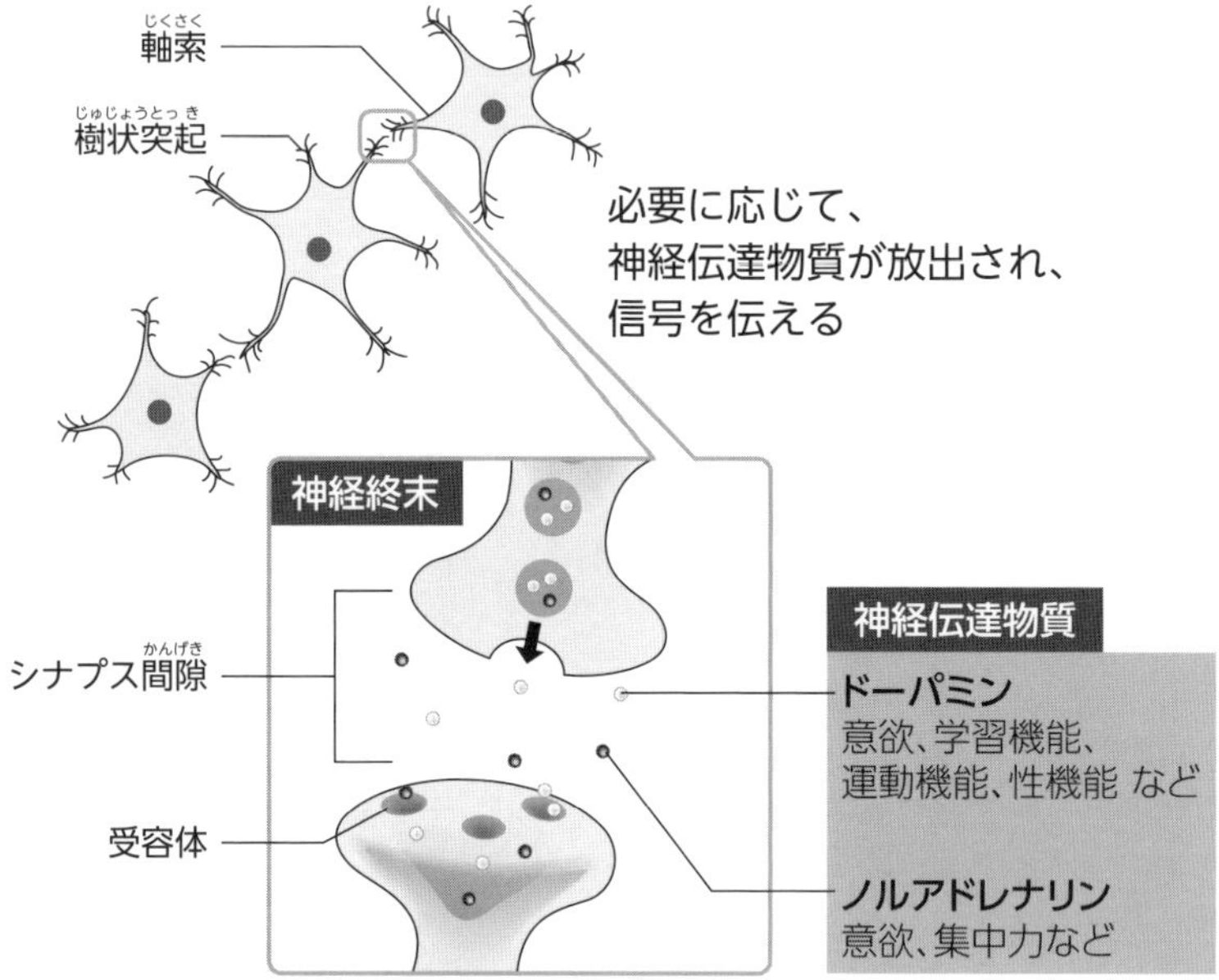
軸索《じくさく》
樹状突起《じゅじょうとっき》
必要に応じて、
神経伝達物質が放出され、
信号を伝える
神経終末
シナプス間隙《かんげき》
受容体
神経伝達物質
ドーパミン
意欲、学習機能、
運動機能、性機能 など
ノルアドレナリン
意欲、集中力など

うまく伝わらないと…

・集中できない　・意欲がわかない　・落ちつかない　など
生活に支障が出ることがある

生活に支障が出ているかどうかを見る

4章で詳しく述べますが、ＡＤＨＤの診断基準で、広く医療現場で使われている基準はアメリカ精神医学会のＤＳＭ-5というものです。またＷＨＯ（世界保健機関）の「成人期のＡＤＨＤの自己記入式症状チェックリスト」（ASRS-v1.1　149ページ）も使用されます。そのほかに問診で生活の困難さや、普段の様子、子どもの頃の様子、生活環境や、他の精神疾患の有無などを聞きとり、それらを考慮して診断します。同時に知能検査（152ページ）を行うこともあります。知能検査により、似た症状のほかの発達障害との鑑別もしやすくなり、本人がどういった能力が高いか、あるいは低いかがわかります。

現在日本でＡＤＨＤと診断される場合は、相当生活に支障が出て困っていると考えられるようなレベルです。

ですから「ＡＤＨＤと診断されなかったからＡＤＨＤではない」と思う人もいますが、実際にはＡＤＨＤはあるなしで区別するのではなく、程度に連続性があり、そうでない人との間にはっきりした境界線はありません。ＡＤＨＤと診断されなくてもその特性によって困っていて、なんらかのサポートを必要としている場合も多いのです。

文部科学省によるADHDの定義

ADHDでは、診断基準とは別に、特別支援教育のめやすとして、文部科学省が発表したADHDの定義が使われることがあります。文部科学省のADHDの定義とは次の通りです。

ADHDとは、年齢あるいは発達に不釣り合いな注意力、及び/又は衝動性、多動性を特徴とする行動の障害で、社会的な活動や学業の機能に支障をきたすものである。

また、7歳以前に現れ、その状態が継続し、中枢神経系に何らかの要因による機能不全があると推定される。

(平成15年3月の「今後の特別支援教育の在り方について(最終報告)」参考資料より抜粋)

ＡＤＨＤのあらわれ方はさまざま

ＡＤＨＤの症状はあらわれ方が人によってまったく異なります。これがＡＤＨＤの発見を遅らせている原因にもなっています。

子どもの頃に多動が強くあらわれていると、学校の授業を着席して聞くことができないなどトラブルが起こりがちなので、早くにＡＤＨＤが発見される傾向があります。しかし、その他の場合であまり目立ったトラブルを起こすことがないと、多少困ったことがあっても「子どもだから仕方がない」と思われたり、単に「だらしない子」などと考えられがちで、本人も周囲も気がつかないまま大人になることが多いのです。言わば「かくれＡＤＨＤ」です。ＡＤＨＤの症状への対処法を知らないまま、親元から自立したり、就職したり、結婚したりして、仕事や家のことがこなせず、行き詰まってしまうのです。

また、少し前までは教育や小児医療の現場でもＡＤＨＤについての理解が広まっていなかったことも、今の大人がＡＤＨＤを見過ごされてきたことの一因です。

ＡＤＨＤは人によって、症状や特性のあらわれ方が多様で異なります。子どもの頃の症状のあらわれ方もさまざまです。いくつかご紹介しましょう。

子どもの頃はどうでしたか？

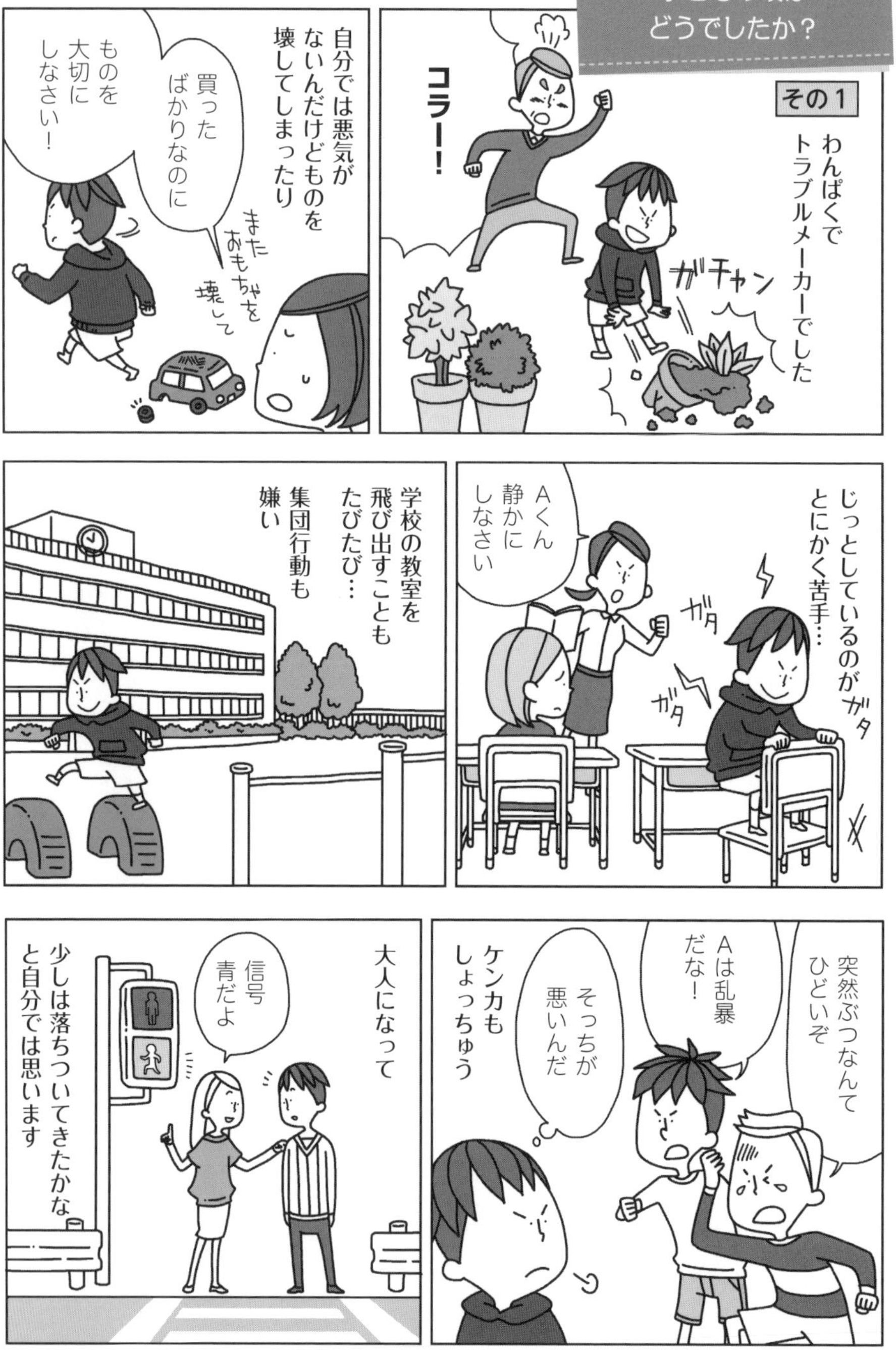

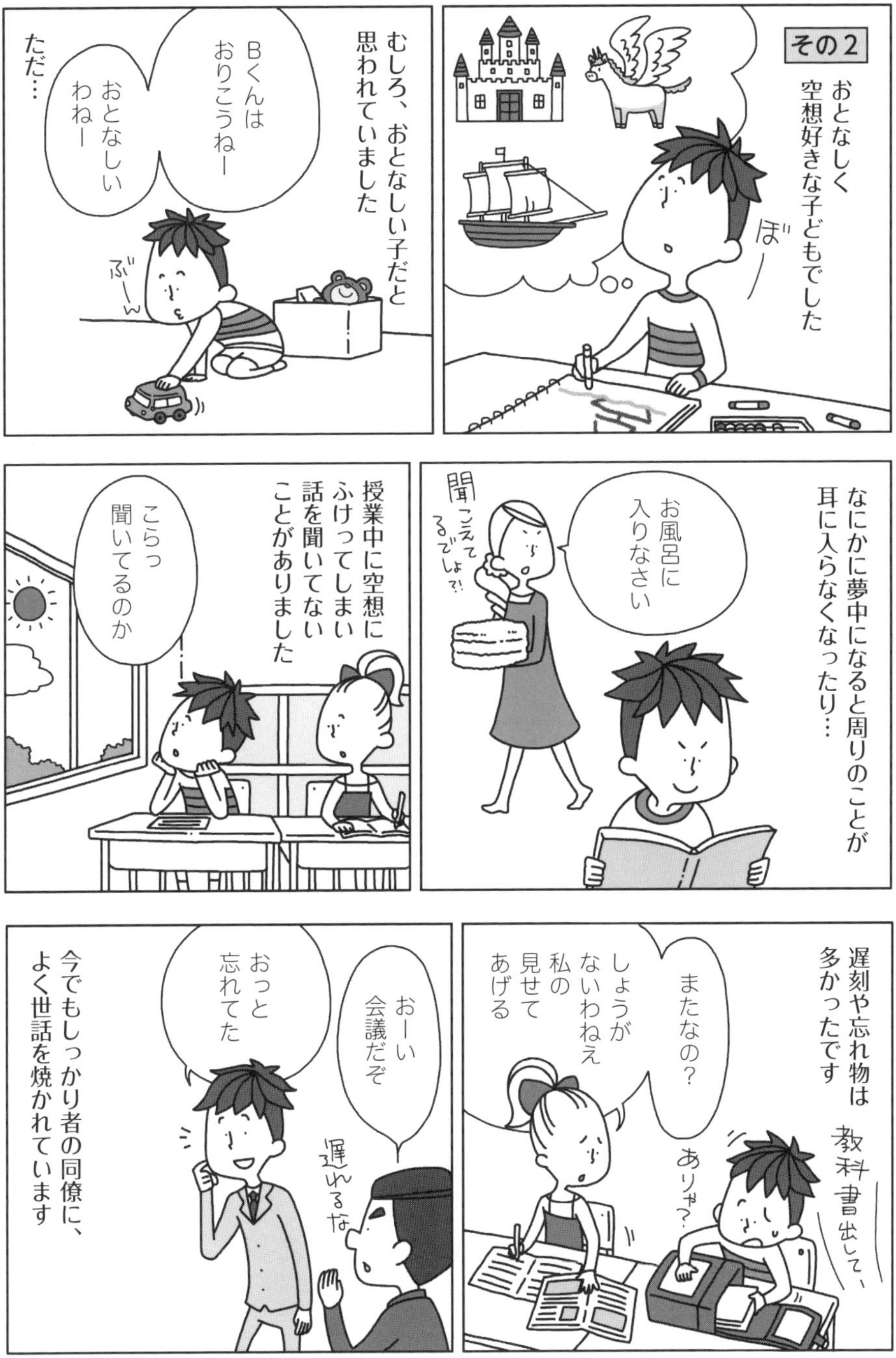
その2
おとなしく空想好きな子どもでした
ぼー
むしろ、おとなしい子だと思われていました
Bくんはおりこうねー
おとなしいわねー
ぶーん
ただ…
なにかに夢中になると周りのことが耳に入らなくなったり…
お風呂に入りなさい
聞こえてるでしょ?!
授業中に空想にふけってしまい話を聞いてないことがありました
こらっ聞いてるのか
遅刻や忘れ物は多かったです
またなの?
しょうがないわねえ私の見せてあげる
教科書出して
ありゃ?
今でもしっかり者の同僚に、よく世話を焼かれています
おーい会議だぞ
遅れるな
おっと忘れてた

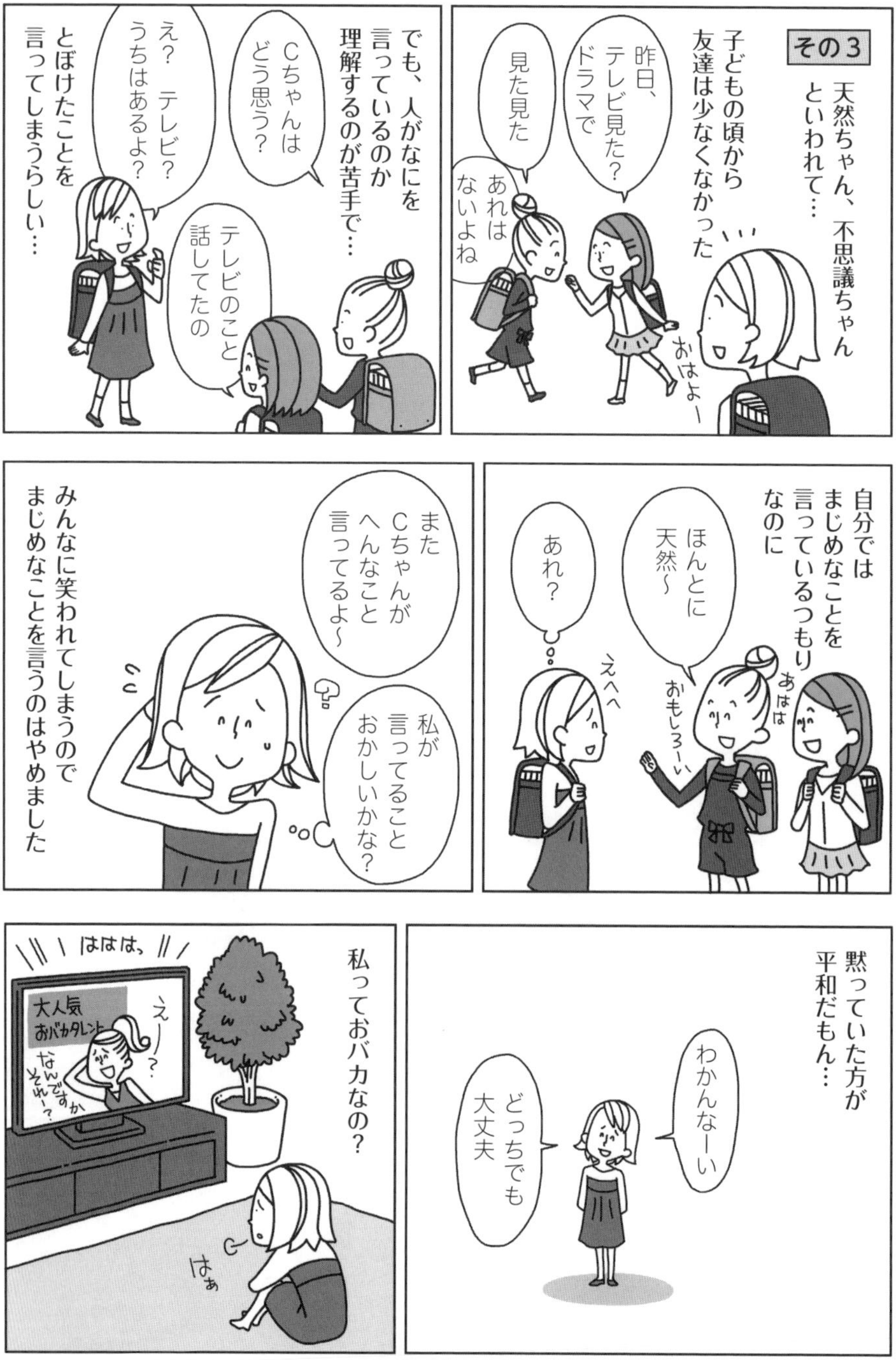
その3
天然ちゃん、不思議ちゃんといわれて…
子どもの頃から友達は少なくなかった
昨日、テレビ見た？ドラマで
見た見た
あれはないよね
おはよー
でも、人がなにを言っているのか理解するのが苦手で…
Cちゃんはどう思う？
テレビのこと話してたの
え？ テレビ？ うちはあるよ？
とぼけたことを言ってしまうらしい…
自分ではまじめなことを言っているつもりなのに
ほんとに天然～
あはは
おもしろーい
あれ？
えへへ
またCちゃんがへんなこと言ってるよ～
私が言ってることおかしいかな？
みんなに笑われてしまうのでまじめなことを言うのはやめました
黙っていた方が平和だもん…
わかんなーい
どっちでも大丈夫
私っておバカなの？
ははは
大人気おバカタレント
えー？
なんですかそれー？
はぁ

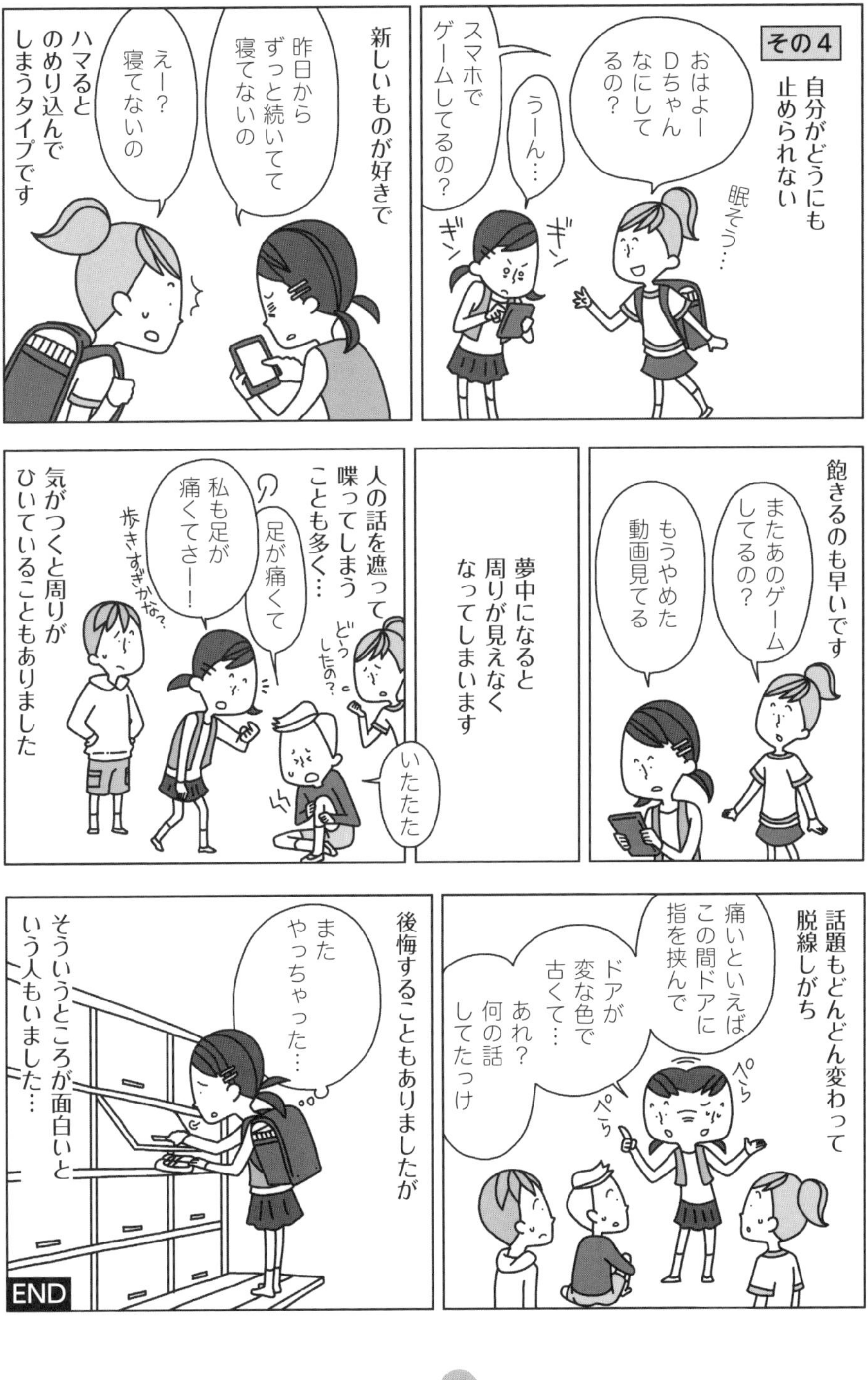
その4
自分がどうにも止められない
おはよーDちゃんなにしてるの？
眠そう…
うーん…
ギン
ギン
スマホでゲームしてるの？
新しいものが好きで
昨日からずっと続いてて寝てないの
えー？寝てないの
ハマるとのめり込んでしまうタイプです
飽きるのも早いです
またあのゲームしてるの？
もうやめた動画見てる
夢中になると周りが見えなくなってしまいます
人の話を遮って喋ってしまうことも多く…
いたたた
どうしたの？
足が痛くて
私も足が痛くてさー！
歩きすぎかなっ
気がつくと周りがひいていることもありました
話題もどんどん変わって脱線しがち
痛いといえばこの間ドアに指を挟んで
ドアが変な色で古くて…
あれ？何の話してたっけ
ペラ
ペラ
後悔することもありましたが
またやっちゃった…
そういうところが面白いという人もいました…
END

ＡＤＨＤを克服するために

自分のＡＤＨＤを知ろう

前にも述べましたが、ＡＤＨＤは、ＡＤＨＤだとわからないことが、問題をより悪くしていることの多い病気です。ＡＤＨＤだとわかれば対処法がありますが、それがわからないと対処しようとしてもなかなかうまく効果があらわれません。

たとえばＡＤＨＤであるために遅刻をする人は、１００％毎回遅刻するわけではなくて、遅刻をしないこともあるので、努力の問題だと思われてしまいます。ですから遅刻をくり返すことで「いい加減な人間」「だらしない人」と思われてしまいます。本人も自分が遅刻をするのは努力が足らないせいだと考え、自分を責めてしまうことがあります。

ＡＤＨＤは周囲からも自分でもわかりにくいため、最初からＡＤＨＤだけを疑って受診する人は多くありません。私のクリニックでＡＤＨＤだと診断された人の多くは、うつ状態や不安感など、ほかの精神症状によって受診し、初めてＡＤＨＤに気づいています。

次ページから、ＡＤＨＤを自覚し克服しようと努力している人たちが、自身がＡＤＨＤだと気づいたきっかけをいくつかご紹介します。

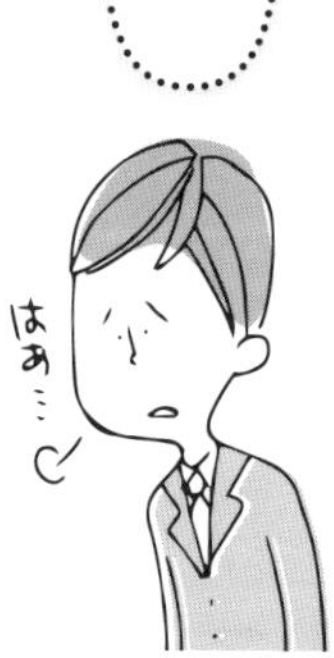

ADHDだと気づいたのは？

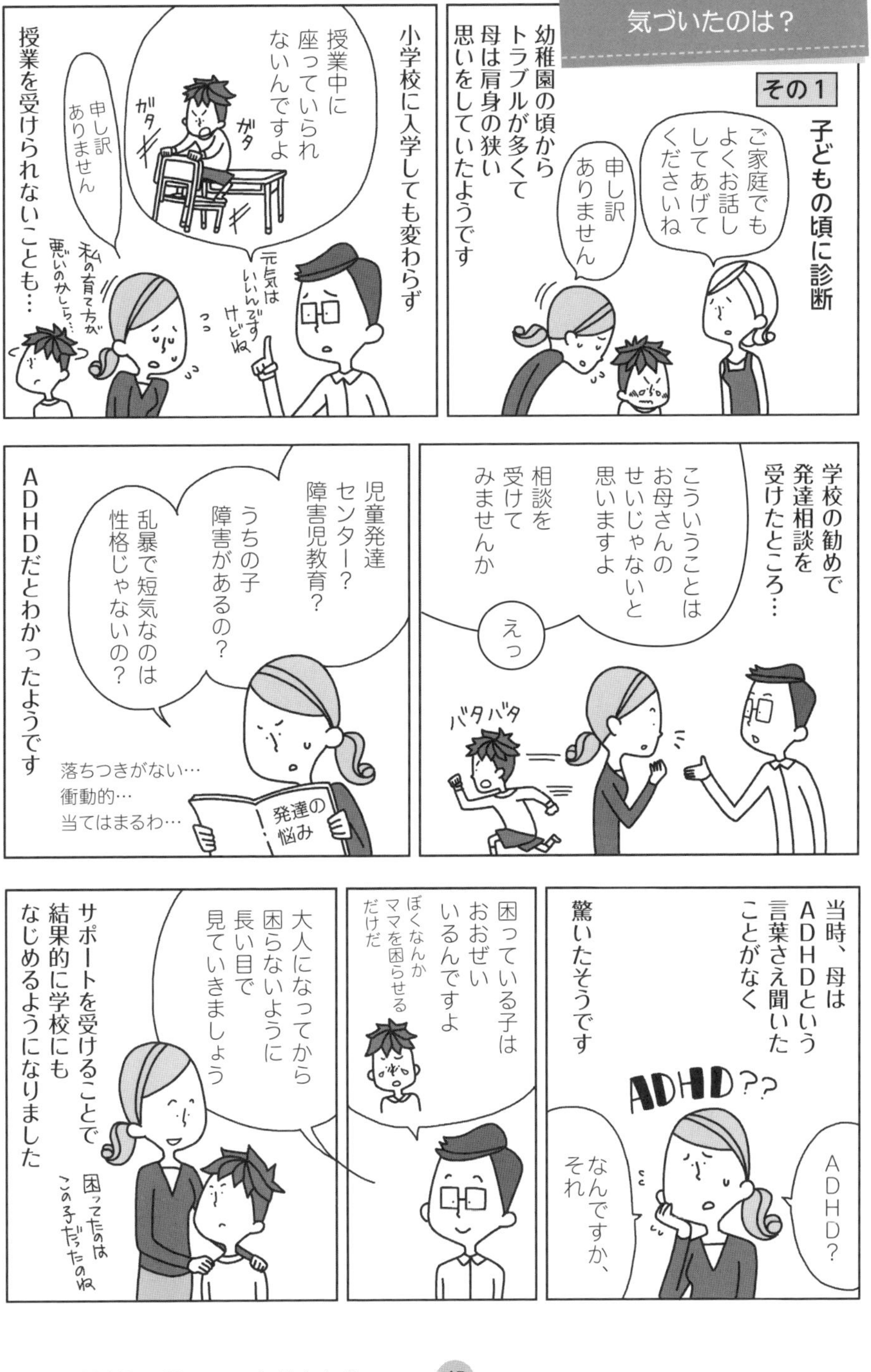

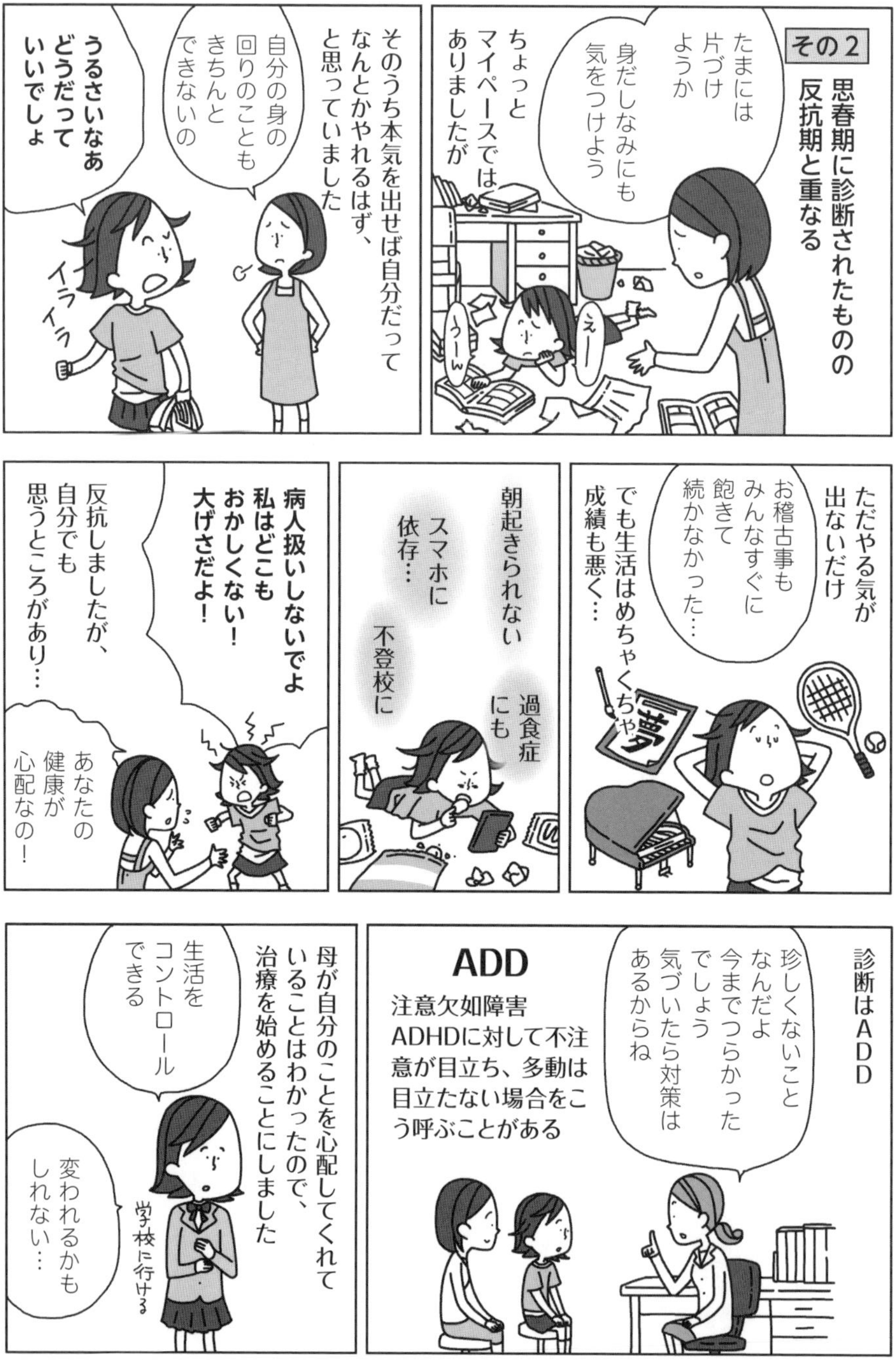

その2
思春期に診断されたものの反抗期と重なる
たまには片づけようか
身だしなみにも気をつけよう
ちょっとマイペースではありましたが
えー
うーん
そのうち本気を出せば自分だってなんとかやれるはず、と思っていました
自分の身の回りのこともきちんとできないの
うるさいなあどうだっていいでしょ
イライラ
ただやる気が出ないだけ
お稽古事もみんなすぐに飽きて続かなかった…
でも生活はめちゃくちゃ成績も悪く…
夢
朝起きられない
スマホに依存…
不登校に
過食症にも
病人扱いしないでよ私はどこもおかしくない！大げさだよ！
反抗しましたが、自分でも思うところがあり…
あなたの健康が心配なの！
診断はADD
珍しくないことなんだよ今までつらかったでしょう気づいたら対策はあるからね
ADD
注意欠如障害
ADHDに対して不注意が目立ち、多動は目立たない場合をこう呼ぶことがある
母が自分のことを心配してくれていることはわかったので、治療を始めることにしました
生活をコントロールできる
変われるかもしれない…
学校に行ける

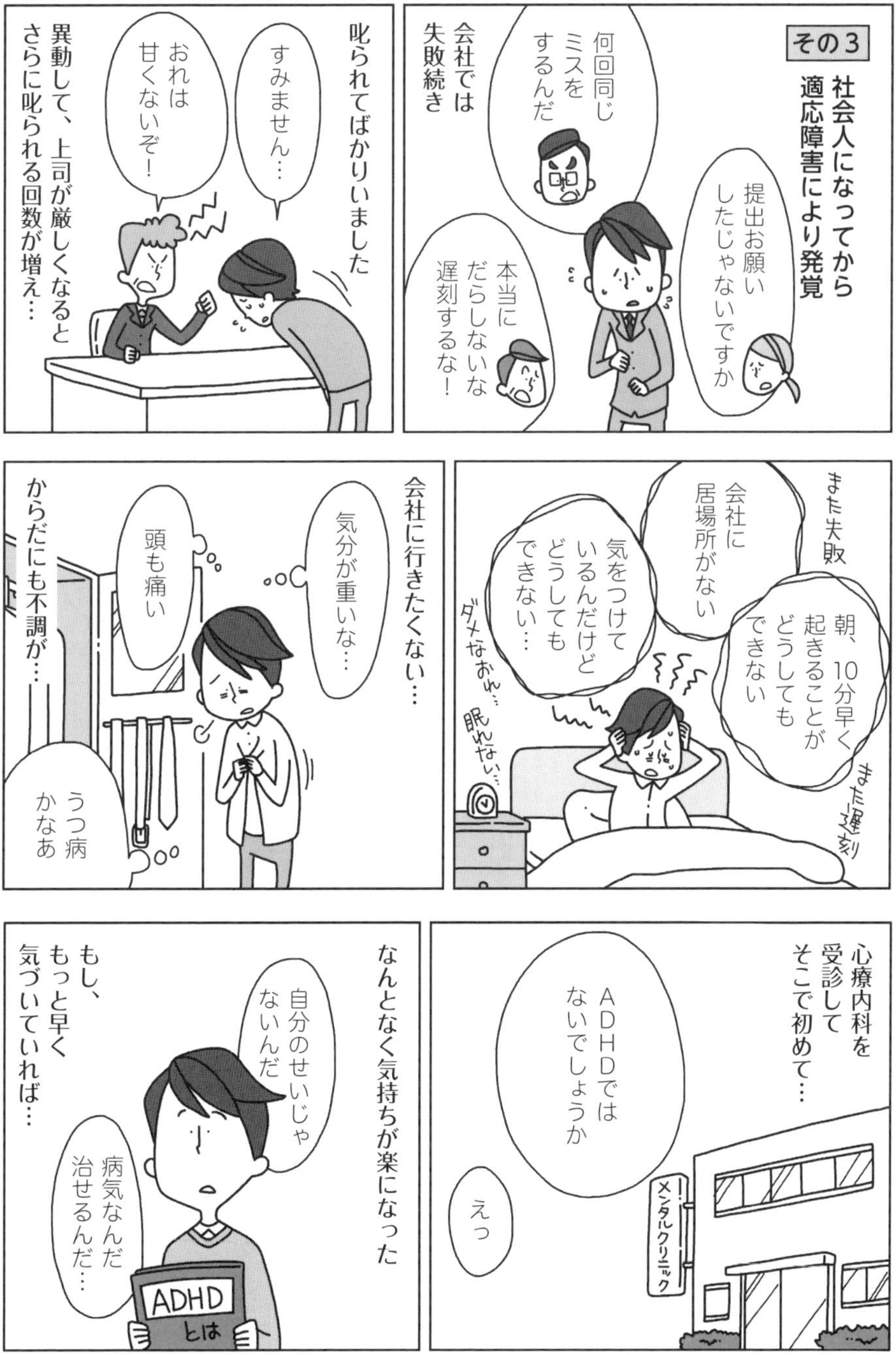
その3
社会人になってから適応障害により発覚
提出お願いしたじゃないですか
何回同じミスをするんだ
本当にだらしないな遅刻するな！
会社では失敗続き
叱られてばかりいました
すみません…
おれは甘くないぞ！
異動して、上司が厳しくなるとさらに叱られる回数が増え…
また失敗
会社に居場所がない
朝、10分早く起きることがどうしてもできない
気をつけているんだけどどうしてもできない…
ダメなおれ…
眠れない…
また遅刻
会社に行きたくない…
気分が重いな…
頭も痛い
うつ病かなあ
からだにも不調が…
心療内科を受診してそこで初めて…
ADHDではないでしょうか
えっ
メンタルクリニック
なんとなく気持ちが楽になった
自分のせいじゃないんだ
病気なんだ治せるんだ…
ADHDとは
もし、もっと早く気づいていれば…

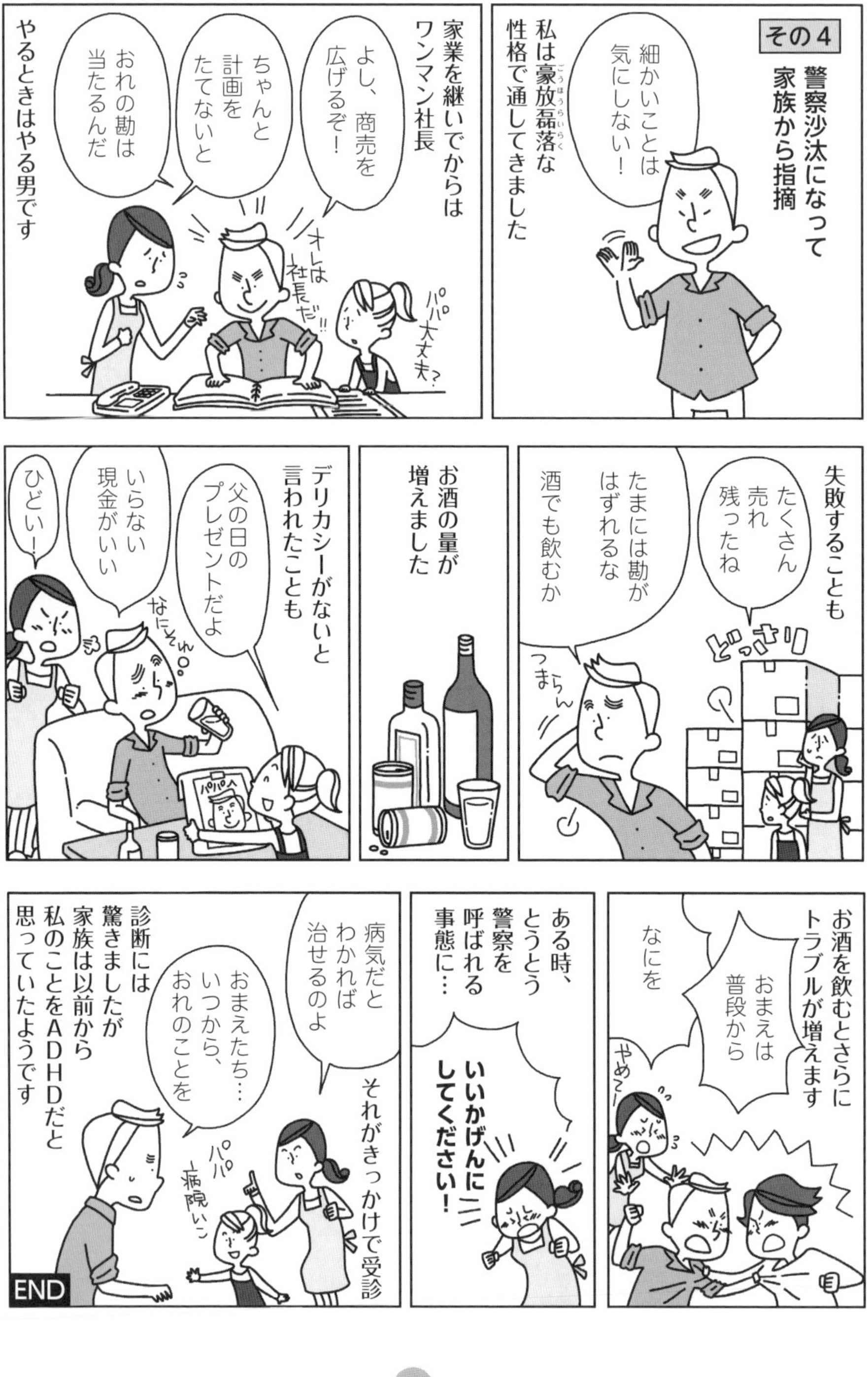
その4
警察沙汰になって
家族から指摘
細かいことは
気にしない！
私は豪放磊落《ごうほうらいらく》な
性格で通してきました
家業を継いでからは
ワンマン社長
よし、商売を
広げるぞ！
オレは社長だ!!
ちゃんと
計画を
たてないと
おれの勘は
当たるんだ
パパ大丈夫？
やるときはやる男です
失敗することも
たくさん
売れ
残ったね
たまには勘が
はずれるな
酒でも飲むか
どっさり
つまらん
お酒の量が
増えました
デリカシーがないと
言われたことも
父の日の
プレゼントだよ
パパへ
いらない
現金がいい
なにそれ。
ひどい！
お酒を飲むとさらに
トラブルが増えます
おまえは
普段から
なにを
やめて！
ある時、
とうとう
警察を
呼ばれる
事態に…
いいかげんに
してください！
診断には
驚きましたが
家族は以前から
私のことをＡＤＨＤだと
思っていたようです
それがきっかけで受診
病気だと
わかれば
治せるのよ
おまえたち…
いつから、
おれのことを
パパ
病院いこ
END

ADHDは治療で治るの？

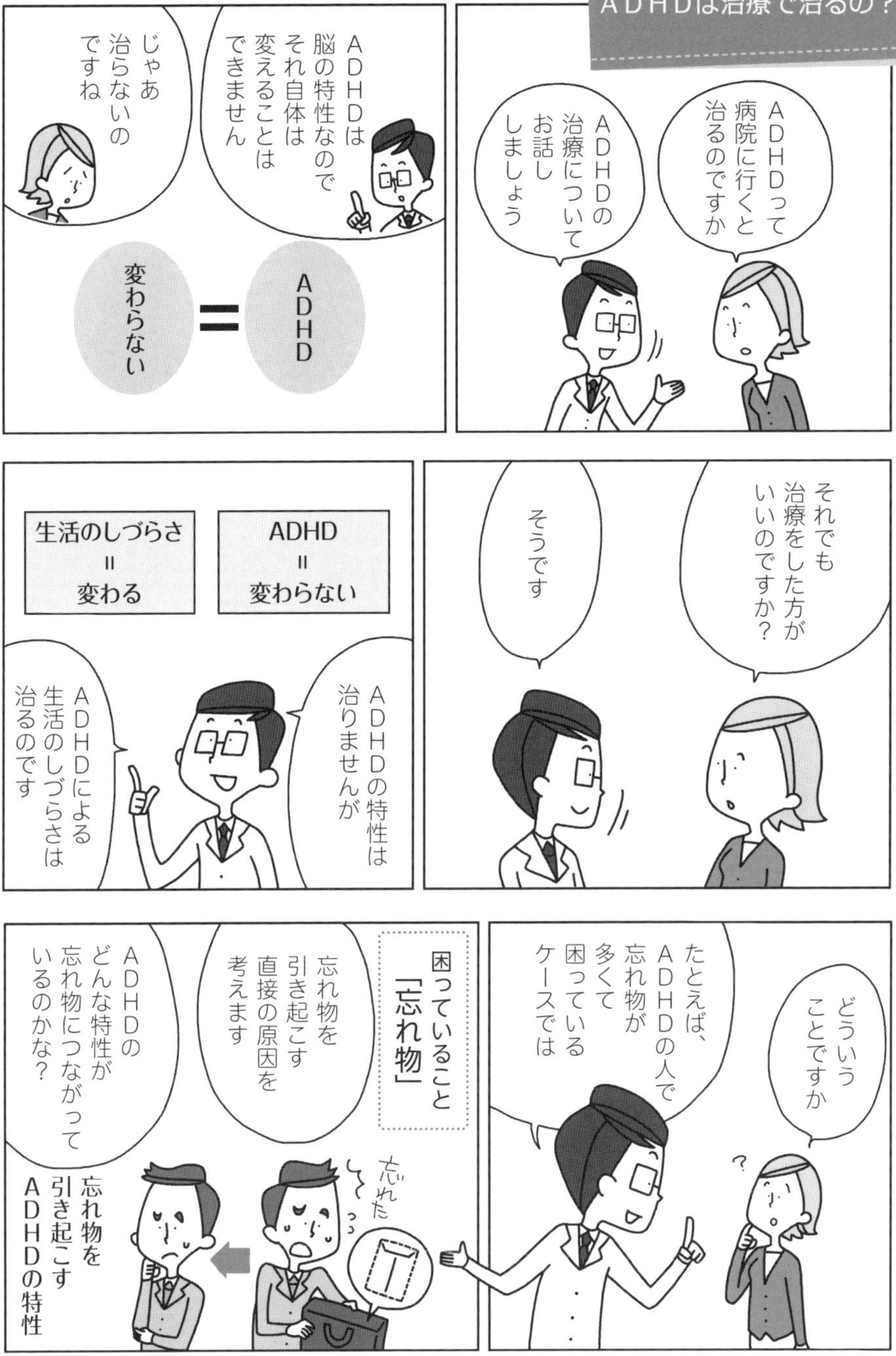

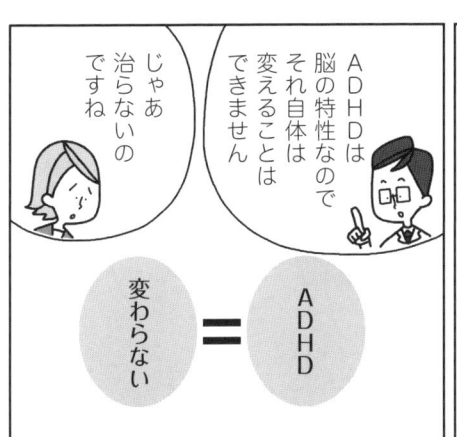

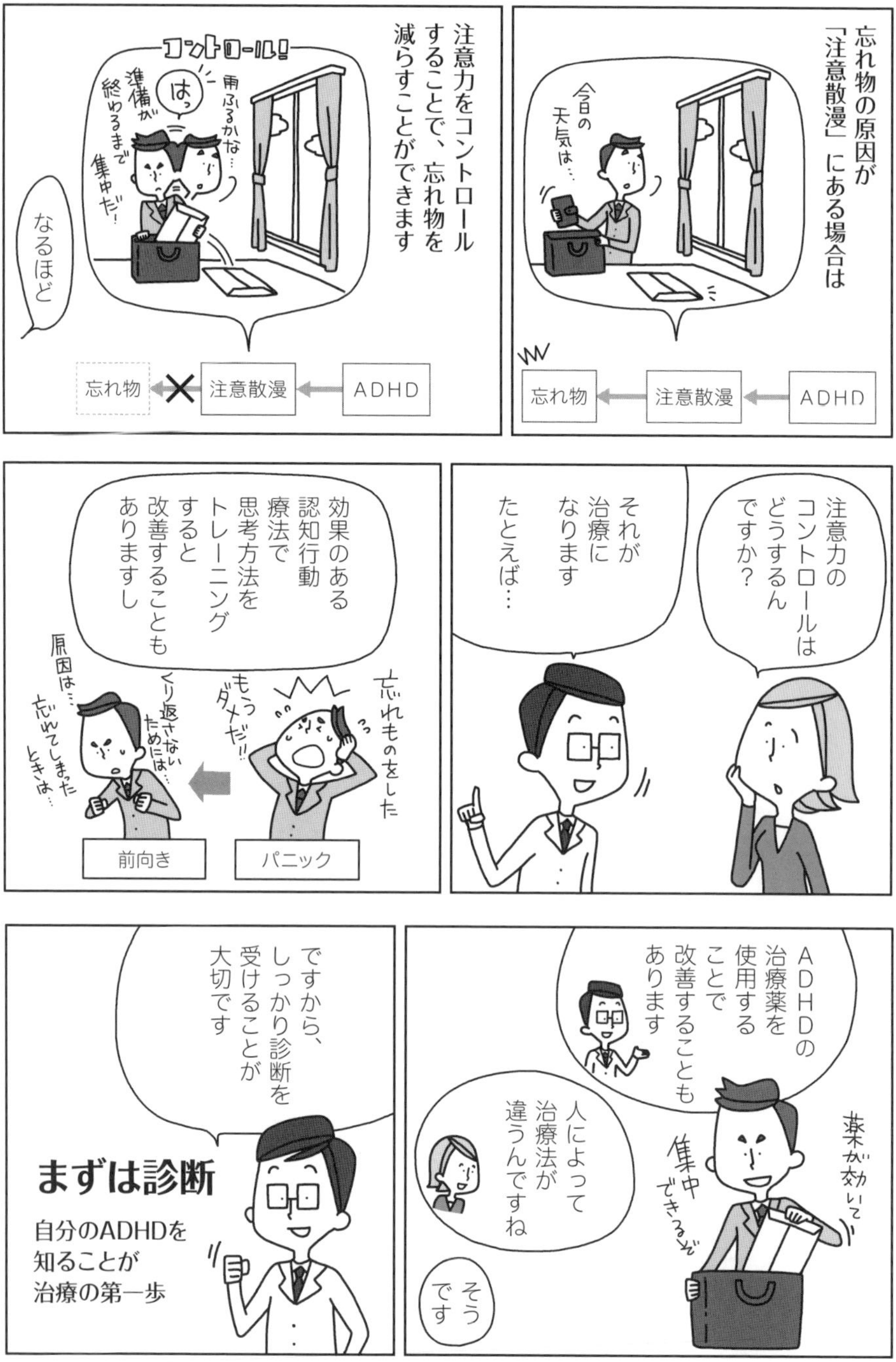

忘れ物の原因が「注意散漫」にある場合は
今日の天気は…
忘れ物
注意散漫
ADHD
注意力をコントロールすることで、忘れ物を減らすことができます
コントロール!
雨ふるかな…
はっ
準備が終わるまで集中だ!
忘れ物
注意散漫
ADHD
なるほど
注意力のコントロールはどうするんですか?
それが治療になります
たとえば…
効果のある認知行動療法で思考方法をトレーニングすると改善することもありますし
忘れものをした
もうダメだ!!
くり返さないためには…
原因は…
忘れてしまったときは…
パニック
前向き
ADHDの治療薬を使用することで改善することもあります
薬が効いて
集中できるぞ
人によって治療法が違うんですね
そうです
ですから、しっかり診断を受けることが大切です
まずは診断
自分のADHDを知ることが治療の第一歩

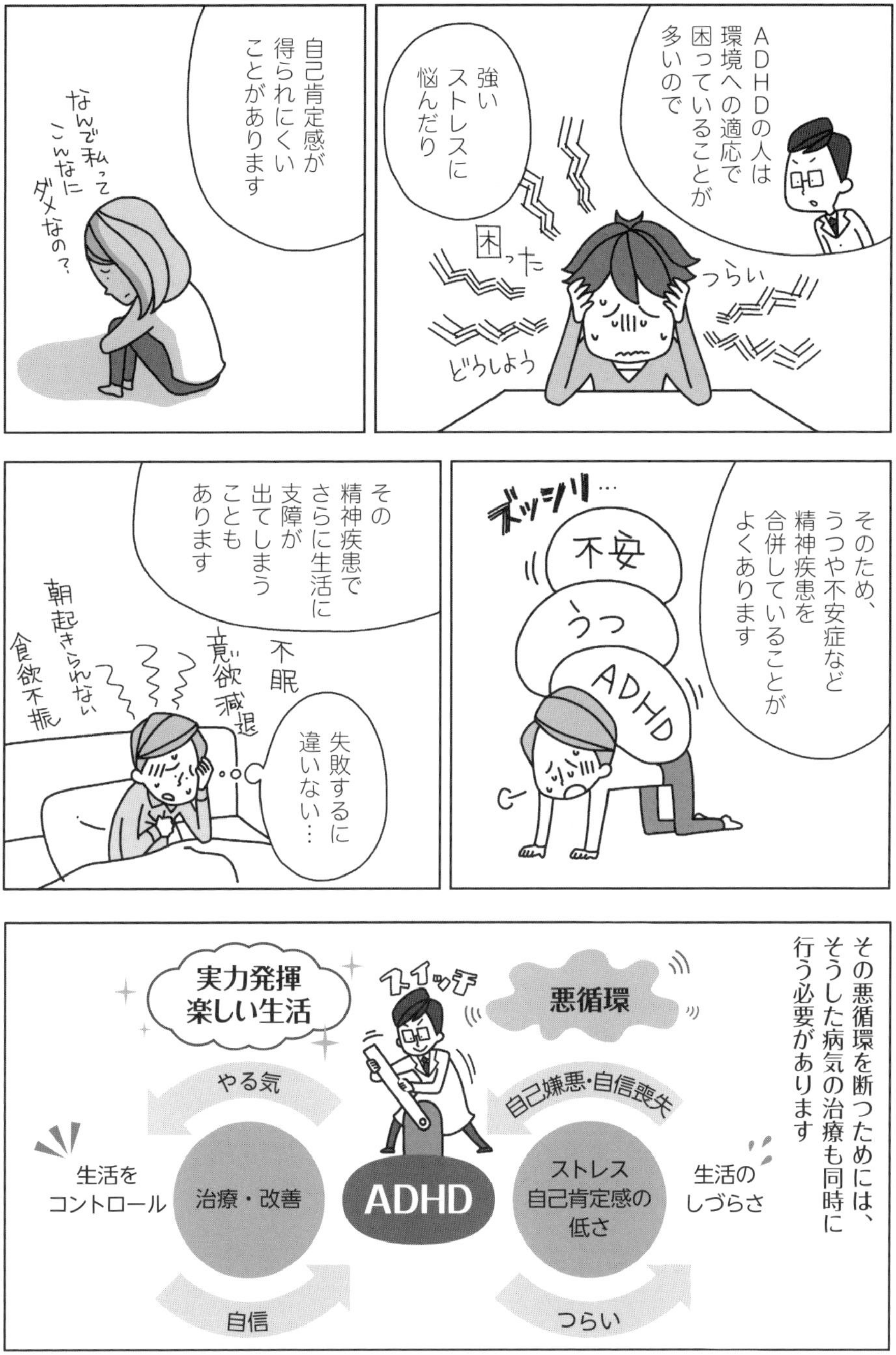
ADHDの人は環境への適応で困っていることが多いので
強いストレスに悩んだり
困った
つらい
どうしよう
自己肯定感が得られにくいことがあります
なんで私ってこんなにダメなの？
そのため、うつや不安症など精神疾患を合併していることがよくあります
ズッシリ…
不安
うつ
ADHD
その精神疾患でさらに生活に支障が出てしまうこともあります
不眠
意欲減退
朝起きられない
食欲不振
失敗するに違いない…
その悪循環を断つためには、そうした病気の治療も同時に行う必要があります
悪循環
スイッチ
実力発揮
楽しい生活
やる気
自己嫌悪・自信喪失
生活をコントロール
治療・改善
ADHD
ストレス
自己肯定感の低さ
生活のしづらさ
自信
つらい

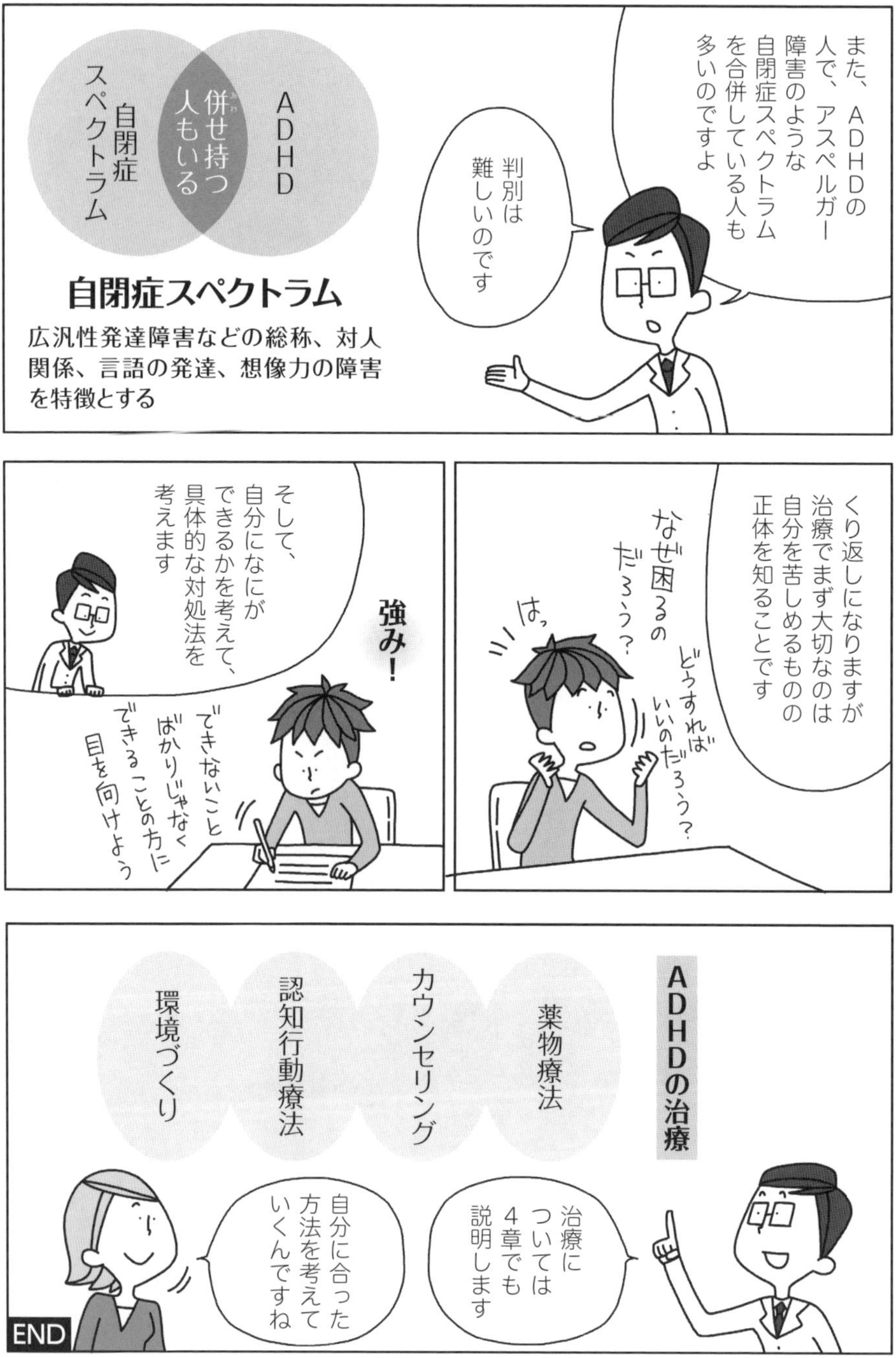
また、ADHDの人で、アスペルガー障害のような自閉症スペクトラムを合併している人も多いのですよ
判別は難しいのです
ADHD
併《あわ》せ持つ人もいる
自閉症スペクトラム
自閉症スペクトラム
広汎性発達障害などの総称、対人関係、言語の発達、想像力の障害を特徴とする
くり返しになりますが治療でまず大切なのは自分を苦しめるものの正体を知ることです
なぜ困るのだろう?
はっ
どうすればいいのだろう?
そして、自分になにができるかを考えて、具体的な対処法を考えます
強み!
できないことばかりじゃなくできることの方に目を向けよう
ADHDの治療
薬物療法
カウンセリング
認知行動療法
環境づくり
治療については4章でも説明します
自分に合った方法を考えていくんですね
END

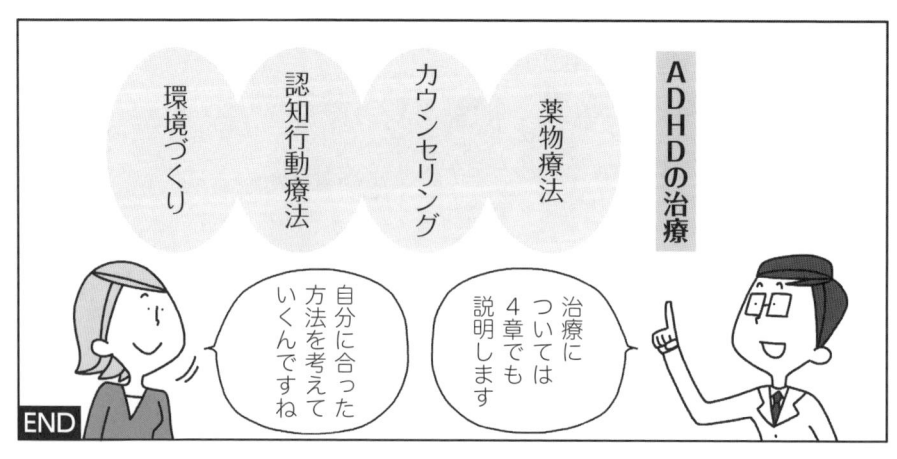

●治らないが、放置していいわけではありません

ＡＤＨＤは脳の特性なので、それが変わることはありません。風邪が治るように、病気が元から消えてしまうことはないのです。しかし、だからといってＡＤＨＤを放置しておくことはお勧めできません。

ＡＤＨＤはうつ病、不安症、ＰＴＳＤ（心的外傷後《しんてきがいしょうご》ストレス障害）、依存症などの精神疾患を合併することが多い病気です。ＡＤＨＤの脳機能の特徴も原因となりますが、失敗を咎《とが》められる経験が多く、自己肯定感が低くなりがちで、ストレスの大きい人生を歩んできたことも原因のひとつでしょう。ＡＤＨＤを放置していると、精神疾患を患うリスクが高くなります。

また、ＡＤＨＤについて何も対処をしないと、自覚のあるなしにかかわらず、周りにも迷惑をかけてしまうことがあります。そのために信用を失い、仕事や人間関係に支障を来してしまうこともあるでしょう。自分自身が自信を失ってしまうこともあるでしょう。

ＡＤＨＤに邪魔されず、ものごとに集中することさえできれば、もっといろんなことを成し遂げられた、生活も乱れることはなかった、時間を有効に使ったり、お金を計画的に貯金することもできたかもしれない…、なにより自分の尊厳を取り戻したい、そんな風に

考え、つらい思いをしている人がおおぜいいます。

しかし諦める必要はありません。

ご自身の持つＡＤＨＤの、もしくはＡＤＨＤ的な特性を知り、対策をたて、それらをうまくコントロールすることに目を向けていきましょう。生活の中で、こうした考え方や行動、環境を変えることで対処していく方法は、行動療法、環境変容法、認知行動療法（ＣＢＴ）などと呼ばれ、医療機関ごとに行われる治療法は異なります。またそうした手法から、ご自身で生活を改善するヒントを見出せるかもしれません。

本書の第3章で、実際のＡＤＨＤの方が行って効果の得られた方法や、ＡＤＨＤ研究の進んだアメリカの臨床現場などで実際に取り入れられている対処法、トレーニング法などを元に、日本のＡＤＨＤ患者の方に役立つ生活上の工夫、環境改善法を紹介します。

また、医療機関ではっきりＡＤＨＤと診断された人には、薬物治療が有効な場合があります。衝動性や多動性には大きな効果を示し、現在ＡＤＨＤの治療の中心ともなっています。医療機関で行われる検査、診断、治療については第4章で詳しく解説します。

ＡＤＨＤに悩んでいた多くの人が、いろいろな方法でＡＤＨＤを克服し、自信を取り戻しています。

前向きに考えよう

細やかな人間関係の中では、ＡＤＨＤの特性によって身近な人や、他人に迷惑をかけてしまうことがあります。遅刻したり、忘れ物をしたり、不用意な言動で相手を驚かせてしまったり、中には恋人から「話を聞いてくれない」と非難されたという方もいます。

言うまでもなく、誰でも多少は人に迷惑をかけながら生きているものですが、たび重なると心理的負担は大きくなるでしょう。「もう、同じ失敗はしないぞ」と心に決めても、また同じ失敗をしてしまったら、自分を責めたくもなるでしょう。

ＡＤＨＤの人の中には「自分なんかなにもできない」「どうせ失敗ばかりだ」と、自己肯定感が低くなり、物事に消極的になってしまい、自分らしさを発揮できないで暮らしている方がいます。「みんなから軽蔑されている」「自分などいなければいいと思われている」などと、現実以上に状況を悪く捉えたり、自分を責めたりしている方もいます。

自信や意欲を失って消極的になり、生きづらさを抱えたままでは、いつかは行き詰まってしまいます。失敗や苦手なことばかりではなく、できること、持っているものに目を向け、完璧を目指そうとせず、少しずつ生活を良くしていきましょう。

自分を責めすぎていませんか？

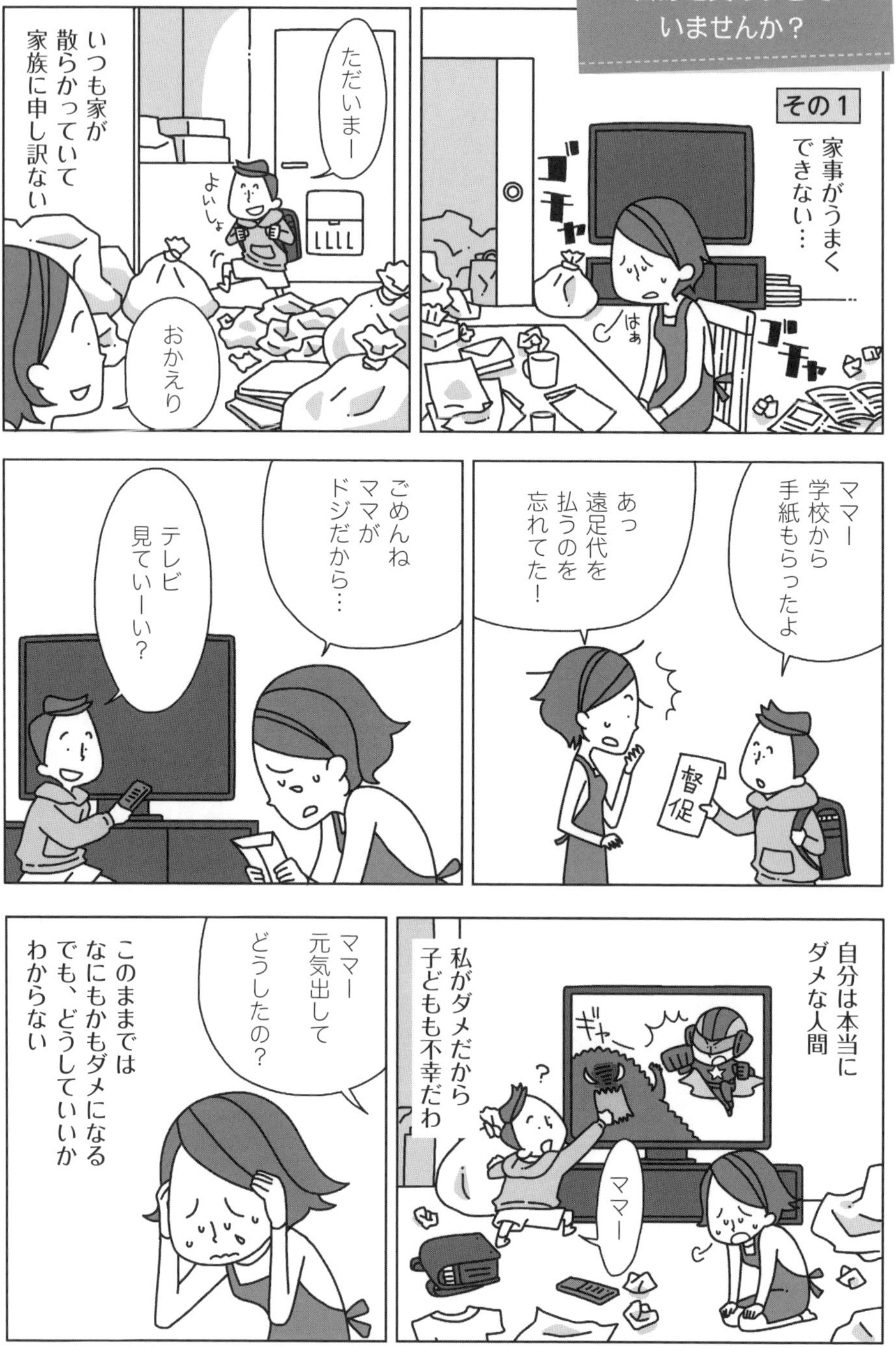

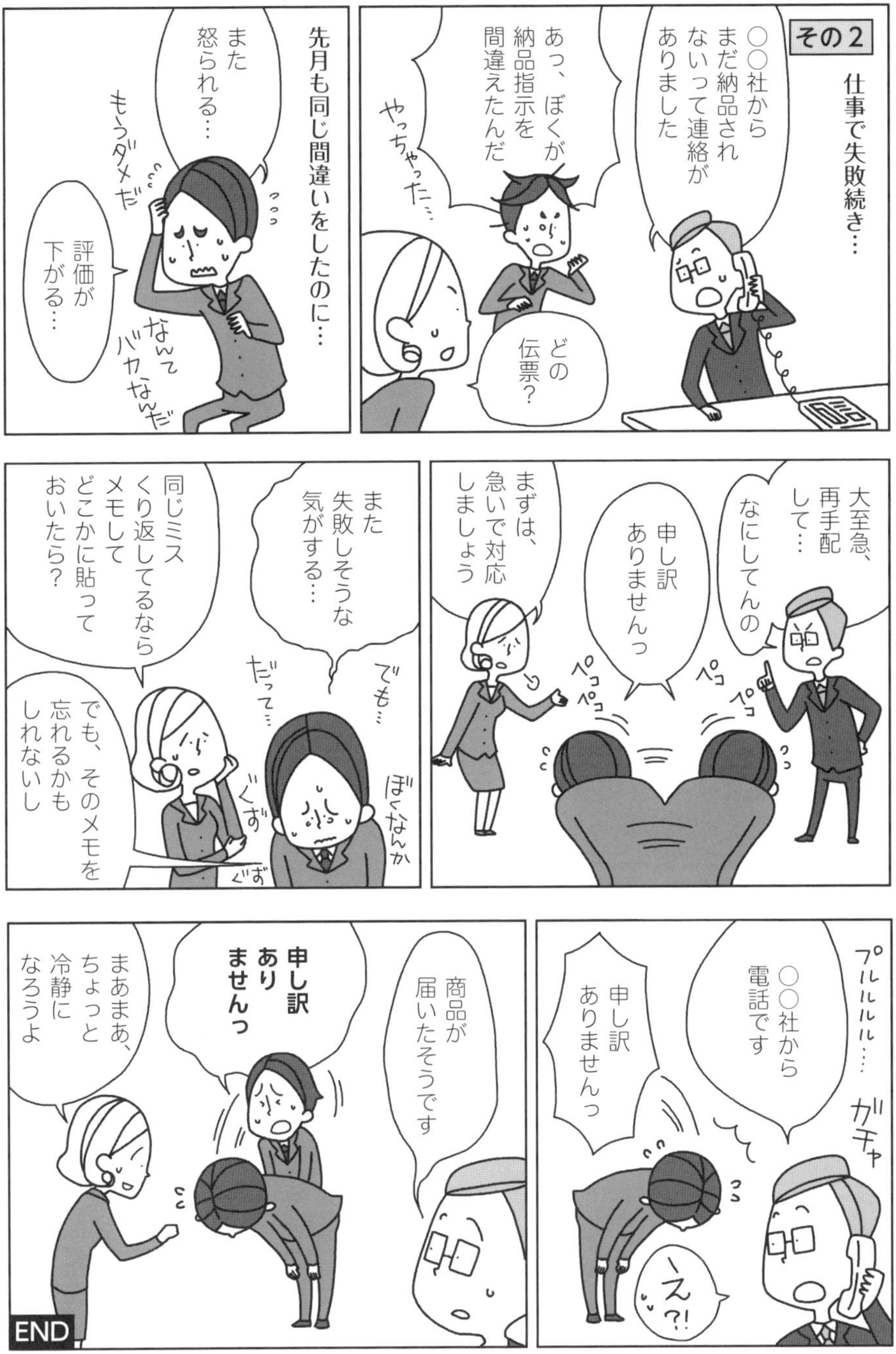
仕事で失敗続き…
その2
○○社からまだ納品されないって連絡がありました
あっ、ぼくが納品指示を間違えたんだ
やっちゃった…
どの伝票？
先月も同じ間違いをしたのに…
また怒られる…
もうダメだ
評価が下がる…
なんてバカなんだ
大至急、再手配して…
なにしてんの
申し訳ありませんっ
ペコペコ
ペコペコ
まずは、急いで対応しましょう
また失敗しそうな気がする…
でも…
だって…
ぼくなんか
同じミスくり返してるならメモしてどこかに貼っておいたら？
でも、そのメモを忘れるかもしれないし
ぐずぐず
プルルルル…
ガチャ
○○社から電話です
申し訳ありませんっ
えっ?!
商品が届いたそうです
申し訳ありませんっ
まあまあ、ちょっと冷静になろうよ
END

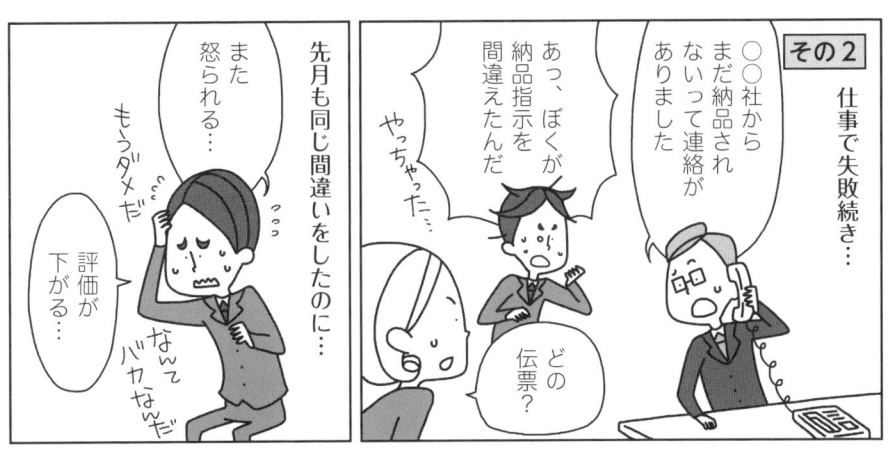

ＡＤＨＤ克服の目標

前にも説明したように、ＡＤＨＤは脳の機能の特性であって、本来の人格とは別のものです。ＡＤＨＤによるトラブルがあっても、本人の努力不足や、人格のためではありません。また、ＡＤＨＤではない人も失敗はします。完璧を目指すのはやめ、自分を責めないようにしましょう。

まず回避しなければならないのが、ＡＤＨＤが根底にあるうつ病、不安症、依存症などによる適応障害（二次障害）です。過食、偏食、過眠、または睡眠不足などの不健康な状態に陥らないように、もし陥っていたら脱出しなければなりません。

適切な方法でＡＤＨＤをコントロールする方法を身につけましょう。

優先順位をつけて、できることから前向きに改善していきます。自分が困難に思っていることで、生活への影響が大きいことを改善項目のなかでは優先順位の高い方に置きましょう。

要は生活が、心身ともに健康的でありさえすればいいのです。そこを目標と考えれば、少し楽に感じられませんか？

第2章

ＡＤＨＤで困っています！

ＡＤＨＤは、生活にどのような影響を与えるのでしょう？

本章で紹介するような生きづらさで困っている人は、もしかするとＡＤＨＤが原因にあるかもしれません。

ＡＤＨＤで困っている方の例をさらに詳しく見てみましょう。

ＡＤＨＤでみんな困っている

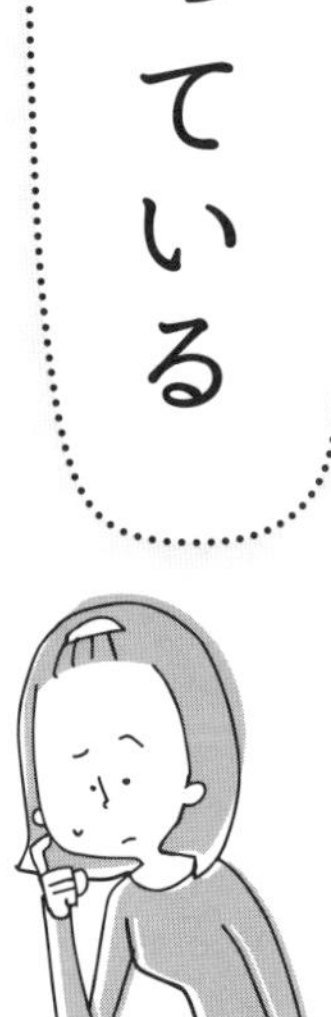

ＡＤＨＤの人が陥っているトラブルの多くは、ＡＤＨＤでなくても、誰もが経験するようなことです。けれどもその頻度が高かったり、度を越していたりして生活に支障を来してしまったりしているのです。

またＡＤＨＤの特性で、そうした困難に対処する力が弱いという場合もあります。たとえば、会社に遅刻をしてしまって「もう遅刻はしないぞ」と思ったら、たいていは遅刻をくり返さないように気をつけ、遅刻を減らすことができるでしょう。

ところがＡＤＨＤの人は、遅刻をしないために「なにをどうしていいかわからない」ということがあります。ＡＤＨＤの人の中にはそもそも時間の管理が苦手で、状況の分析や、段取りをつけたりすることが苦手な人がいるのです。あるいは、早起きや、通勤経路を変更するなど、なにかしら工夫をしているのに、それだけでは遅刻を減らせないという場合もあります。出かけるしたくに集中できない、時間の見積もりが間違っているなど、時間通りの出勤を邪魔する原因が他にもあるのです。ここではＡＤＨＤの人が遭遇しがちなトラブルの事例と、そうしたトラブルに関連するＡＤＨＤの特性を説明します。

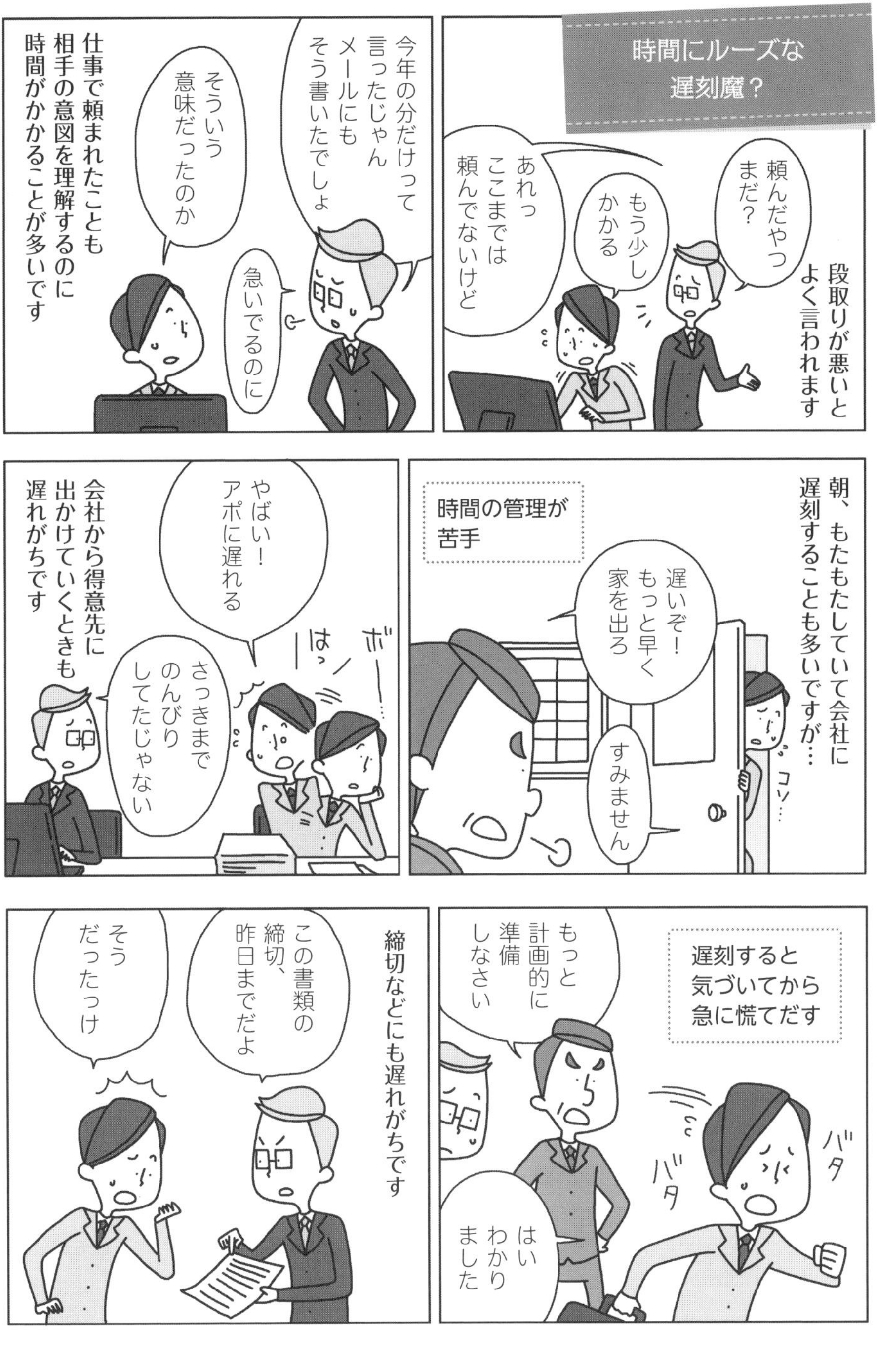
時間にルーズな
遅刻魔？
段取りが悪いと よく言われます
頼んだやつ まだ？
もう少し かかる
あれっ ここまでは 頼んでないけど
今年の分だけって 言ったじゃん メールにも そう書いたでしょ
そういう 意味だったのか
急いでるのに
仕事で頼まれたことも 相手の意図を理解するのに 時間がかかることが多いです
朝、もたもたしていて会社に 遅刻することも多いですが…
時間の管理が 苦手
遅いぞ！ もっと早く 家を出ろ
すみません
コソ…
会社から得意先に 出かけていくときも 遅れがちです
やばい！ アポに遅れる
ボー…
はっ
さっきまで のんびり してたじゃない
遅刻すると 気づいてから 急に慌てだす
もっと 計画的に 準備 しなさい
バタ
バタ
はい わかり ました
締切などにも遅れがちです
この書類の 締切、 昨日までだよ
そう だったっけ

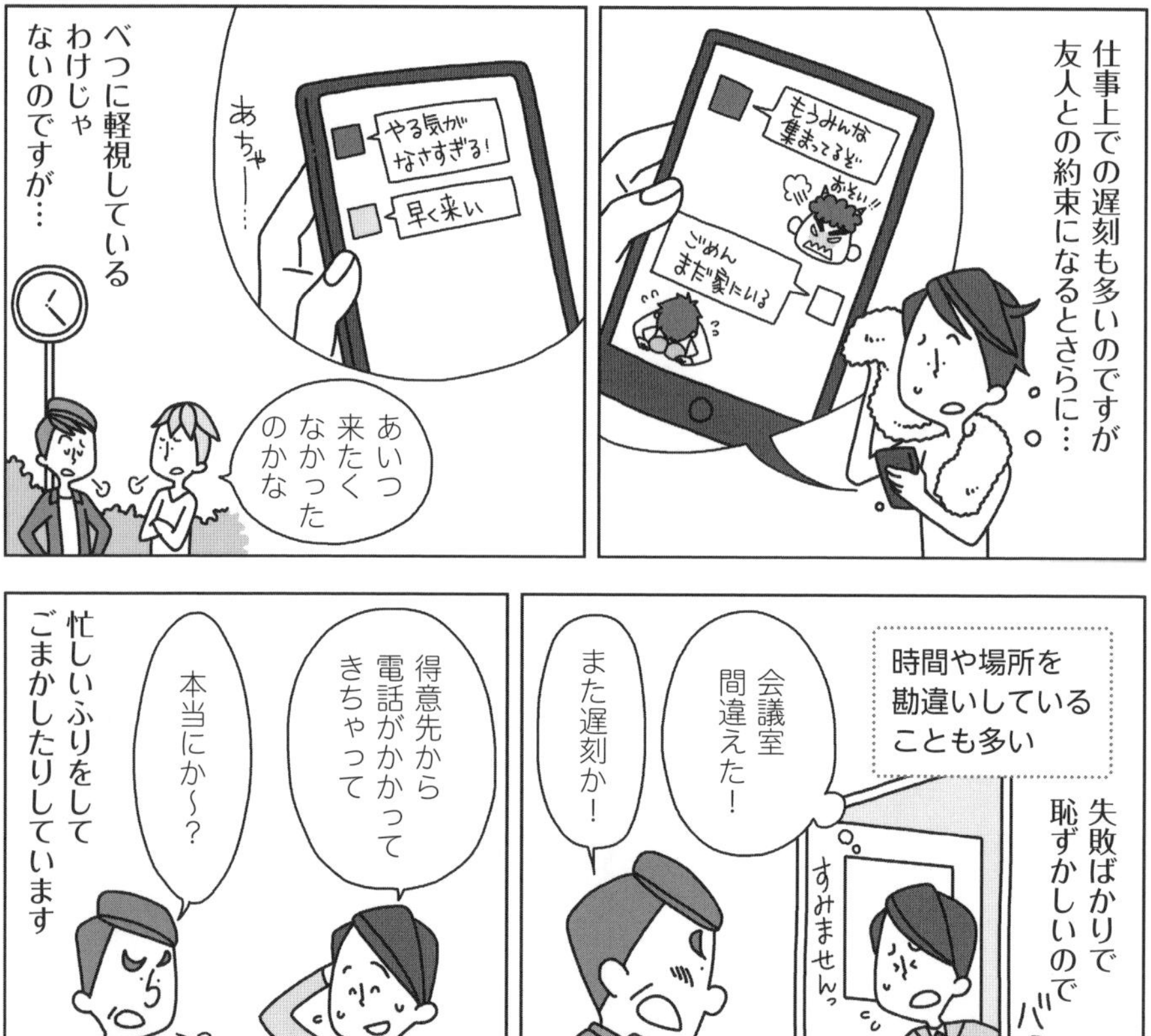
仕事上での遅刻も多いのですが
友人との約束になるとさらに…
もうみんな集まってるぞ
おそい!!
ごめん まだ家にいる
やる気がなさすぎる!
早く来い
あちゃー……
あいつ来たくなかったのかな
べつに軽視しているわけじゃないのですが…
失敗ばかりで恥ずかしいので
時間や場所を勘違いしていることも多い
会議室間違えた!
また遅刻か!
すみませんっ
バタ
バタ
得意先から電話がかかってきちゃって
本当にか～?
忙しいふりをしてごまかしたりしています
出かける間際になって慌てることが多いから準備が悪いのかな
どうしていつも遅刻しちゃうんだろう
うーん
気をつけてるのに
もう少しやる気を出してほしいね
だらしないわね
ルーズな人間、いいかげんな人間と思われるのがつらいです

■解説

ＡＤＨＤの人の悩みの中でも、よく聞かれることの一つとして、時間の管理ができないということがあります。

時間や集合場所を間違える、約束そのものを忘れるという不注意によるものや、時間の見積もりが苦手で、期限までに物事を済ますのにどのくらい時間が必要なのかがわからなくて遅刻してしまうことがあります。

注意力の散漫さもそれに追い打ちをかけます。急いでいるのに、他のことが気になり始めて時間をとられてしまうのです。

また、行動に移すのに時間がかかることも遅刻を増やします。なかなか準備に取りかからず、それまでのんびりしていたのに、もう約束の時間に間に合わないとわかってから、急に焦って行動し出すようなことがあります。遅刻が許される環境になると、重い腰がさらに上がらなくなります。

また、忘れ物や、散らかった環境などが複合的に遅刻の後押しをすることがあります。ルーズ、いいかげん、だらしないなどと評価されがちで、多くのＡＤＨＤの人がこの問題で悩んでいます。

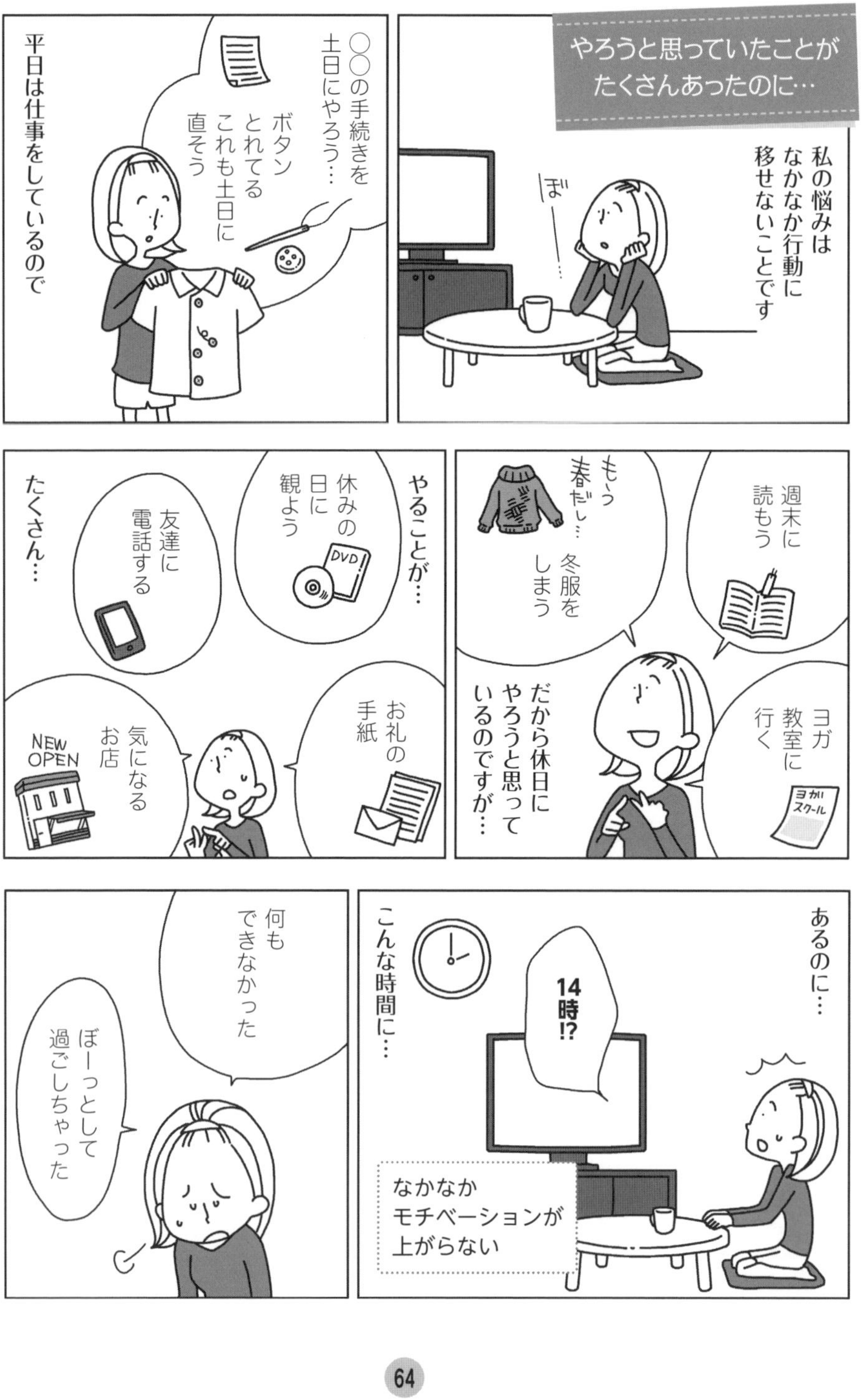
やろうと思っていたことが たくさんあったのに…
私の悩みは なかなか行動に 移せないことです
ぼー……
○○の手続きを 土日にやろう…
ボタン とれてる これも土日に 直そう
平日は仕事をしているので
週末に 読もう
もう春だし… 冬服を しまう
ヨガ 教室に 行く
ヨガスクール
だから休日に やろうと思って いるのですが…
やることが…
休みの 日に 観よう
DVD
友達に 電話する
たくさん…
お礼の 手紙
気になる お店
NEW OPEN
あるのに…
14時!?
こんな時間に…
なかなか モチベーションが 上がらない
何も できなかった
ぼーっとして 過ごしちゃった

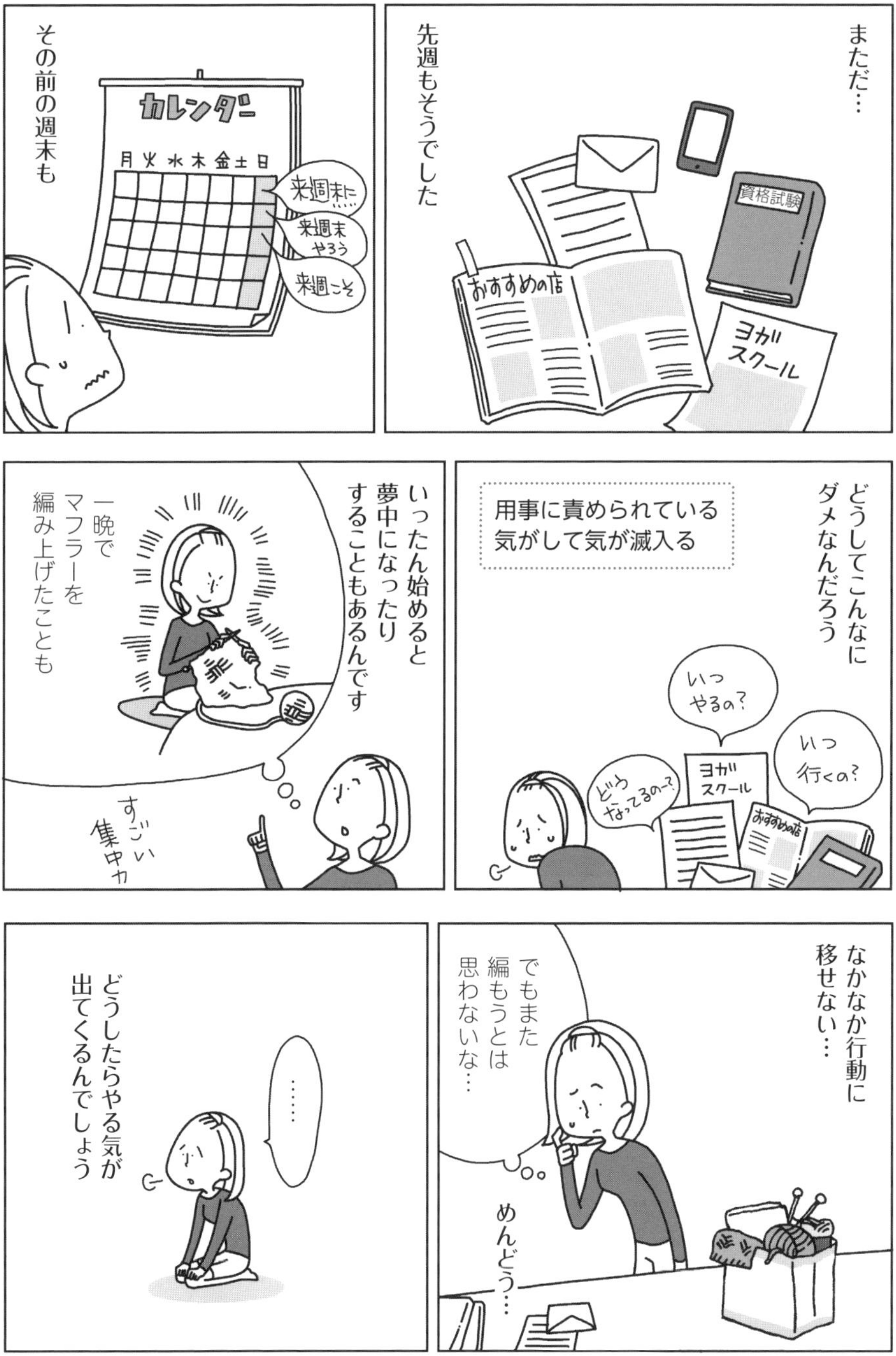

またた…
先週もそうでした
資格試験
おすすめの店
ヨガスクール
その前の週末も
カレンダー
月 火 水 木 金 土 日
来週末に
来週末やろう
来週こそ
どうしてこんなにダメなんだろう
用事に責められている気がして気が滅入る
いつやるの？
いつ行くの？
どうなってるの―？
ヨガスクール
おすすめの店
いったん始めると夢中になったりすることもあるんです
一晩でマフラーを編み上げたことも
すごい集中力
なかなか行動に移せない…
でもまた編もうとは思わないな…
めんどう…
……
どうしたらやる気が出てくるんでしょう

■解説

ＡＤＨＤの人には気が散りやすい特徴があり、それが物事をやり遂げるのを邪魔しています。なにかしようと思っても他のことが気になって、集中できないのです。身の回りのあちこちに、やりかけて途中でやめてしまった作業の痕跡が見られます。「やるぞ！」と思ったことをころっと忘れてしまうこともあります。

飽きっぽい性質もあります。なにかに取り組んでも、途中で飽きてしまって最後まで続けられないのです。

また、意欲が低いために問題を先送りにしてしまい、やるべきことになかなか手をつけないということも多くあります。朝起きられず、日中の時間を無駄に寝て過ごすこともあります。いずれにしても、時間を無駄にしてしまったり、やるべきことを結局成し遂げられずに落ち込んでしまったりするのです。

一方、なにかに夢中になり長時間のめりこんでしまうこともあります。ゲームや読書、工作や手芸など、寝食を忘れて没頭したことはありませんか？

またあるときは、掃除などに集中してものすごく捗《はかど》ったのに、別の日に同じことをしようとすると、とても面倒に感じられてできないということもあります。

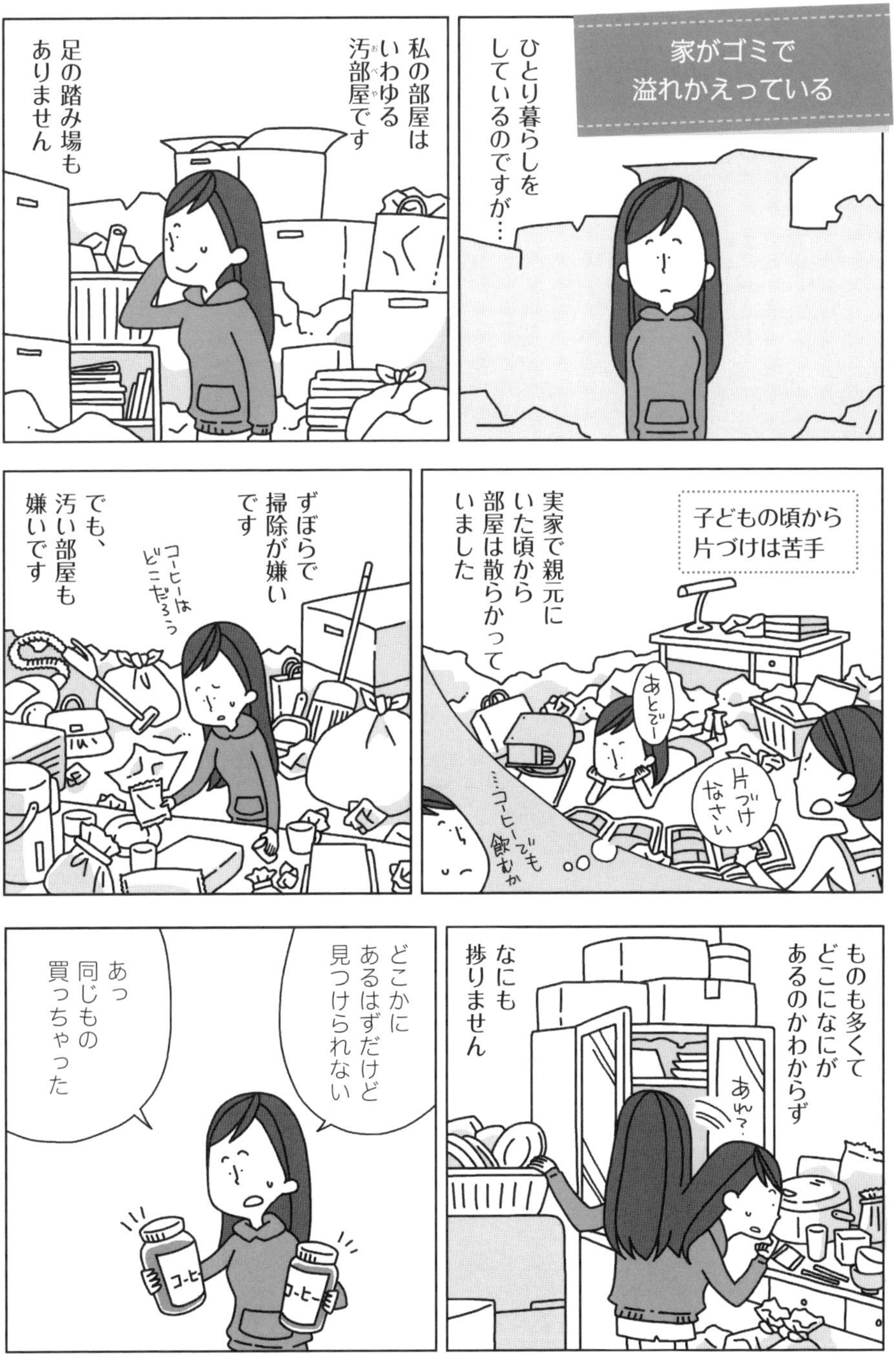
家がゴミで溢れかえっている
ひとり暮らしをしているのですが…
私の部屋はいわゆる汚部屋《おべや》です
足の踏み場もありません
子どもの頃から片づけは苦手
実家で親元にいた頃から部屋は散らかっていました
あとでー
片づけなさい
…コーヒーでも飲むか
ずぼらで掃除が嫌いです
でも、汚い部屋も嫌いです
コーヒーはどこだろう
ものも多くてどこになにがあるのかわからず
なにも捗りません
あれ？
どこかにあるはずだけど見つけられない
あっ同じもの買っちゃった
コーヒ
コーヒー

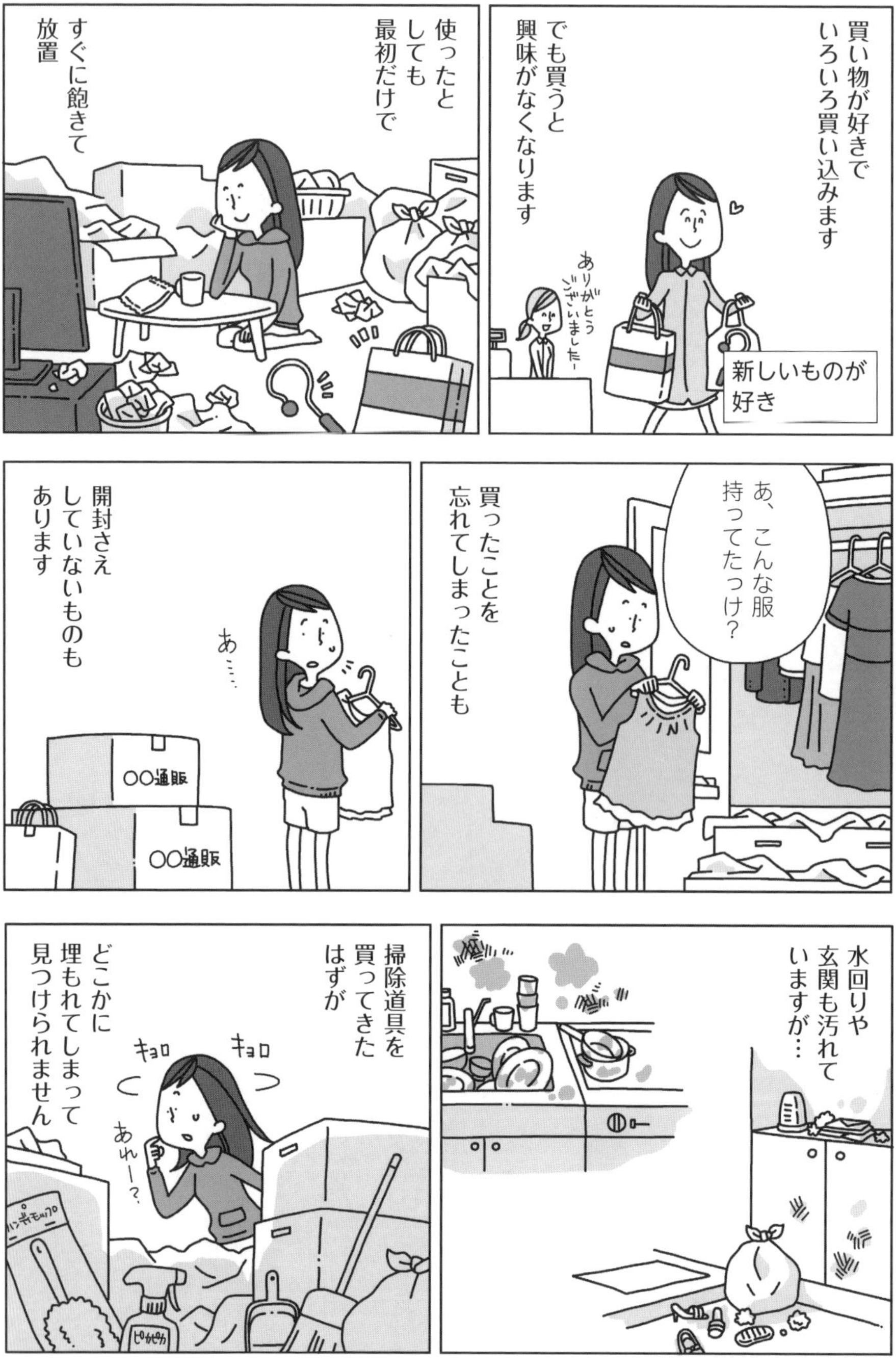
買い物が好きで
いろいろ買い込みます
でも買うと
興味がなくなります
ありがとうございましたー
新しいものが
好き
使ったと
しても
最初だけで
すぐに飽きて
放置
あ、こんな服
持ってたっけ?
買ったことを
忘れてしまったことも
開封さえ
していないものも
あります
あ……
○○通販
○○通販
水回りや
玄関も汚れて
いますが…
掃除道具を
買ってきた
はずが
どこかに
埋もれてしまって
見つけられません
キョロ
キョロ
あれー?
ピカピカ

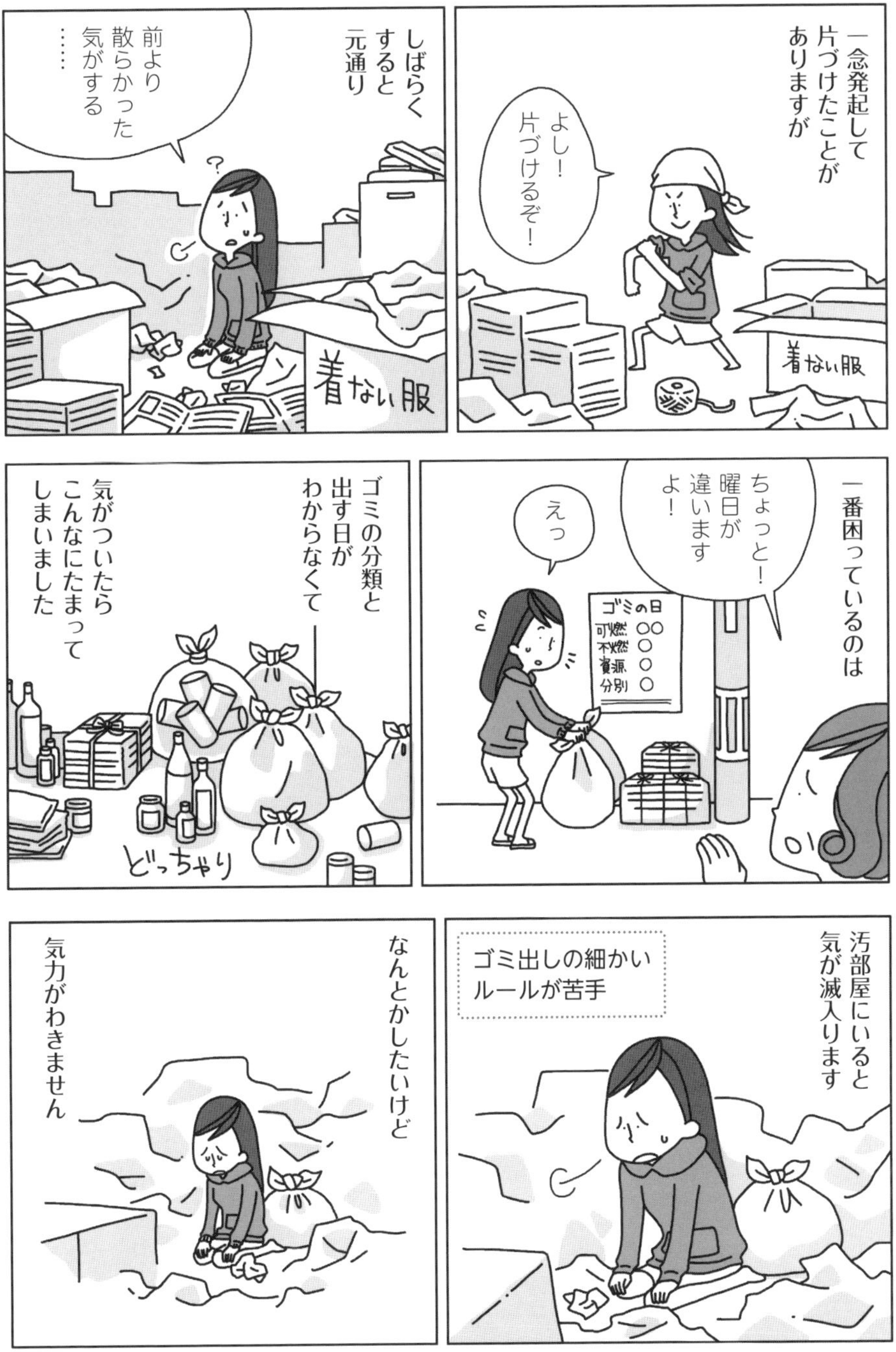
一念発起して片づけたことがありますが
よし！片づけるぞ！
着ない服
しばらくすると元通り
前より散らかった気がする……
着ない服
一番困っているのは
ちょっと！曜日が違いますよ！
えっ
ゴミの日
可燃 ○○
不燃 ○
資源 ○
分別 ○
ゴミの分類と出す日がわからなくて
気がついたらこんなにたまってしまいました
どっちゃり
汚部屋にいると気が滅入ります
ゴミ出しの細かいルールが苦手
なんとかしたいけど
気力がわきません

■解説

ＡＤＨＤの人は基本的に整理整頓が苦手です。

他人から見て不要に思えるものをため込んだり、本人が不要と感じているものでさえ処分を先延ばしにすることもあります。ここに衝動性からくる新しいもの好き、買い物好きなどが加わるとさらにものが増え、整理整頓が難しくなります。

「買い物依存」の人も多いです。買い物依存状態の人は、ものではなく、買い物という行為に依存しています。気がついたら、家の中は足の踏み場もなく、せっかく買ったのに封を開けてもいない通販の箱が溢れ返り…、部屋が散らかっていることに気づくと、ものを減らすことより、収納家具や掃除用品を買おうと考えます。

このように後先を考えずに生活スペースにものを持ち込んでしまい、管理ができなくなってしまうことが多いようです。職場のデスク周りでも同じことが起こっています。

「片づけよう」と思っても、どこから手をつけてよいかわからないケースもあります。ゴミの分別や、収集日などがわからなくてゴミを出せないという人も珍しくありません。

また片づけ中に、他のことが気になって注意が逸《そ》れてしまい、途中でやめてしまう場合もあります。片づけ自体に意欲が持てないという人もいます。

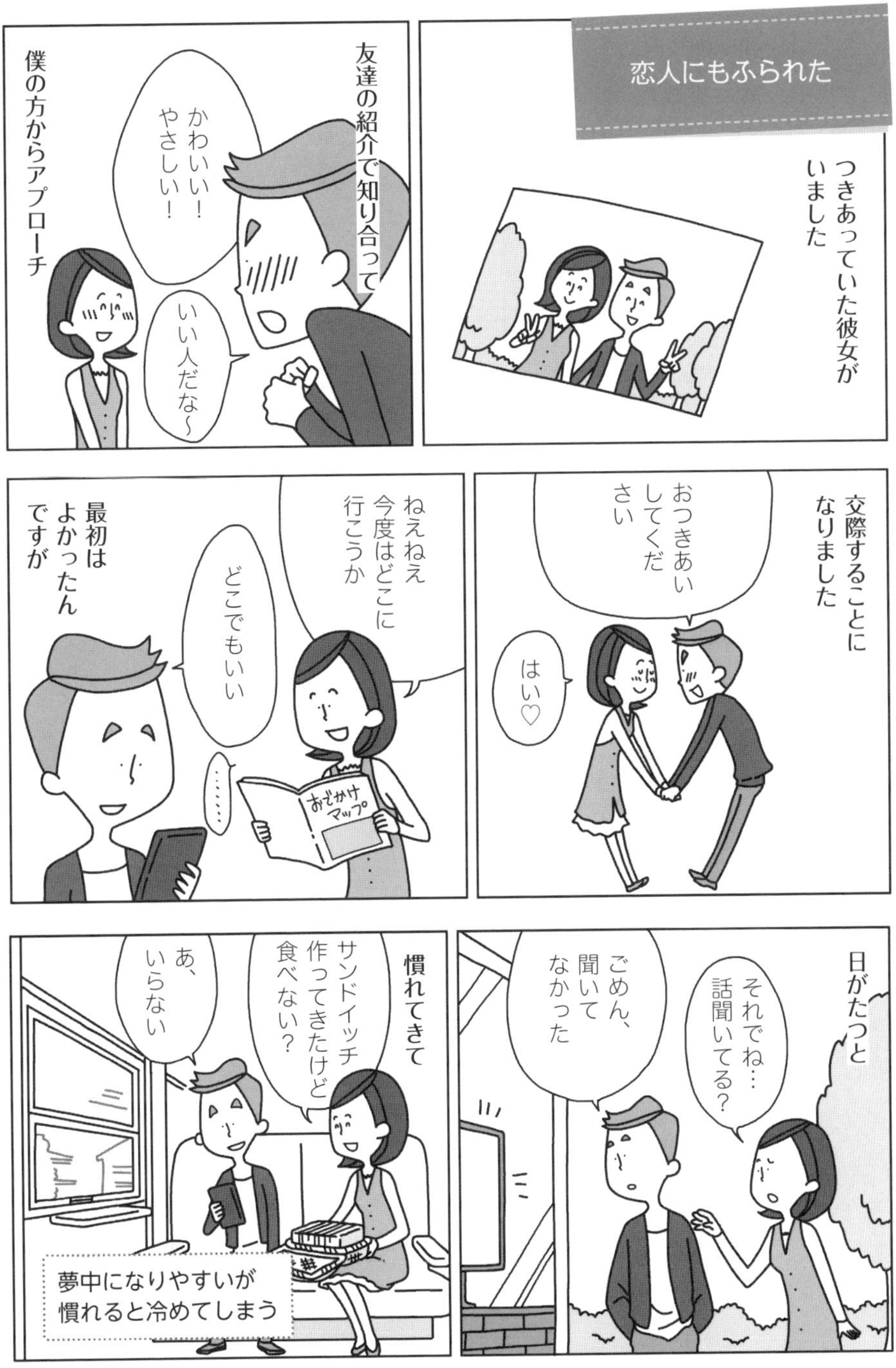
恋人にもふられた
つきあっていた彼女がいました
友達の紹介で知り合って
かわいい！やさしい！
いい人だな～
僕の方からアプローチ
交際することになりました
おつきあいしてください
はい♡
ねえねえ今度はどこに行こうか
どこでもいい
おでかけマップ
……
最初はよかったんですが
日がたつと
それでね…話聞いてる？
ごめん、聞いてなかった
慣れてきて
サンドイッチ作ってきたけど食べない？
あ、いらない
夢中になりやすいが慣れると冷めてしまう

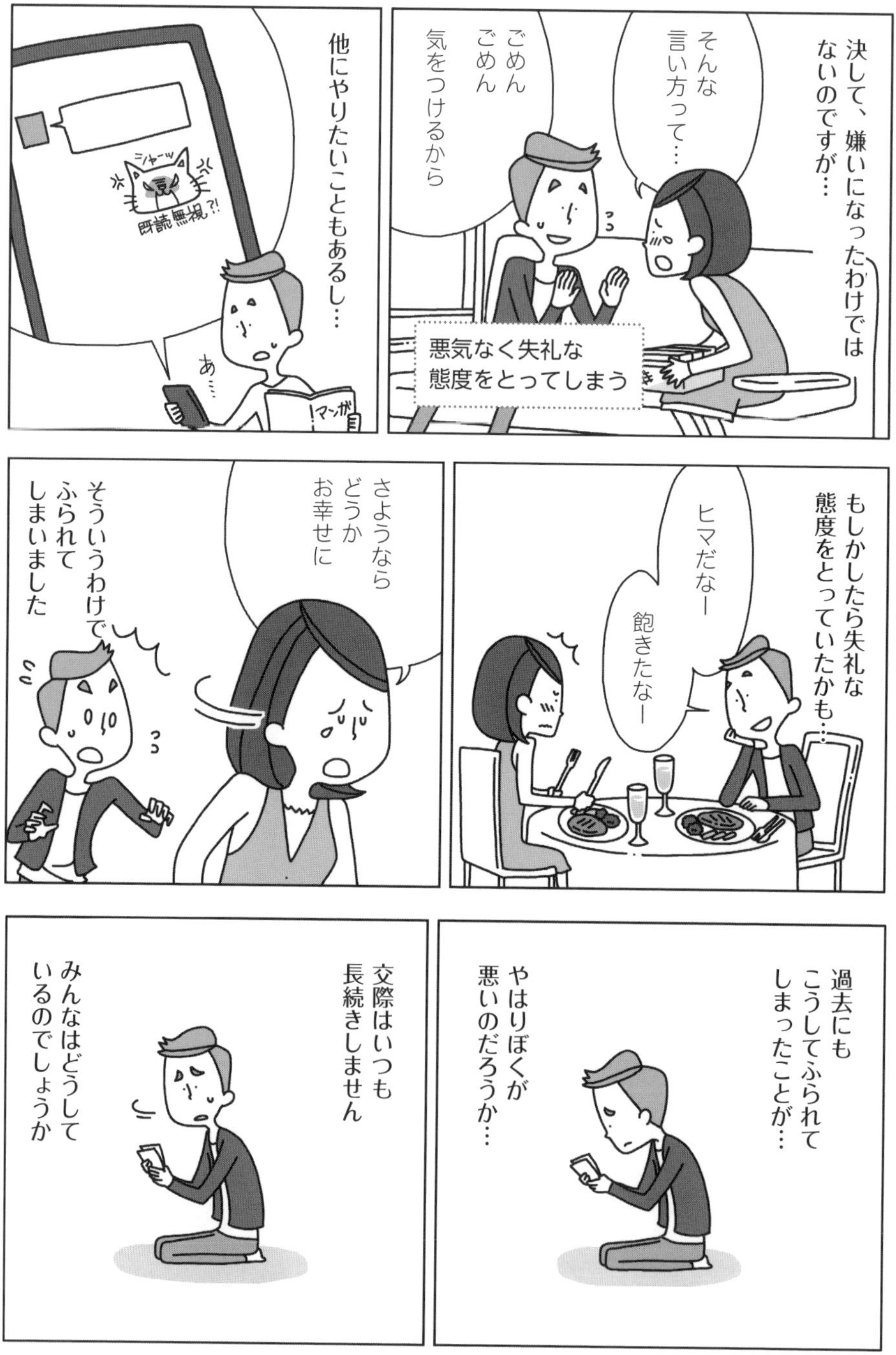
決して、嫌いになったわけではないのですが…
そんな言い方って…
ごめんごめん気をつけるから
悪気なく失礼な態度をとってしまう
シャーッ
既読無視?!
他にやりたいこともあるし…
あ…
マンガ
もしかしたら失礼な態度をとっていたかも…
ヒマだなー
飽きたなー
さようならどうかお幸せに
そういうわけでふられてしまいました
過去にもこうしてふられてしまったことが…
やはりぼくが悪いのだろうか…
交際はいつも長続きしません
みんなはどうしているのでしょうか

■解説

恋人と交際を始めるまでの、変化や刺激の多い時期は、恋人に夢中になっているのですが、ひとたび恋人になってしまい、恋人の存在が日常となると関心が低くなりがちです。相手を好きである気持ちには変わりがなかったとしても、相手に対する態度が変わってしまうのです。

恋人に限らず、約束を忘れたり、遅刻したり、連絡を怠ることなども、相手を怒らせてしまうでしょう。相手からすると、自分に関心がないのかと思えるのです。

また、思ったことをストレートに表現しがちな特性が、相手からは「気遣いがない、ひどい人だ」と思われてしまうこともあります。

貧乏ゆすりや、落ちつかないしぐさ、話の最中に上の空になるといったことも、人の気分を害してしまうことがあります。その他、無計画な言動や、浪費癖なども、驚かれたり、敬遠されてしまうきっかけとなります。

恋人や結婚相手と良い関係を続けるためには、ADHDの特徴について理解してもらい、一緒に問題を解決していくことが不可欠でしょう。

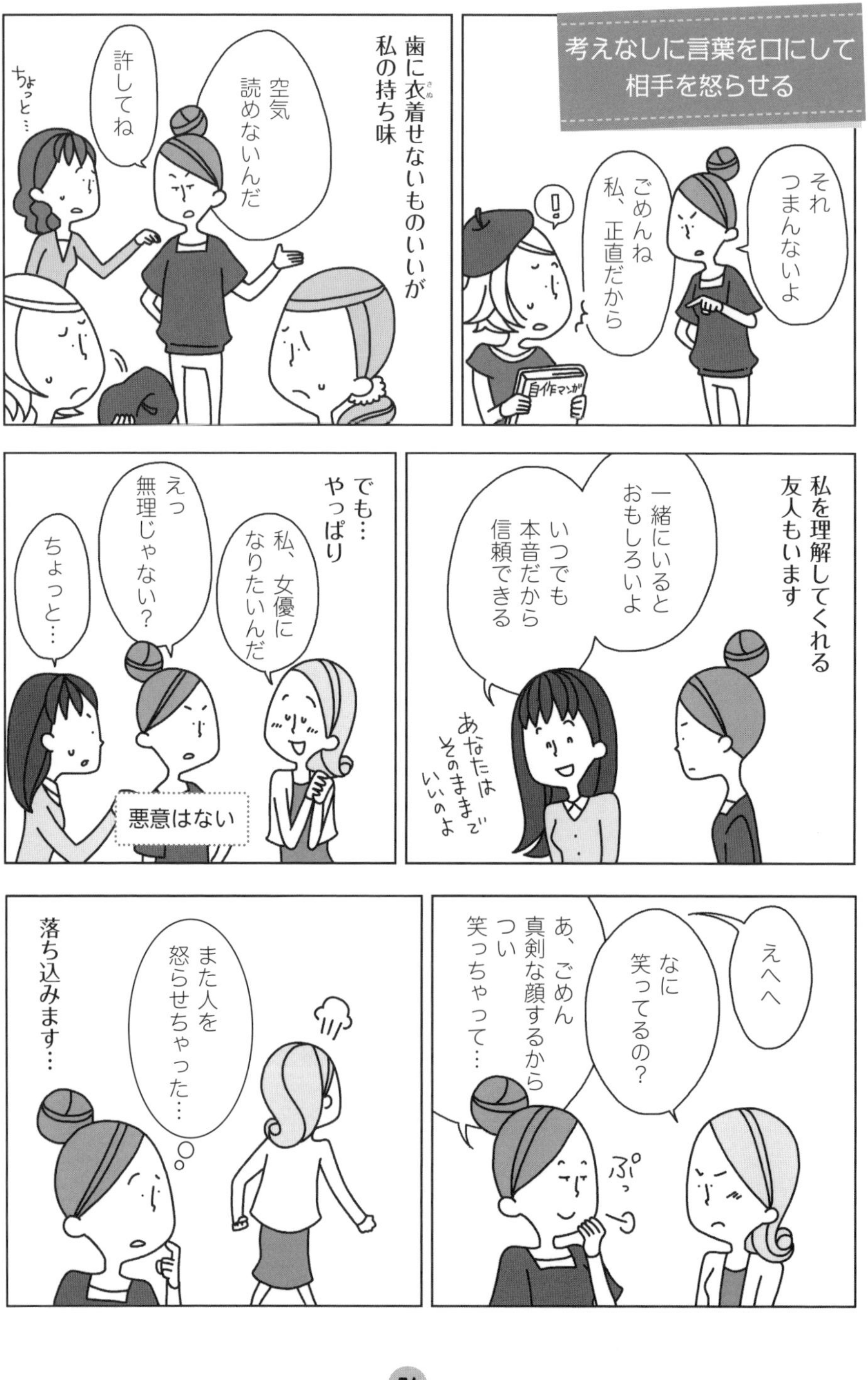
考えなしに言葉を口にして
相手を怒らせる
それ つまんないよ
!
ごめんね 私、正直だから
歯に衣《きぬ》着せないもののいいが 私の持ち味
空気 読めないんだ
許してね
ちょっと…
私を理解してくれる友人もいます
一緒にいると おもしろいよ
いつでも 本音だから 信頼できる
あなたは そのままで いいのよ
でも…やっぱり
私、女優になりたいんだ
えっ 無理じゃない？
ちょっと…
悪意はない
えへへ
なに 笑ってるの？
あ、ごめん 真剣な顔するから つい 笑っちゃって…
ぷっ
落ち込みます…
また人を 怒らせちゃった…

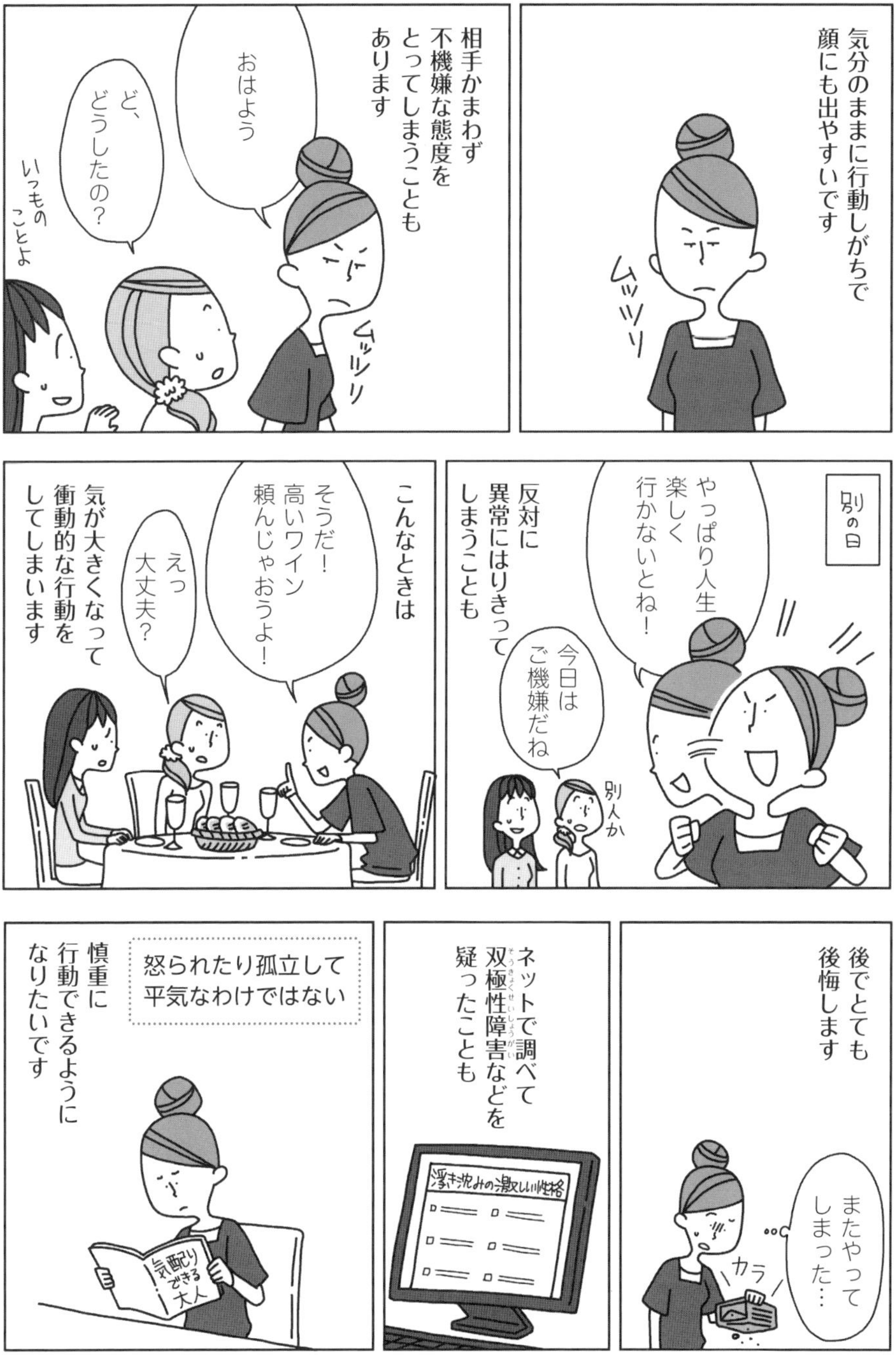
気分のままに行動しがちで顔にも出やすいです
ムッツリ
相手かまわず不機嫌な態度をとってしまうこともあります
ムッツリ
おはよう
ど、どうしたの?
いつものことよ
別の日
反対に異常にはりきってしまうことも
やっぱり人生楽しく行かないとね!
今日はご機嫌だね
別人か
こんなときは
そうだ!高いワイン頼んじゃおうよ!
えっ大丈夫?
気が大きくなって衝動的な行動をしてしまいます
後でとても後悔します
またやってしまった…
カラ
ネットで調べて双極性障害《そうきょくせいしょうがい》などを疑ったことも
浮き沈みの激しい性格
怒られたり孤立して平気なわけではない
慎重に行動できるようになりたいです
気配りできる大人

■解説

ＡＤＨＤで衝動性が強い人は、その場の気分や感情で行動してしまいがちです。相手の気持ちや立場を考えずに思ったことを言ってしまったり、してしまったりすることがあります。いわゆる「空気が読めない」という特性ですが、このために、自閉症スペクトラムのアスペルガー障害と混同されることがあります。しかしアスペルガー障害の人が、人の立場の違いなどを読み取ることが苦手なのに対し、ＡＤＨＤの人は立場の違いや人間関係などは理解しています。衝動や強い感情が先だって、理性的な行動ができないことがあるのです。

また、不機嫌になったり、つまらなそうにしたり、気持ちが表情や態度にあらわれやすい傾向もあります。人の失敗を見て笑ってしまい、怒られてしまったという人もいます。その場のノリでうっかり安請け合いしてしまったり、お金に余裕がないのに大盤振る舞いしたり、後先考えない行動が、結果的に評価を下げてしまうことになりかねません。後から後悔しないためには、なるべく衝動的な言動をしないようにスピードダウンする必要があります。

衝動的な行動をしてしまう人には、次のようなタイプもあります。

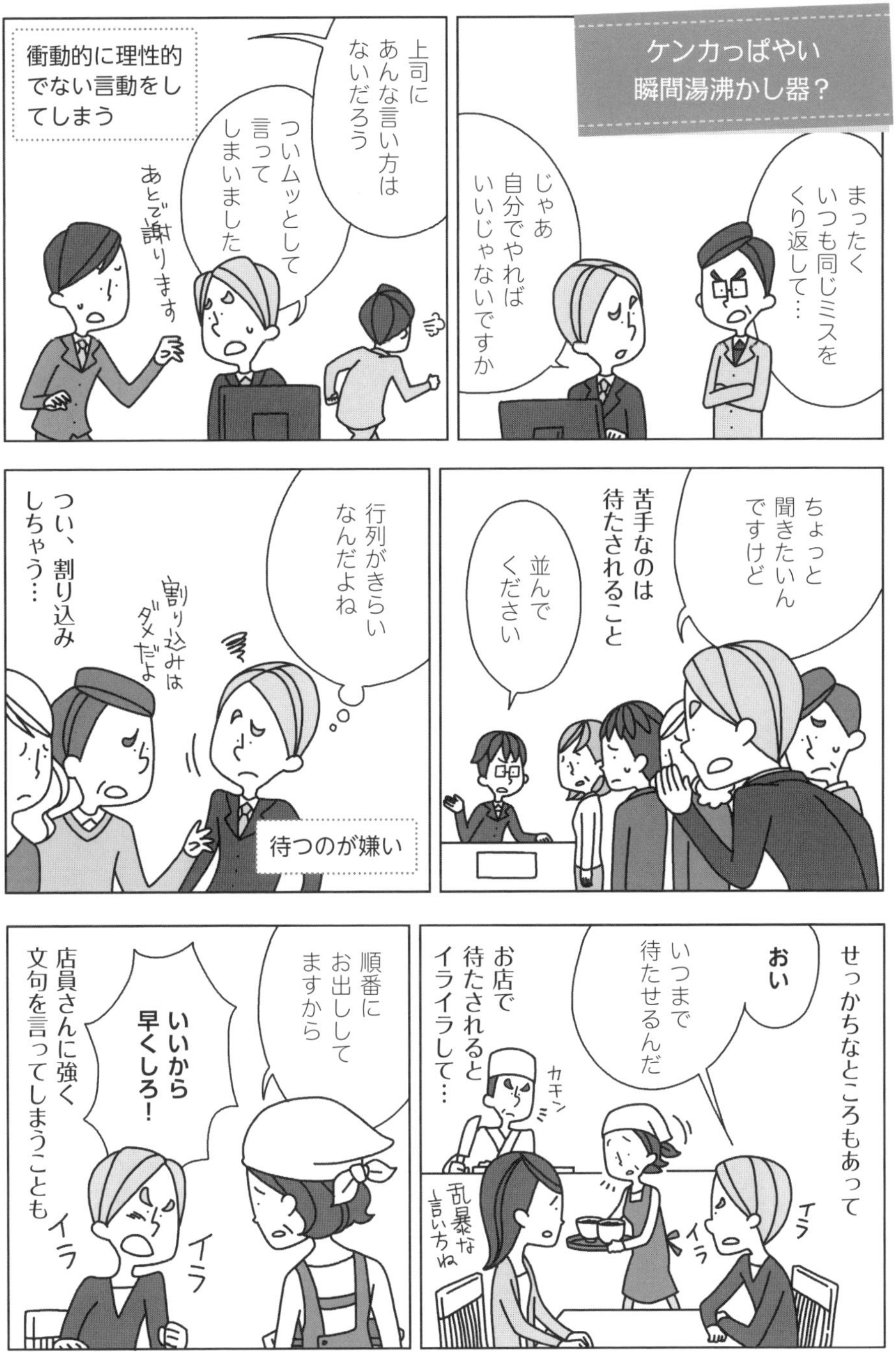
ケンカっぱやい
瞬間湯沸かし器？
まったく いつも同じミスを くり返して…
じゃあ 自分でやれば いいじゃないですか
上司に あんな言い方は ないだろう
ついムッとして 言って しまいました
あとで謝ります
衝動的に理性的でない言動をしてしまう
ちょっと 聞きたいん ですけど
苦手なのは 待たされること
並んで ください
行列がきらい なんだよね
割り込みは ダメだよ
つい、割り込み しちゃう…
待つのが嫌い
せっかちなところもあって
おい
いつまで 待たせるんだ
お店で 待たされると イライラして…
カチン
イラ
乱暴な 言い方ね
順番に お出しして ますから
いいから 早くしろ！
イラ
イラ
店員さんに強く 文句を言ってしまうことも

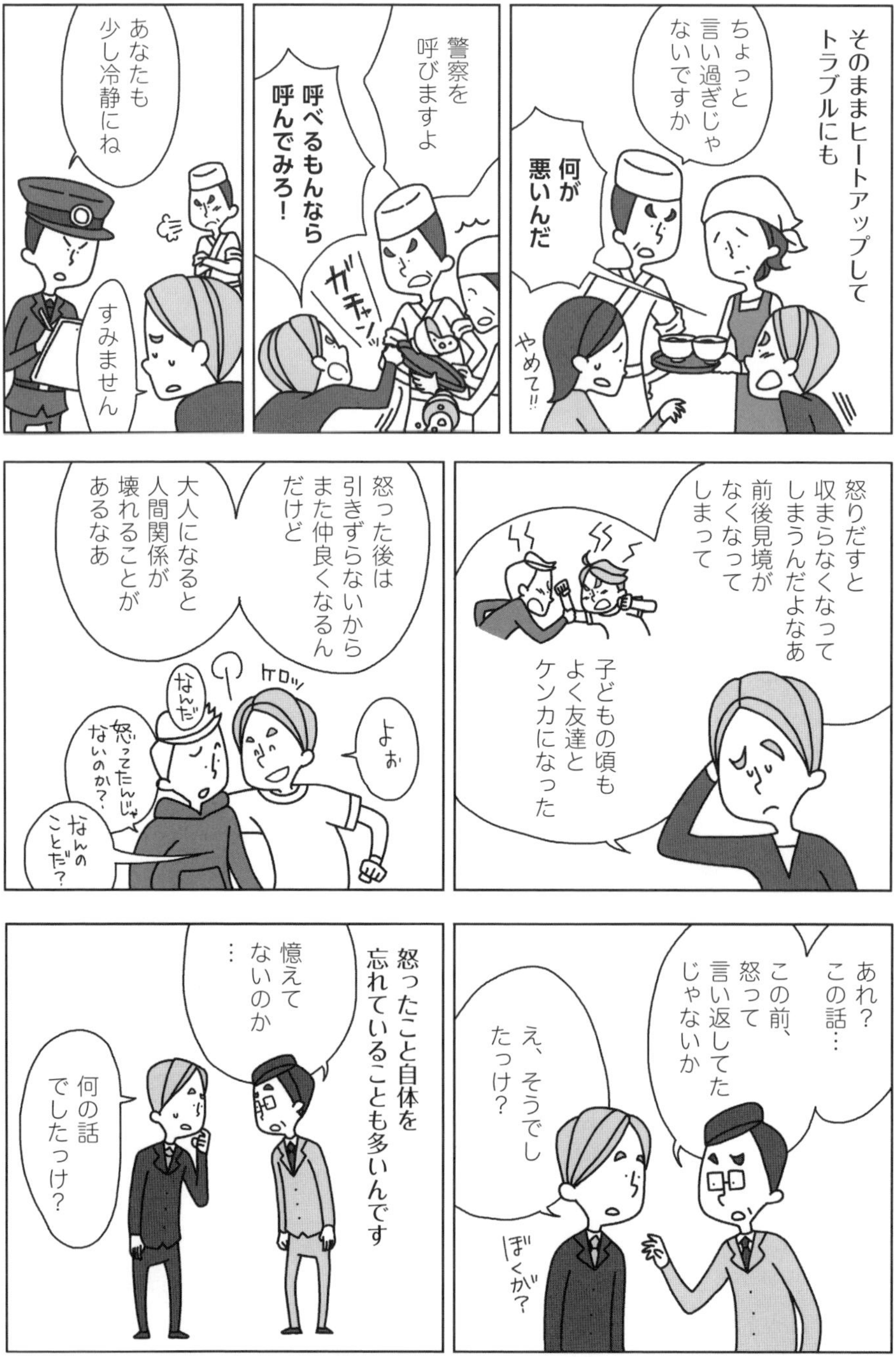
そのままヒートアップしてトラブルにも
ちょっと言い過ぎじゃないですか
何が悪いんだ
やめて!!
警察を呼びますよ
呼べるもんなら呼んでみろ!
ガチャンッ
あなたも少し冷静にね
すみません
怒りだすと収まらなくなってしまうんだよなあ
前後見境がなくなってしまって
子どもの頃もよく友達とケンカになった
怒った後は引きずらないからまた仲良くなるんだけど
大人になると人間関係が壊れることがあるなあ
ケロッ
よぉ
なんだ
怒ってたんじゃないのか?
なんのことだ?
あれ?この話…
この前、怒って言い返してたじゃないか
え、そうでしたっけ?
ぼくが?
怒ったこと自体を忘れていることも多いんです
憶えてないのか…
何の話でしたっけ?

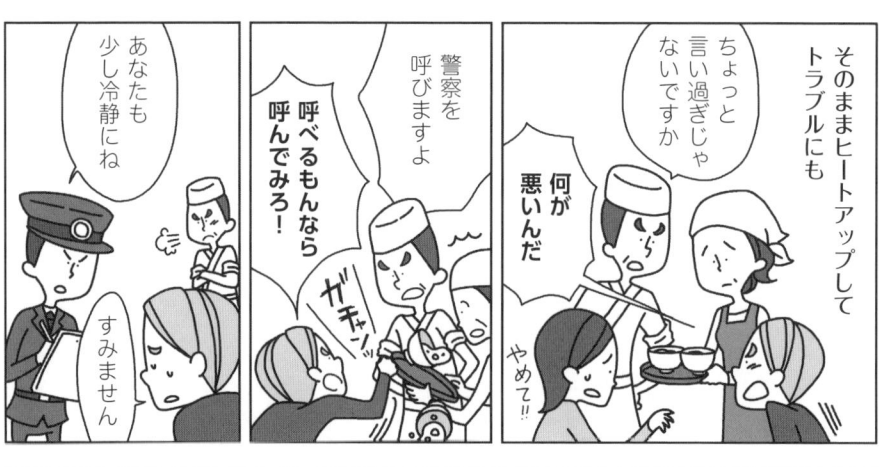

解説

衝動性の強さから、がまんが苦手で、相手かまわず食って掛かったり、批判してしまいトラブルになります。

こういう特性を面白半分に煽《あお》る悪友に悩まされていたという人もいます。

たとえば、自分では逆らえない上司に対して、ADHDの人を焚き付けて批判させたりするのです。本人が後悔したり悩んだりしていても「歯に衣着せないところがあなたの長所だ」などと励ますふりをしつつ、トラブルを起こすのを見て楽しんでいるように思えたそうです。そうした悪友の本心をすぐには見抜けず、のせられてしまいやすいのもADHDの特性の一つです。

強い言い方や、腕ずくで要求を通してきた経験がある人は、攻撃的なアプローチが多くなる可能性もあります。気に入らないことがあると大声を出したり、乱暴したりしてしまうのです。しかし、小さな子どもであればまだしも、大人になってもそのような言動をしていると社会的評価は悪くなるでしょう。

感情が長引かず、ひどく怒った直後にそれを忘れてケロッとしていることもあります。

●危険行為

この他に、ADHDの衝動性のあらわれには、危険なことを危険とわかっていてする（危険行為）というパターンもあります。

原因として、好奇心が強いという特性も考えられますが、危険なことをすることで、新たな刺激を求めているケースもあります。幼児のいたずらと根底は通じるものがあります。大人なので、無益なことは本人もわかっているのですが、理性より衝動性や好奇心が優勢になってしまうのです。

ADHDの人は、自動車を運転する際にスピード違反や事故が多いという調査がありまず。過度の飲酒、違法な薬物使用、場当たり的な性交渉、自傷行為といった危険な行為をくり返す場合もあります。危険なスポーツを好む傾向があることも報告されています。

普段は理性で抑えられていても、気分が高揚したり、飲酒したときにこうした行為があらわれてくることがあります。

そうしたことで過去にトラブルを起こした経験のある人は、取り返しのつかないことにならないように、危険な行動をコントロールしなくてはなりません。

新しもの好きで はまりやすい

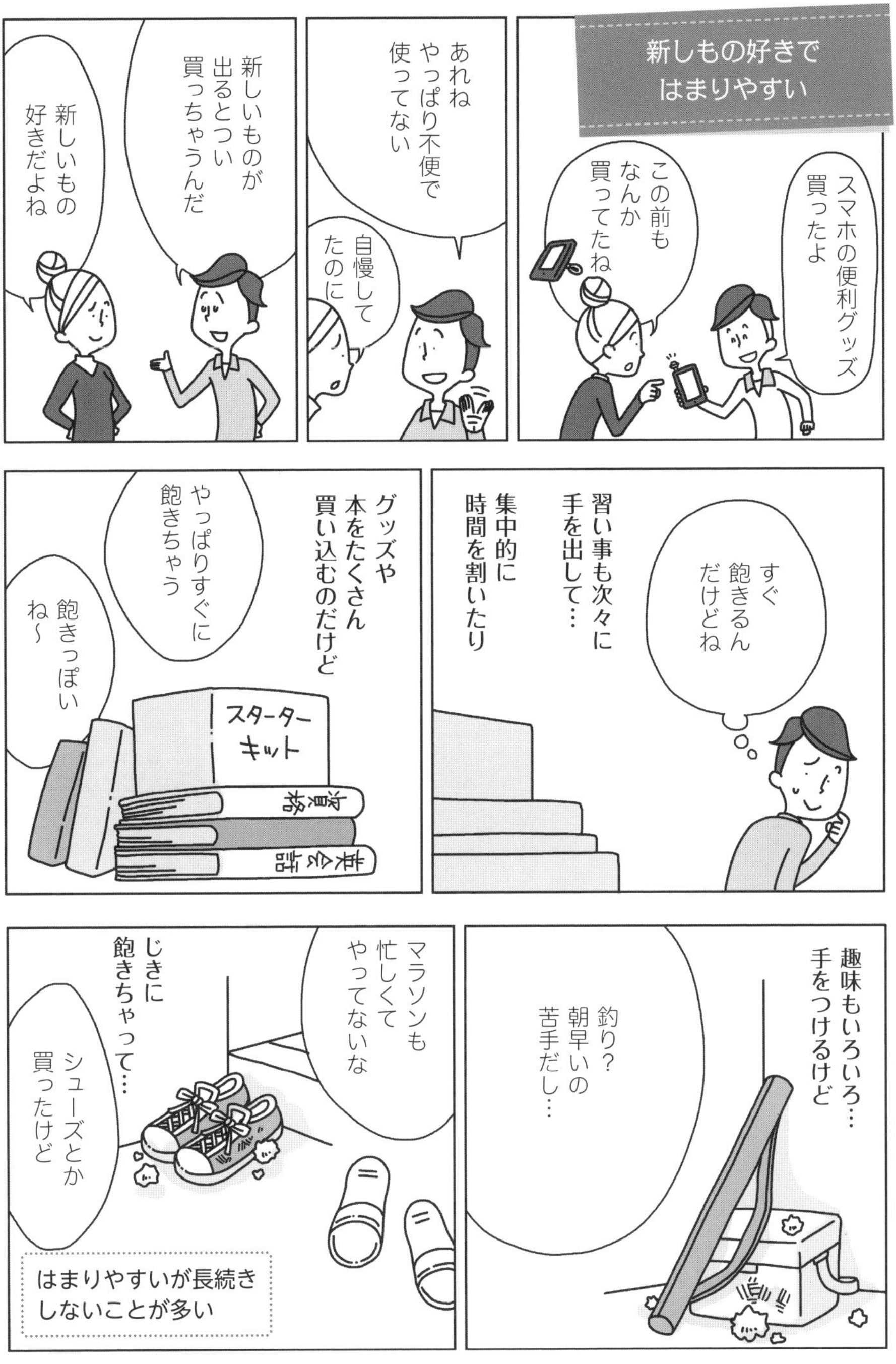

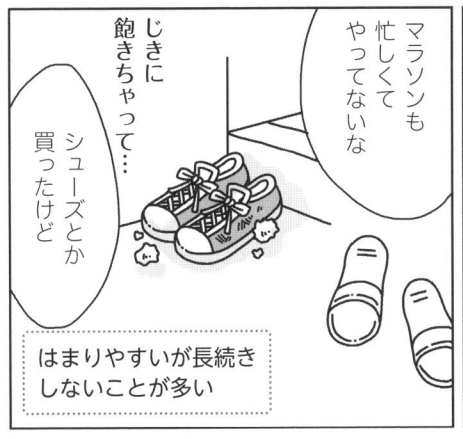

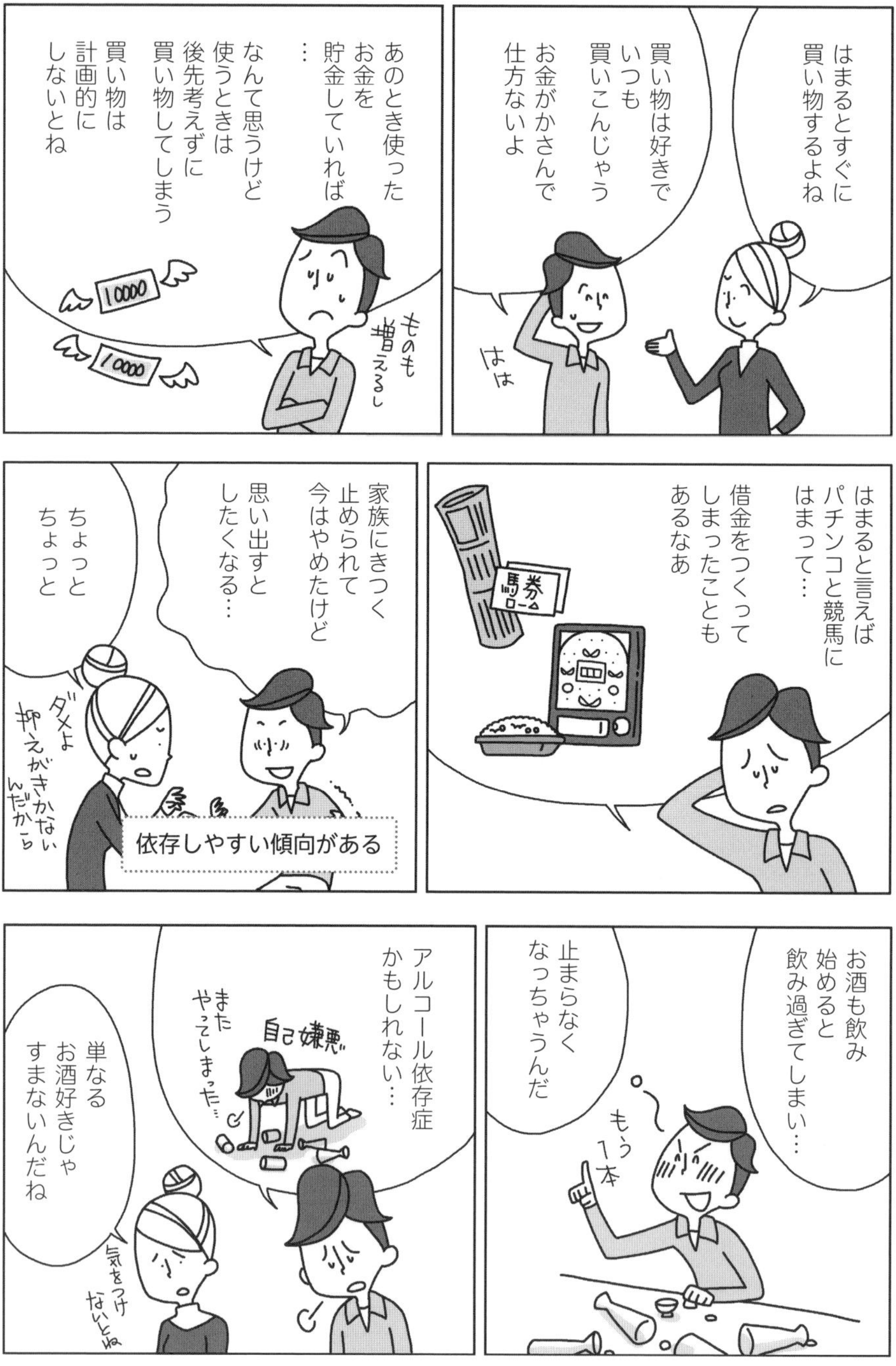
はまるとすぐに買い物するよね
買い物は好きでいつも買いこんじゃうお金がかさんで仕方ないよ
はは
あのとき使ったお金を貯金していれば…
なんて思うけど使うときは後先考えずに買い物してしまう
ものも増えるし
10000
10000
買い物は計画的にしないとね
はまると言えばパチンコと競馬にはまって…
借金をつくってしまったこともあるなあ
馬券
家族にきつく止められて今はやめたけど思い出すとしたくなる…
ちょっとちょっと
ダメよ
抑えがきかないんだから
依存しやすい傾向がある
お酒も飲み始めると飲み過ぎてしまい…
止まらなくなっちゃうんだ
もう1本
アルコール依存症かもしれない…
自己嫌悪
またやってしまった…
単なるお酒好きじゃすまないんだね
気をつけないとね

■解説

ＡＤＨＤの人には新しいものに興味をひかれやすい特性があります。これを新奇追求《しんきついきゅう》傾向《けいこう》、新奇探索傾向《しんきたんさくけいこう》といいます。

たとえばお店で新しい商品を見たり、新商品の広告を目にすると興味を強くひかれ、飛びついて買ってしまいます。買いたいと思う衝動が強く、お金に余裕がなくてもカードローンを組んでまで買い物をします。そうまでして買ったのに、手に入れた後すぐに飽きてしまい、存在を忘れてしまうことがあります。

好奇心が旺盛で、趣味や習いごとの多い人もいます。しかし飽きっぽく、最初はのめり込んでも、続かず面倒になってしまいます。やはり買い揃えた道具だけが使われずに手元に残っています。

比較的簡単に刺激や昂揚感《こうようかん》を得られる習慣にははまりやすく、依存症に発展していくことがあります。たとえば薬物や、ギャンブル、ゲームなどです。ゲームにはまり過ぎて、寝食を忘れ、体調を悪くしたり、会社を辞めてしまったりした例もあります。強い刺激が持続するので抜け出せなくなるのです。

新しいものが好きということは悪くないのですが、こうした問題につながると心配です。

落ちつきがない

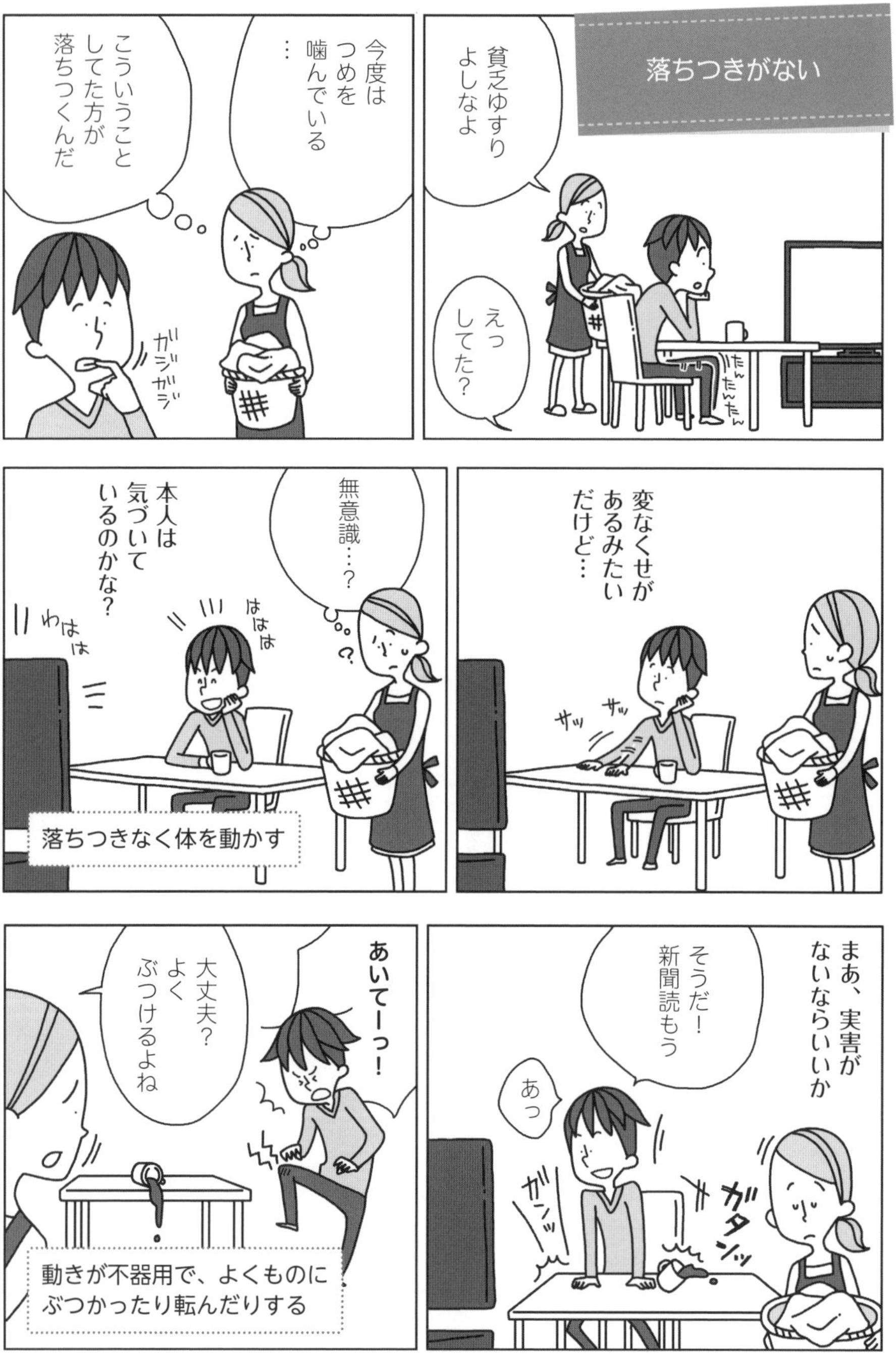
貧乏ゆすりよしなよ
えっ してた?
たんたんたん
今度はつめを噛んでいる…
こういうことしてた方が落ちつくんだ
ガジガジ
変なくせがあるみたいだけど…
サッ サッ
無意識…?
本人は気づいているのかな?
わはは
ははは
落ちつきなく体を動かす
まあ、実害がないならいいか
そうだ! 新聞読もう
あっ
ガンッ
ガタンッ
あいてーっ!
大丈夫? よくぶつけるよね
動きが不器用で、よくものにぶつかったり転んだりする

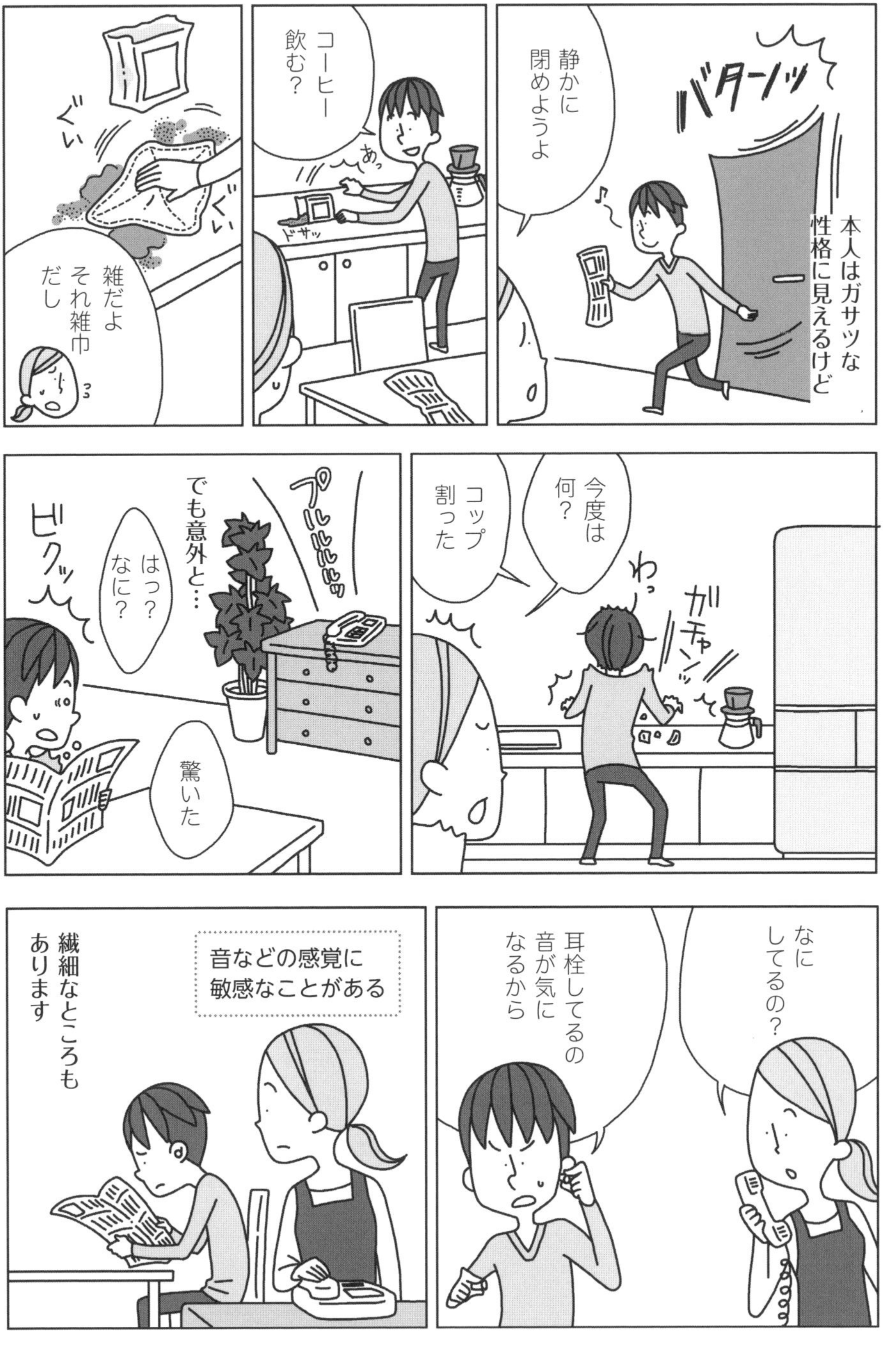
本人はガサツな性格に見えるけど
バターンッ
静かに閉めようよ
コーヒー飲む？
あっ
ドサッ
ぐい
ぐい
雑だよ それ雑巾だし
今度は何？
コップ割った
わっ
ガチャンッ
プルルルルッ
でも意外と…
はっ？なに？
ビクッ
驚いた
なにしてるの？
耳栓してるの 音が気になるから
音などの感覚に敏感なことがある
繊細なところもあります

■解説

ＡＤＨＤの特徴である多動は、9歳ごろをピークにだんだん落ちついてきます。しかし、大人になってもじっと座っていることが嫌いで、そわそわ落ちつきがなく、貧乏ゆすりや、手に持ったものをいじる、物音をたてるなどのクセがある人が多くいます。

乗り物に乗ったり、映画やコンサートなどを座って観たりすることが苦手という人もいます。行列に並んだり、待たされたりするのも苦痛です。静かにしていなくてはいけない場面で、おしゃべりをがまんするのがつらいという人もいます。

せっかちで不注意なことから、どこかに体をぶつけたり、転んだり、物を取り落としたりしがちです。急に動いたり、走ったりすることも多いです。周囲から、雑だとか乱暴だという印象を持たれてしまうこともあります。

ですが、その一方で、他人の話し声や、騒音など音に敏感だったり、感覚の過敏さで悩んでいることもあります。洋服の肌触りや、食べ物の味や感触、匂い、まぶしさなどが気になってしまうという面もあり、繊細な特徴もあります。これらは脳の中の前頭前野で行われる不要な情報を排除する働きが弱いためと考えられています。

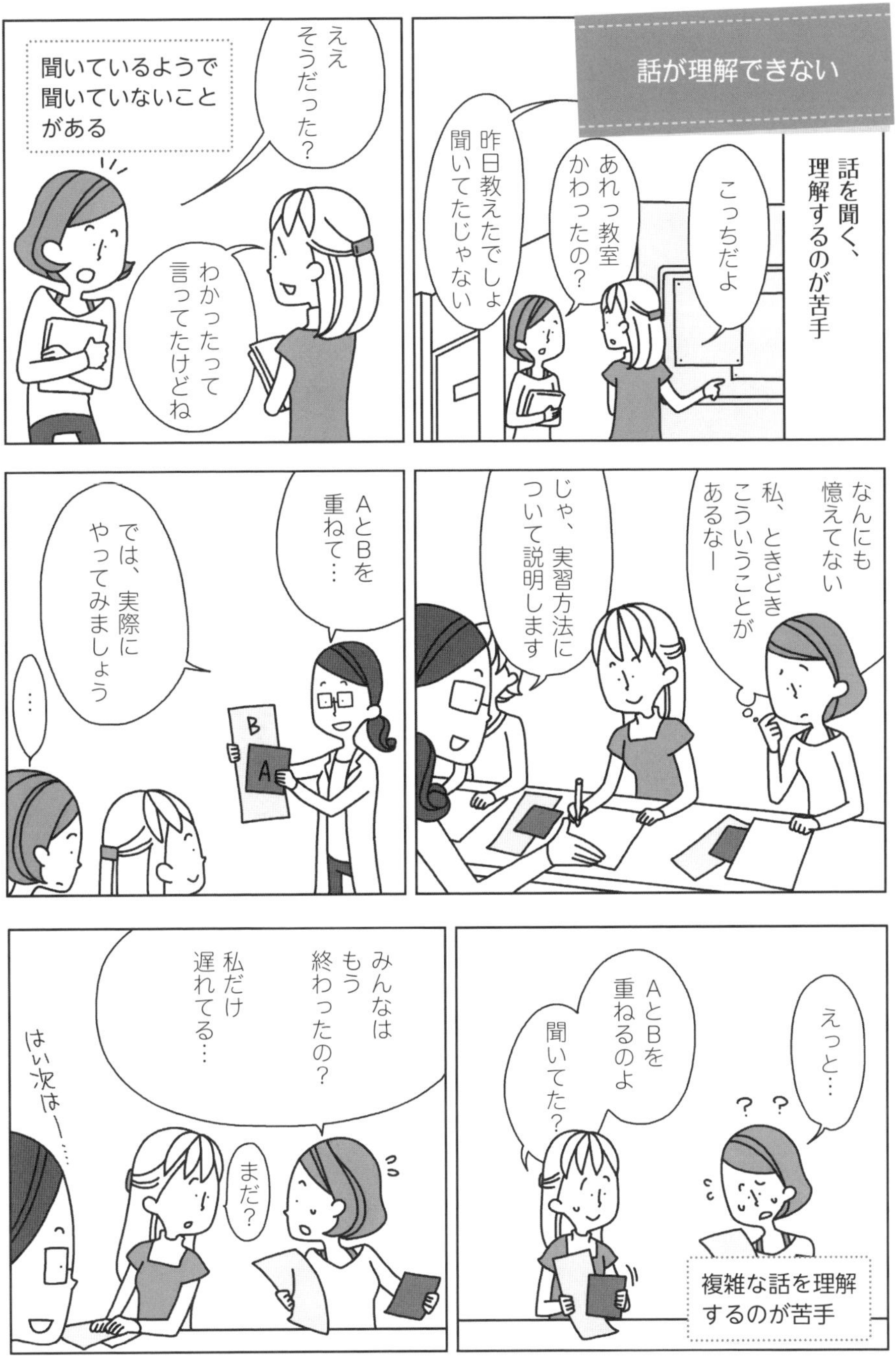
話が理解できない
話を聞く、理解するのが苦手
こっちだよ
あれっ教室かわったの?
昨日教えたでしょ聞いてたじゃない
ええそうだった?
わかったって言ってたけどね
聞いているようで聞いていないことがある
なんにも憶えてない
私、ときどきこういうことがあるなー
じゃ、実習方法について説明します
AとBを重ねて…
では、実際にやってみましょう
…
B
A
えっと…
??
AとBを重ねるのよ
聞いてた?
複雑な話を理解するのが苦手
みんなはもう終わったの?
私だけ遅れてる…
まだ?
はい次は―…

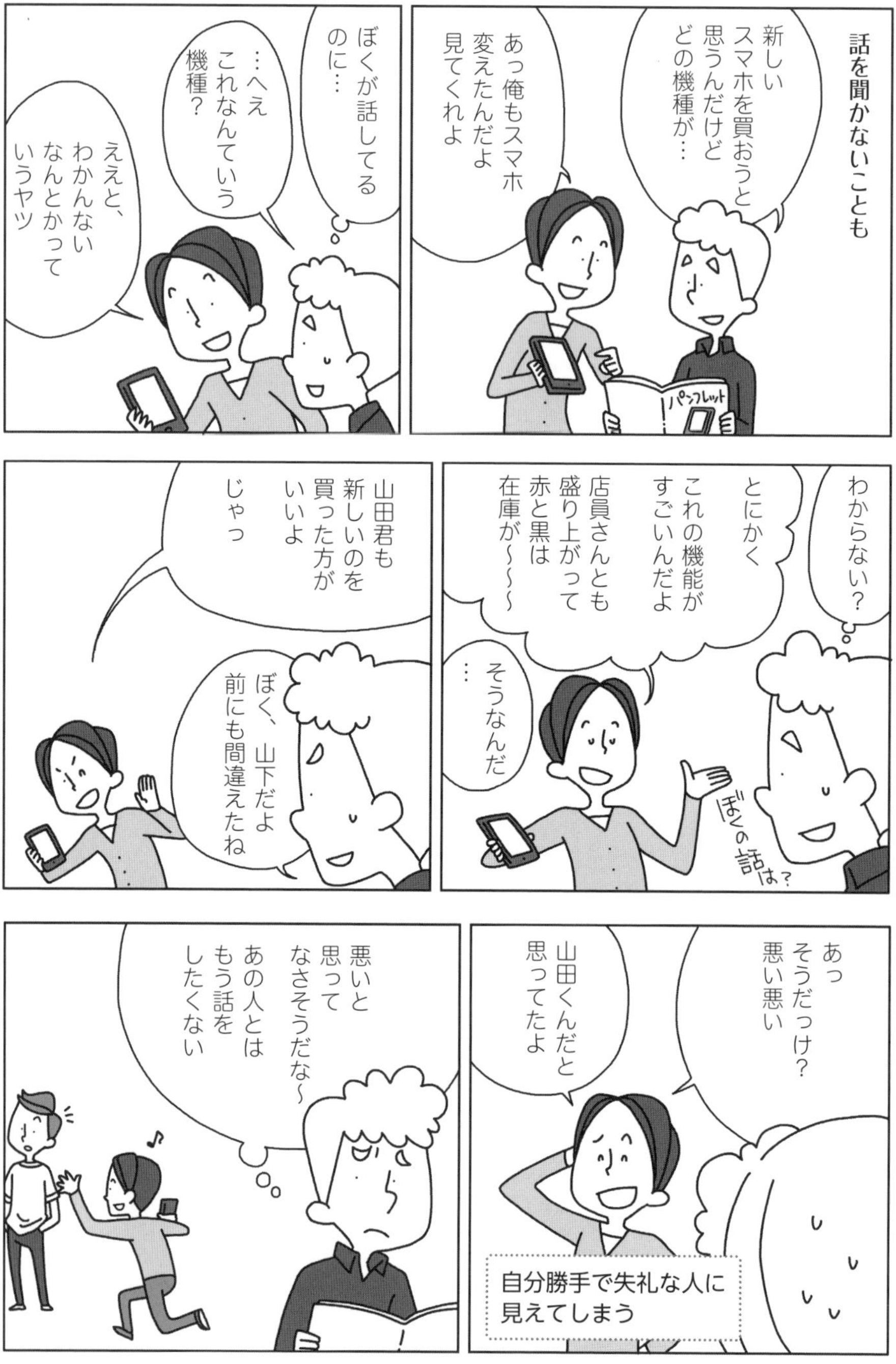
話を聞かないことも
新しいスマホを買おうと思うんだけどどの機種が…
あっ俺もスマホ変えたんだよ見てくれよ
パンフレット
ぼくが話してるのに…
…へえ これなんていう機種？
ええと、わかんない なんとかかっていうヤツ
わからない？
とにかく これの機能がすごいんだよ 店員さんとも盛り上がって 赤と黒は在庫が〜〜〜
…そうなんだ
ぼくの話は？
山田君も新しいのを買った方がいいよ じゃっ
ぼく、山下だよ 前にも間違えたね
あっ そうだっけ？悪い悪い
山田くんだと思ってたよ
自分勝手で失礼な人に見えてしまう
悪いと思ってなさそうだな〜 あの人とはもう話をしたくない

■解説

ＡＤＨＤの傾向がある人には、人の話を理解できなくて困っている人がいます。

原因として、話を聞いている間にも、他のことに気を取られて集中できないということが考えられます。また、せっかちなため人の話が終わるまで待てず、途中までしか話を聞いていないという場合もあります。

また、相手が何を意図して話しているかイメージするのが苦手なために、話が理解できない場合もあります。皮肉や冗談も通じません。とくに複雑なことや、まわりくどい話は苦手です。相手の本心が読めず、だまされやすい人もいます。

聞いた内容を覚えていることも不得意です。部分的に忘れてしまうだけではなく、話をしたことさえ忘れてしまうこともあります。

どんな状況で、どんなことを理解しづらいか、今までの経験から考えてみましょう。

理解を助ける方法も一通りではなく、本や図など目で見たことの方が理解しやすい視覚優位タイプと、話してもらった方が理解しやすい聴覚優位タイプに分かれます。

落ちつきのなさから話に集中できない場合は、じっとしているとかえって気が散ってしまい、落書きをしたり、髪の毛をいじったりした方が会話に集中できることもあります。

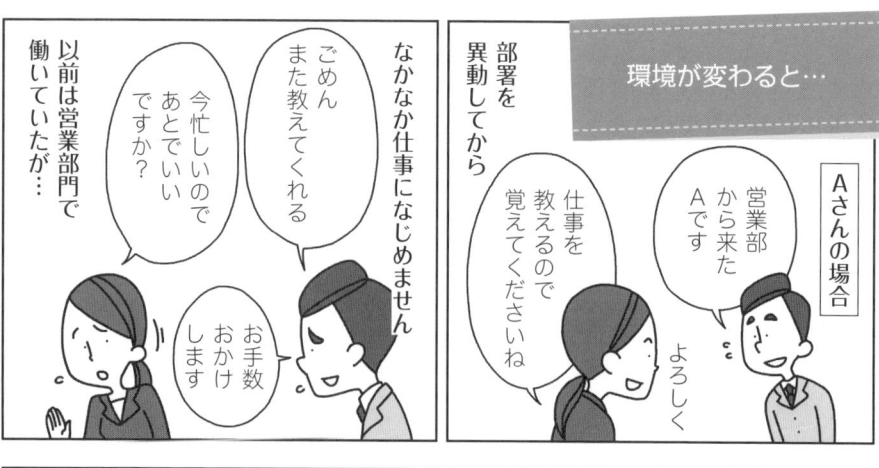

環境が変わると…

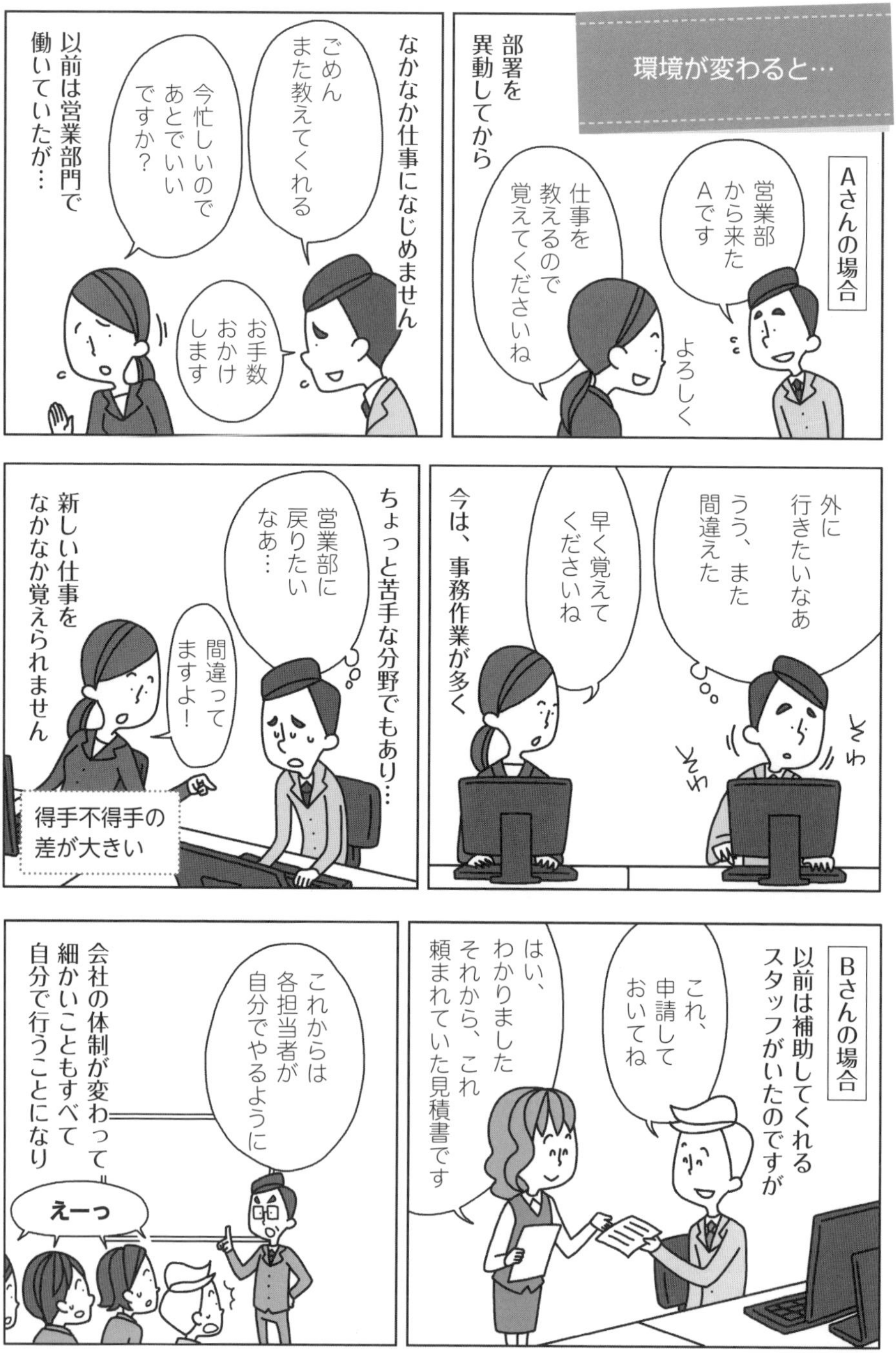
部署を異動してから
Aさんの場合
営業部から来たAです
よろしく
仕事を教えるので覚えてくださいね
なかなか仕事になじめません
ごめんまた教えてくれる
今忙しいのであとでいいですか?
お手数おかけします
以前は営業部門で働いていたが…
今は、事務作業が多く
外に行きたいなあ
うう、また間違えた
早く覚えてくださいね
そわ
そわ
ちょっと苦手な分野でもあり…
営業部に戻りたいなあ…
間違ってますよ!
新しい仕事をなかなか覚えられません
得手不得手の差が大きい
Bさんの場合
以前は補助してくれるスタッフがいたのですが
これ、申請しておいてね
はい、わかりました それから、これ頼まれていた見積書です
会社の体制が変わって細かいこともすべて自分で行うことになり
これからは各担当者が自分でやるように
えーっ

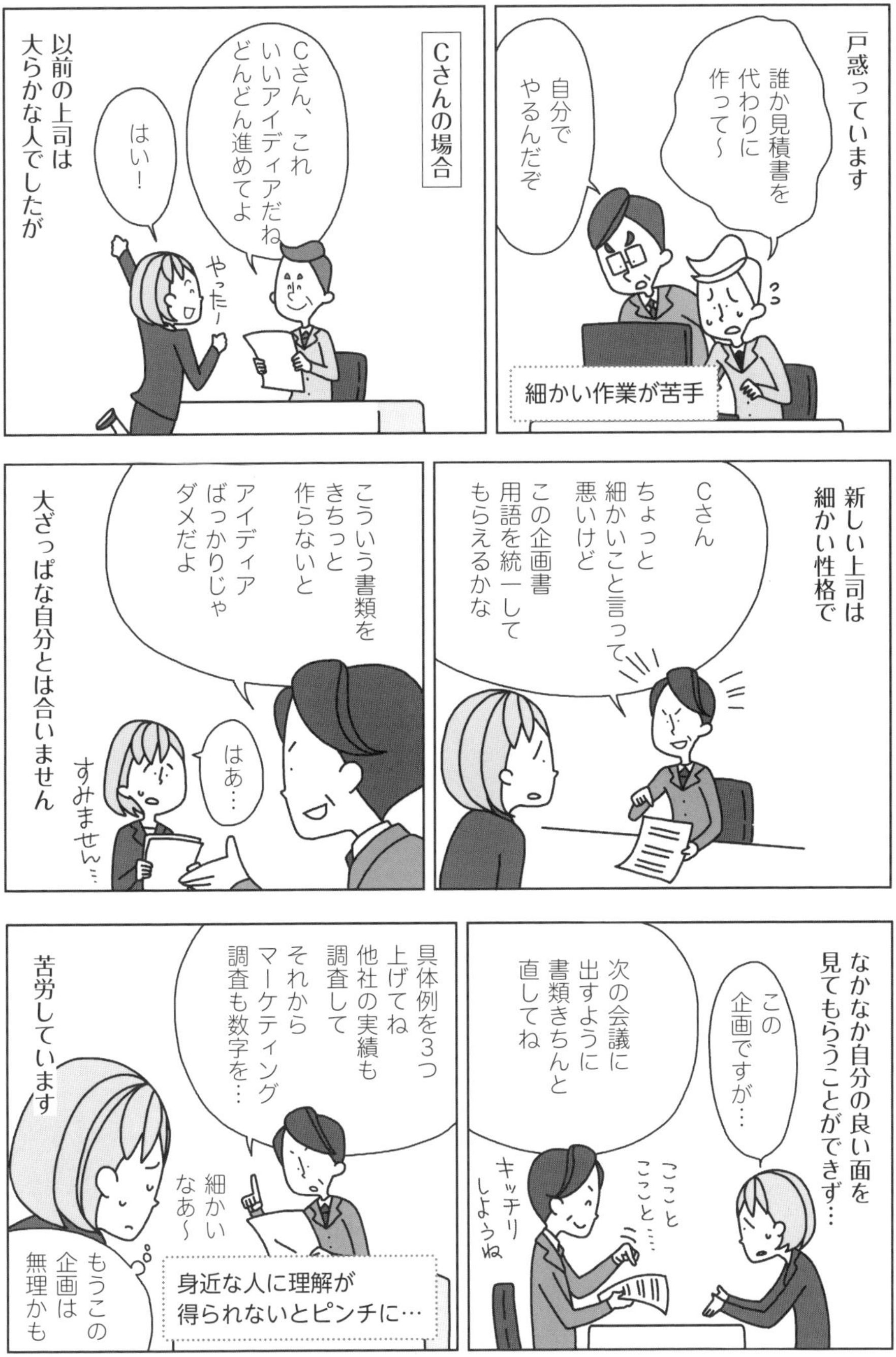
戸惑っています
誰か見積書を代わりに作って～
自分でやるんだぞ
細かい作業が苦手
Cさんの場合
Cさん、これいいアイディアだねどんどん進めてよ
はい！
やったー！
以前の上司は大らかな人でしたが
新しい上司は細かい性格で
Cさん ちょっと細かいこと言って悪いけど この企画書用語を統一してもらえるかな
こういう書類をきちっと作らないと アイディアばっかりじゃダメだよ
はあ…
すみません…
大ざっぱな自分とは合いません
なかなか自分の良い面を見てもらうことができず…
この企画ですが…
次の会議に出すように書類きちんと直してね
ここと ここと…
キッチリしようね
具体例を3つ上げてね 他社の実績も調査して それからマーケティング調査も数字を…
細かいなあ～
もうこの企画は無理かも
苦労しています
身近な人に理解が得られないとピンチに…

■解説

ＡＤＨＤの人は適切な支援が受けられたり、ＡＤＨＤの特性が問題にならないような環境ではさほど支障なく生活していくことができます。

ですから、それまで理解ある協力者や、苦手分野をサポートしてくれる人がいて、自分に合った仕事をしていたという人が、仕事の内容が変わったり、マネージャーや、アシスタントがいなくなったり、上司が変わったりすることで急に生活が立ち行かなくなってしまうことがあります。

とくに近年は、企業でも人員を減らす傾向にありますので、それがきっかけでＡＤＨＤが露見することも多いです。たとえばセールス担当の人の例で、職場の人員が減り、今までアシスタントにしてもらっていた見積書や請求書の作成などの業務を自分でしなくてはならなくなったことで、苦手な書類仕事に手間取り、それまでできていたセールス業務もうまく回らなくなってしまったというような話はよく聞きます。

また上司が大らかで寛大な人から、神経質で厳しい人に変わったとたんに、衝突が増え評価が下がってしまうこともあります。

第3章

自分でできるADHD対処術

ここでは、ADHDの人が抱えがちな困難について、ADHDの特徴を踏まえた克服法を紹介します。ADHDの方が実際に行って効果があったことや、職業支援、米国のハーバード・メディカルスクールの臨床現場で効果をあげている方法などをもとに紹介しています。

ADHDによる困難さは人それぞれですが、参考にして、生活を改善するヒントを見つけてください。

ＡＤＨＤ克服法

自分のＡＤＨＤを知ろう

ここでは、ご自身のＡＤＨＤをコントロールしていくための実践的な方法について考えましょう。

あなたが問題を克服するための作戦をたてる際は、あなた自身のＡＤＨＤの特性を考慮して行いましょう。30ページの「困っていることチェックシート」も役に立つでしょう。

たとえば、遅刻をしないための作戦をたてるなら、そのもとに時間の見積もりが苦手、どたんばで慌てがちなど、どんなＡＤＨＤの特性があって遅刻をさせているのかを知らなければなりません。ただ急ぐだけ、ショートカットするだけという作戦ではうまくいかないのです。

また、すべての「困っていること」への対処法に、共通して役立つ考え方をいくつかお知らせします。

ＡＤＨＤの人は、状況を見渡すことが苦手です。見渡しやすくする工夫はいろいろな場

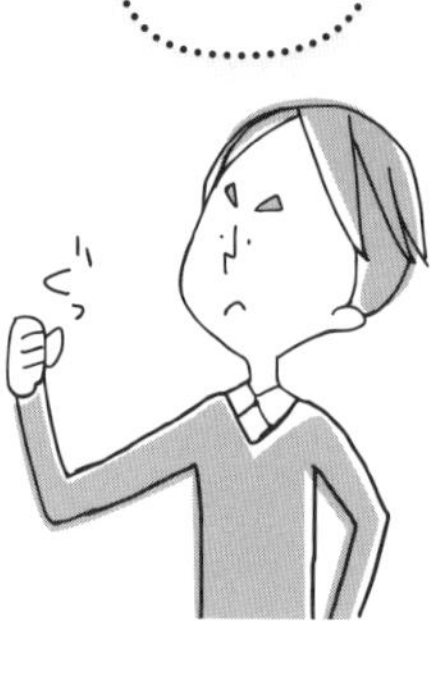

面でADHDのコントロールに役立つでしょう。困ったことがあったらパニックにならず、問題を書き出したり、リストアップしたりして、状況を整理して見渡しやすくしましょう。

また、素早く興味の対象を変えていくADHDの脳は、見えないものは認識しにくいものです。忘れてはいけない物事は見やすくしておくことが失敗を回避するコツです。

また、意図的にゆっくり行動することで、ミスを減らすことができます。衝動的に行動、発言することで多くの失敗を招いてきた経験のある方はとくに、一呼吸置いてから行動、発言するようにしましょう。

そして重要なのが「先手必勝」ということです。トラブルを起こすか、回避できるかの分岐点は、実はトラブルが起きるよりもずっと前にあるのです。たとえば、得意先に持って行く重要な書類を忘れるかどうかは、得意先の受付を通ったときに決まっているわけでも、慌てて会社を飛び出す瞬間でもありません。電話でアポイントを取りつけて〝次回の訪問の際にこの書類を持って行く〟と決まった瞬間にあるのです。この瞬間こそが、トラブルを回避するために「工夫できることがもっとも多い瞬間」なのです。

この決定的瞬間を見極め、適切な注意喚起や、準備をしておけば、トラブルを回避できます。多くのことを経験してきた大人だからこその強みだといえます。

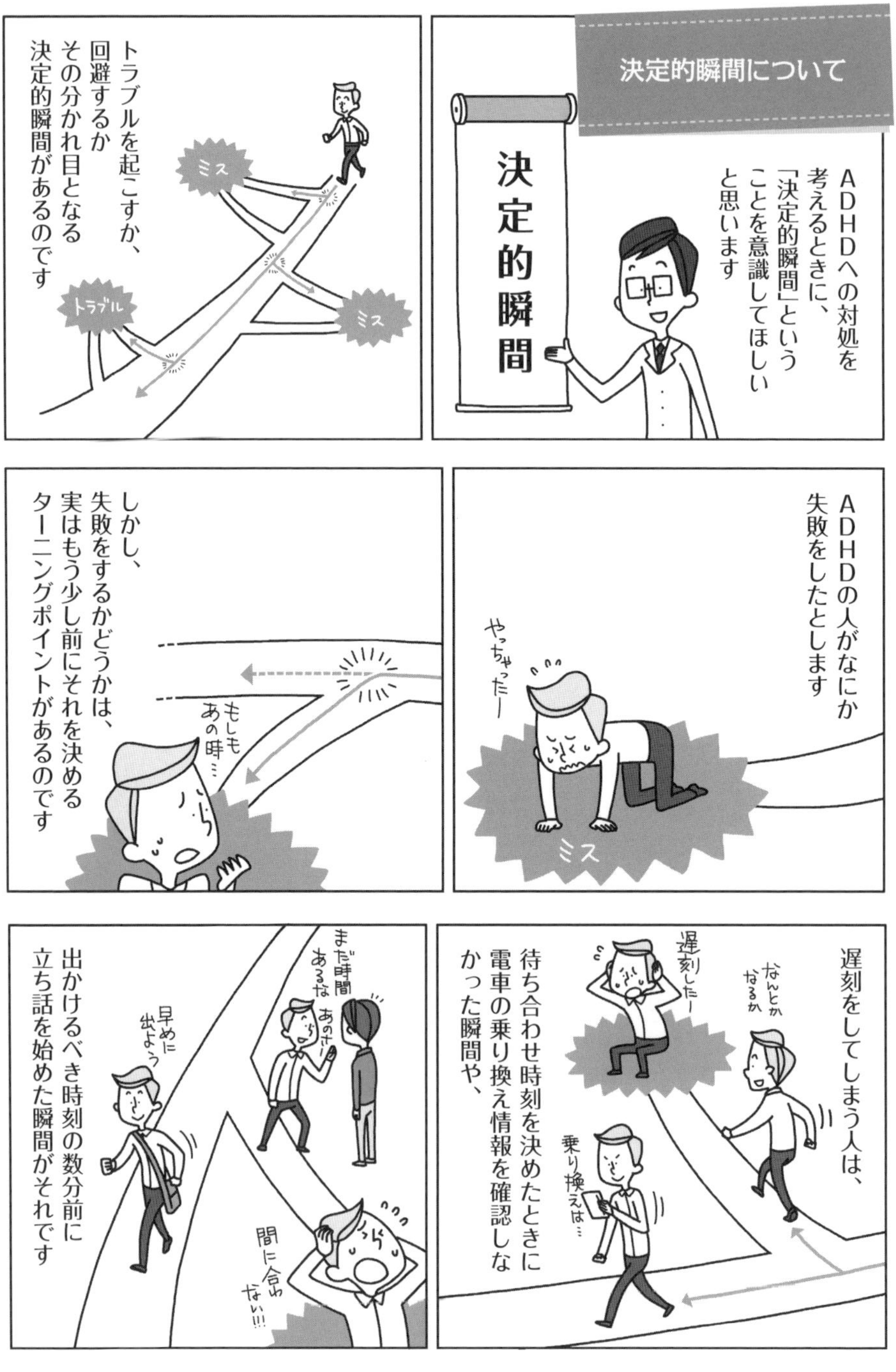
決定的瞬間について
決定的瞬間
ADHDへの対処を考えるときに、「決定的瞬間」ということを意識してほしいと思います
ミス
トラブル
ミス
トラブルを起こすか、回避するか その分かれ目となる決定的瞬間があるのです
ADHDの人がなにか失敗をしたとします
やっちゃったー
ミス
しかし、失敗をするかどうかは、実はもう少し前にそれを決めるターニングポイントがあるのです
もしもあの時…
遅刻をしてしまう人は、
待ち合わせ時刻を決めたときに電車の乗り換え情報を確認しなかった瞬間や、
遅刻したー
なんとかなるか
乗り換えは…
出かけるべき時刻の数分前に立ち話を始めた瞬間がそれです
まだ時間あるな
あのさー
早めに出よう
間に合わない!!!

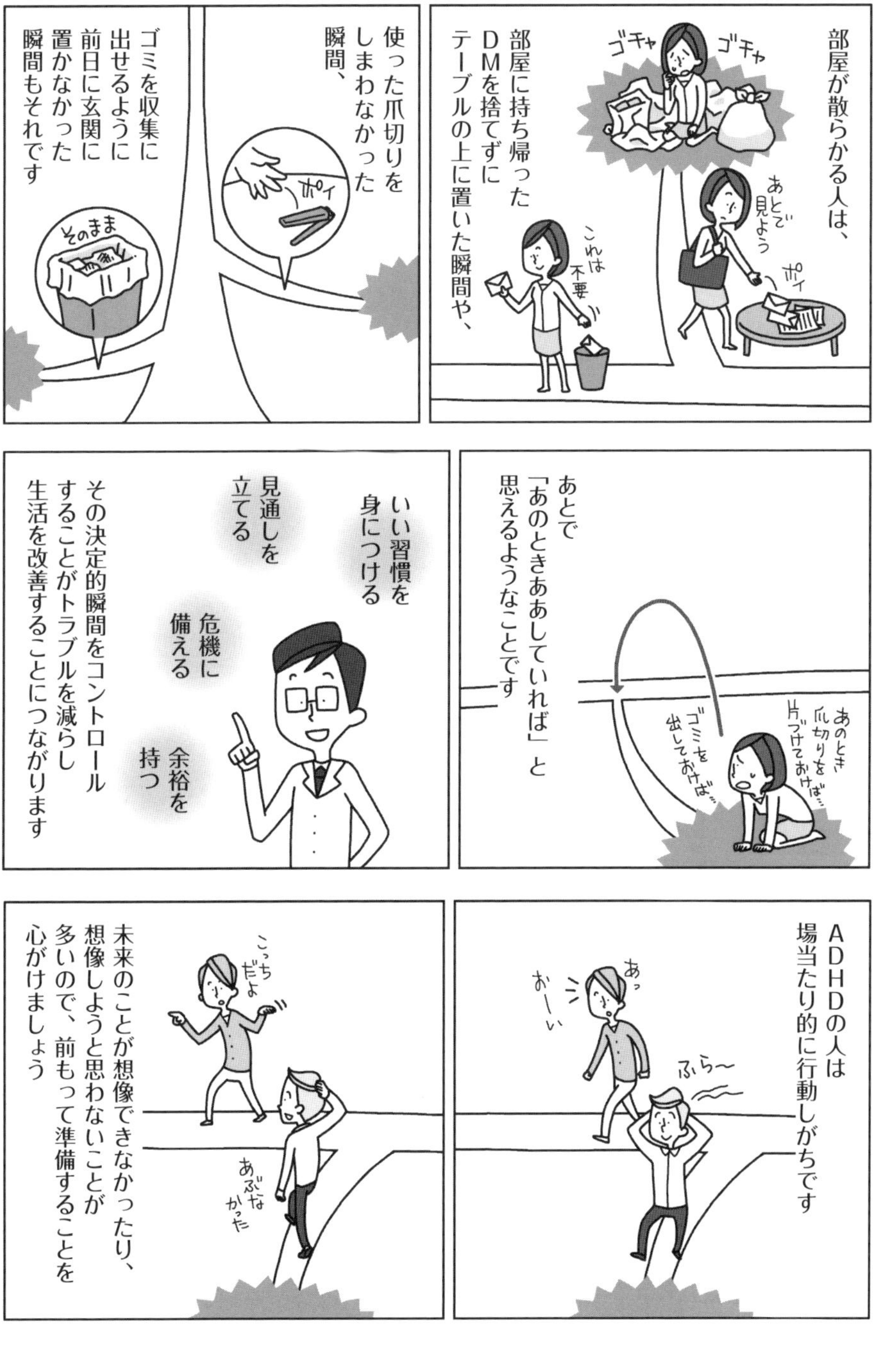

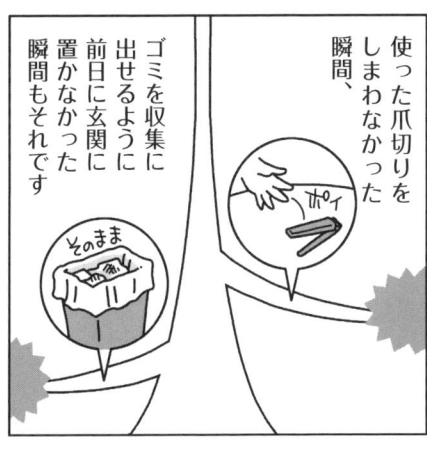

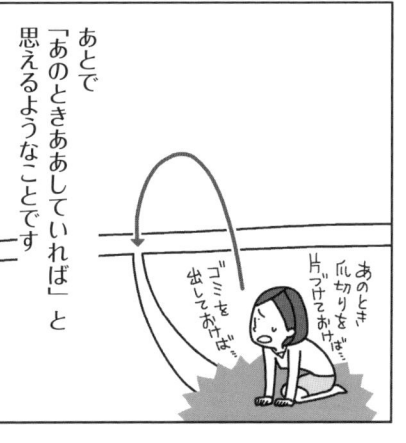

部屋が散らかる人は、
ゴチャ ゴチャ
あとで見よう
ポイ
部屋に持ち帰ったDMを捨てずにテーブルの上に置いた瞬間や、
これは不要
使った爪切りをしまわなかった瞬間、
ポイ
ゴミを収集に出せるように前日に玄関に置かなかった瞬間もそれです
そのまま
あとで「あのときああしていれば」と思えるようなことです
あのとき爪切りを片づけておけば…
ゴミを出しておけば…
いい習慣を身につける
見通しを立てる
危機に備える
余裕を持つ
その決定的瞬間をコントロールすることがトラブルを減らし生活を改善することにつながります
ADHDの人は場当たり的に行動しがちです
あっ
お〜い
ふら〜
未来のことが想像できなかったり、想像しようと思わないことが多いので、前もって準備することを心がけましょう
こっちだよ
あぶなかった

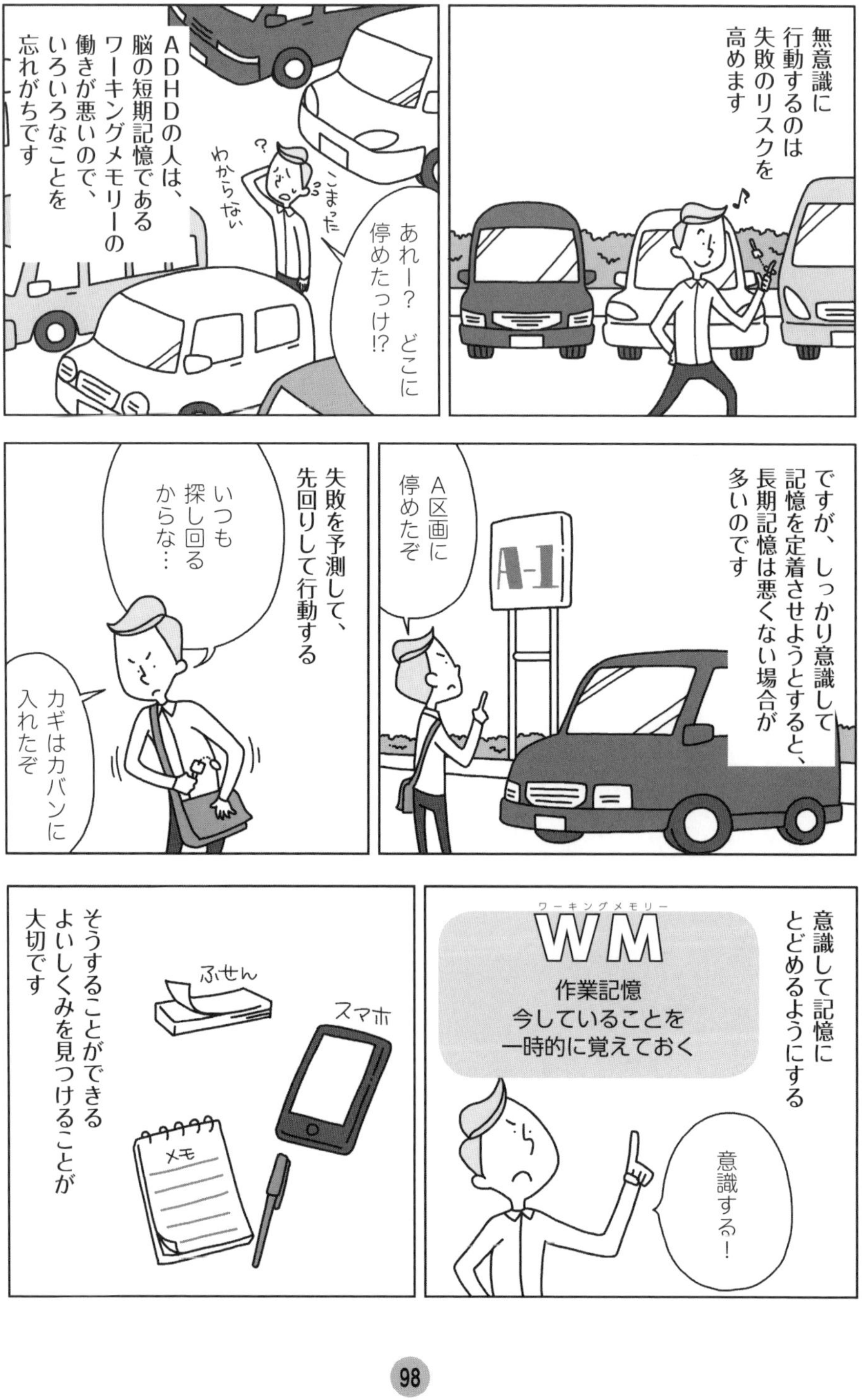
無意識に行動するのは失敗のリスクを高めます
ADHDの人は、脳の短期記憶であるワーキングメモリーの働きが悪いので、いろいろなことを忘れがちです
あれー？ どこに停めたっけ!?
こまった
わからない
？
ですが、しっかり意識して記憶を定着させようとすると、長期記憶は悪くない場合が多いのです
A区画に停めたぞ
A-1
失敗を予測して、先回りして行動する
いつも探し回るからな…
カギはカバンに入れたぞ
意識して記憶にとどめるようにする
WM《ワーキングメモリー》
作業記憶
今していることを
一時的に覚えておく
意識する!
そうすることができるよいしくみを見つけることが大切です
ふせん
スマホ
メモ

ＡＤＨＤへの対策を考えるうえで重要な、各課題に共通する心がけと「決定的瞬間」という概念についてお話ししました。

さて、ここからは、より具体的な対処法について紹介していきます。この章で紹介するようなアイディアは、多くのＡＤＨＤの人に役立つヒントとなるでしょう。

しかしＡＤＨＤの特性のあらわれ方が人によって異なるように、生活している環境や、立場も異なります。他の人ではうまくいった方法が、必ずしもご自身の暮らしにマッチするわけではないでしょう。自分なりの良い方法を探し、確立していくうえでの考え方として参考にしてください。

- **困っていること（困っていなければ直す必要はないのです）**
- **得意なこと、できること**
- **物事がうまくいくときの状況**
- **周囲に協力を得られそうなこと**

これらを総合的に考えて、自分で「できる」と思う具体的な方法を考えましょう。

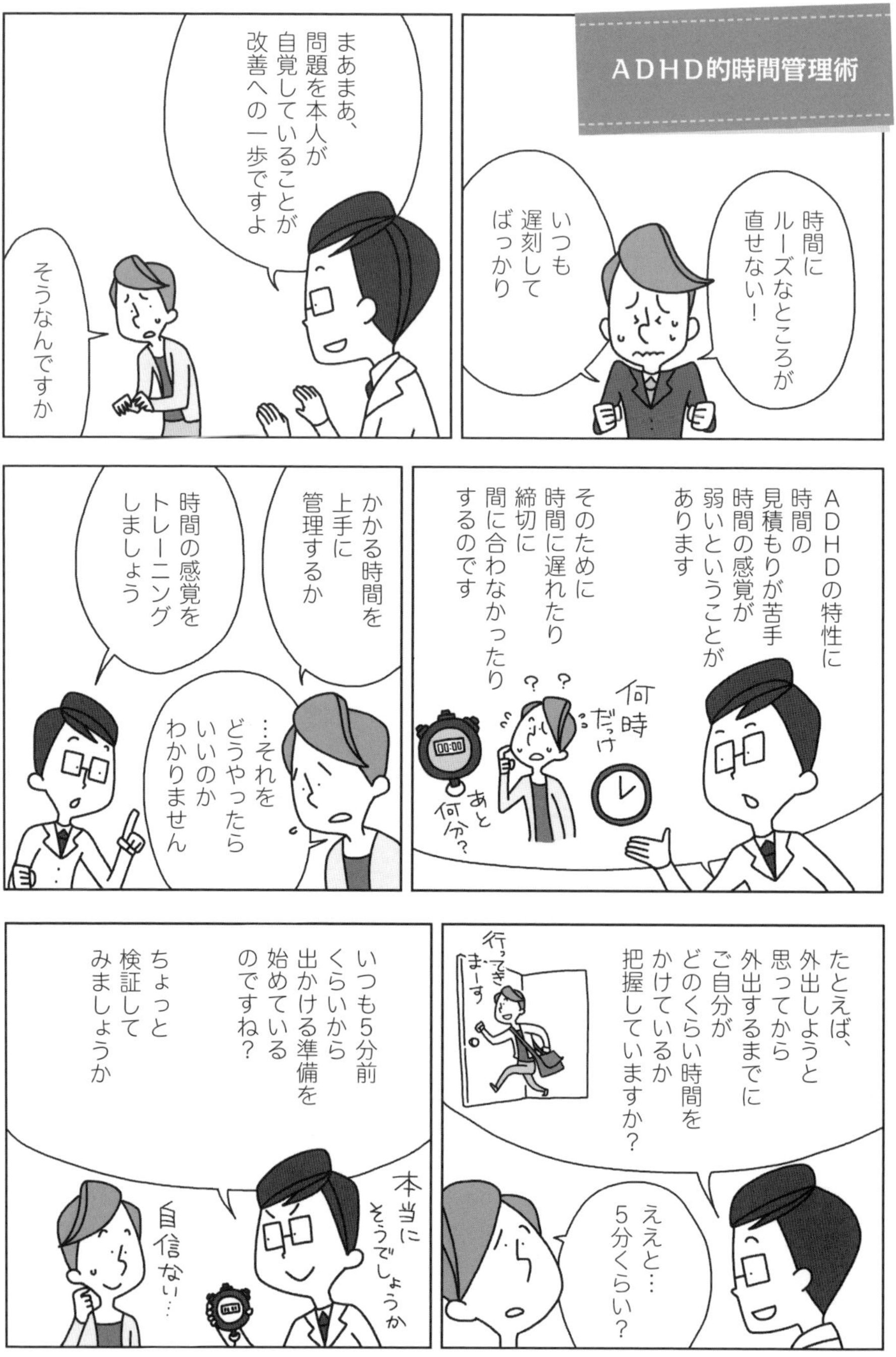
ADHD的時間管理術
時間にルーズなところが直せない!
いつも遅刻してばっかり
まあまあ、問題を本人が自覚していることが改善への一歩ですよ
そうなんですか
ADHDの特性に時間の見積もりが苦手時間の感覚が弱いということがあります
そのために時間に遅れたり締切に間に合わなかったりするのです
何時だっけ
あと何分?
かかる時間を上手に管理するか
時間の感覚をトレーニングしましょう
…それをどうやったらいいのかわかりません
たとえば、外出しようと思ってから外出するまでにご自分がどのくらい時間をかけているか把握していますか?
行ってきまーす
ええと…5分くらい?
いつも5分前くらいから出かける準備を始めているのですね?
ちょっと検証してみましょうか
本当にそうでしょうか
自信ない…

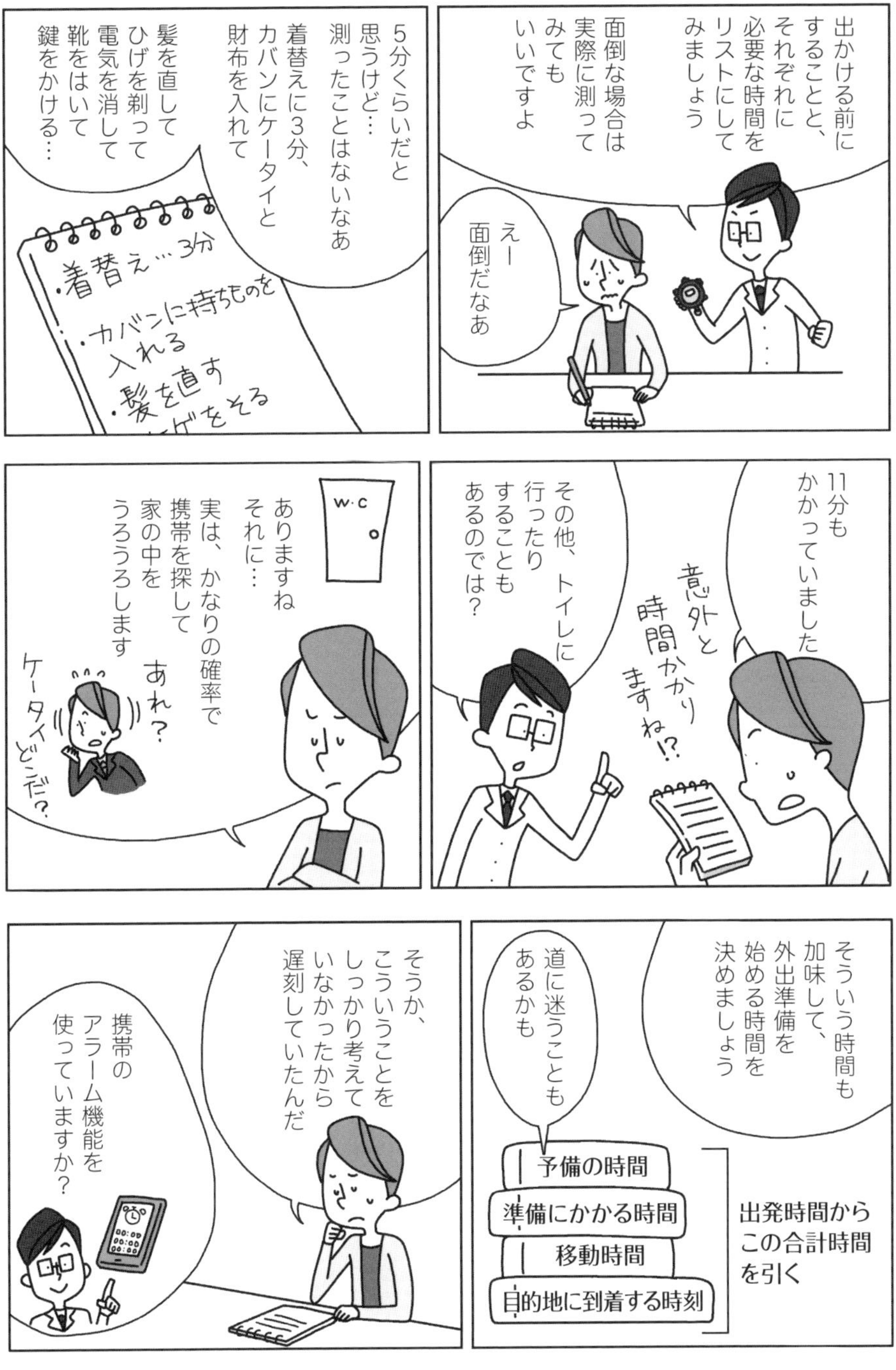
出かける前にすることと、それぞれに必要な時間をリストにしてみましょう
面倒な場合は実際に測ってみてもいいですよ
えー 面倒だなあ
5分くらいだと思うけど…測ったことはないなあ
着替えに3分、カバンにケータイと財布を入れて
髪を直して ひげを剃って 電気を消して 靴をはいて 鍵をかける…
・着替え…3分
・カバンに持ちものを入れる
・髪を直す
11分もかかっていました
意外と時間かかりますね!?
その他、トイレに行ったりすることもあるのでは？
W・C
ありますね それに…
実は、かなりの確率で携帯を探して家の中をうろうろします
あれ？
ケータイどこだ？
そういう時間も加味して、外出準備を始める時間を決めましょう
道に迷うこともあるかも
予備の時間
準備にかかる時間
移動時間
目的地に到着する時刻
出発時間からこの合計時間を引く
そうか、こういうことをしっかり考えていなかったから遅刻していたんだ
携帯のアラーム機能を使っていますか？

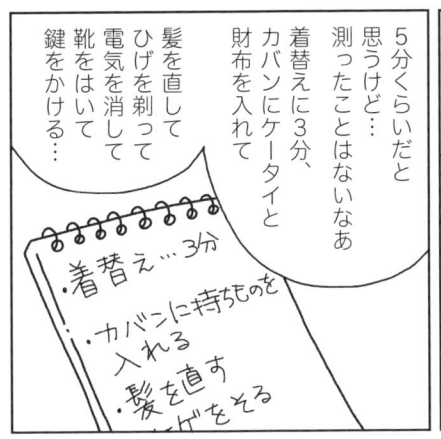

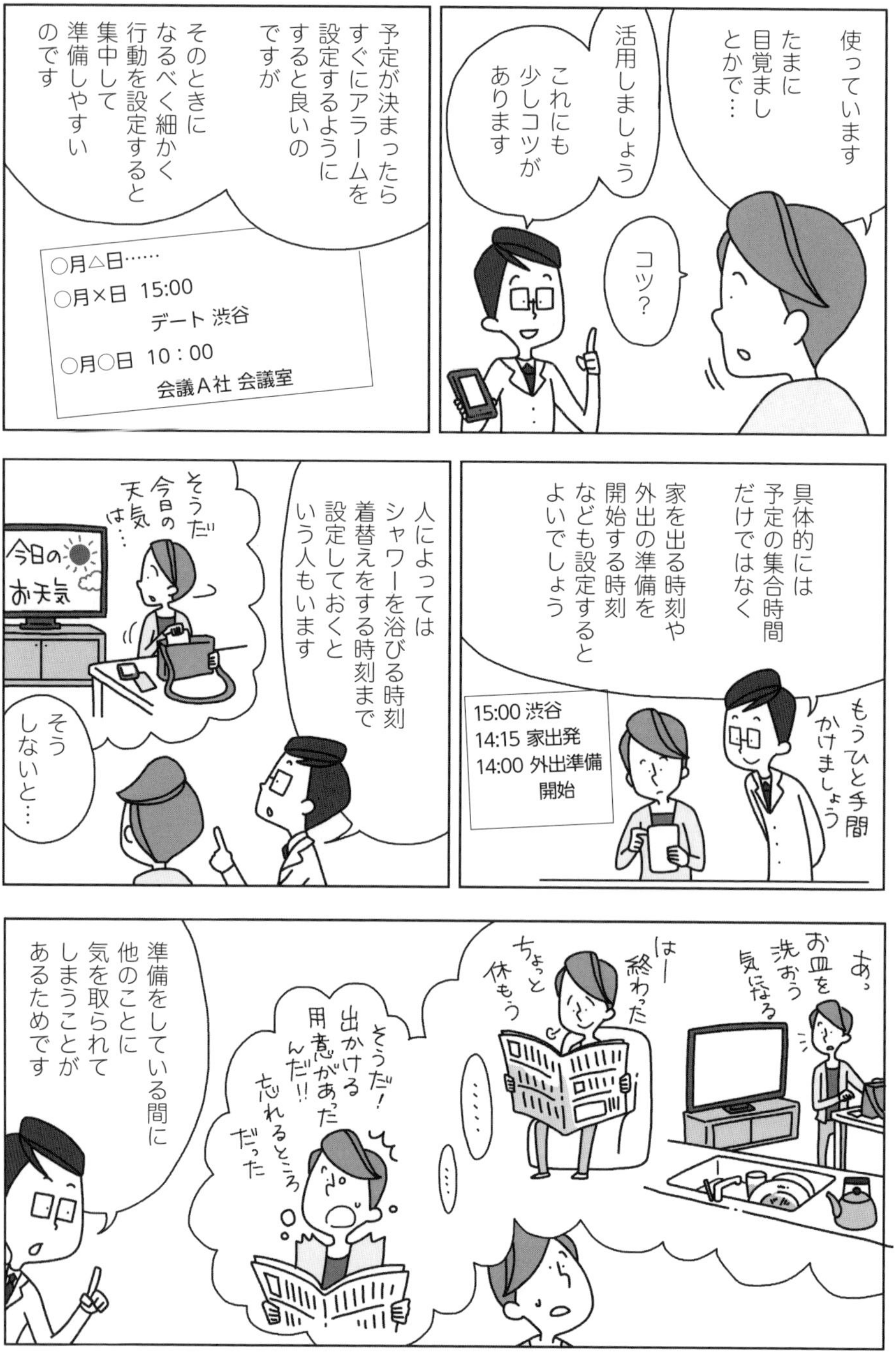
使っています
たまに目覚ましとかで…
活用しましょう
これにも少しコツがあります
コツ?
予定が決まったらすぐにアラームを設定するようにすると良いのですが
そのときになるべく細かく行動を設定すると集中して準備しやすいのです
○月△日……
○月×日 15:00 デート 渋谷
○月○日 10：00 会議A社 会議室
具体的には予定の集合時間だけではなく家を出る時刻や外出の準備を開始する時刻なども設定するとよいでしょう
もうひと手間かけましょう
15:00 渋谷
14:15 家出発
14:00 外出準備開始
人によってはシャワーを浴びる時刻着替えをする時刻まで設定しておくという人もいます
そうだ今日の天気は…
今日のお天気
そうしないと…
あっお皿を洗おう気になる
はー終わったちょっと休もう
……
……
そうだ!出かける用意があったんだ!! 忘れるところだった
準備をしている間に他のことに気を取られてしまうことがあるためです

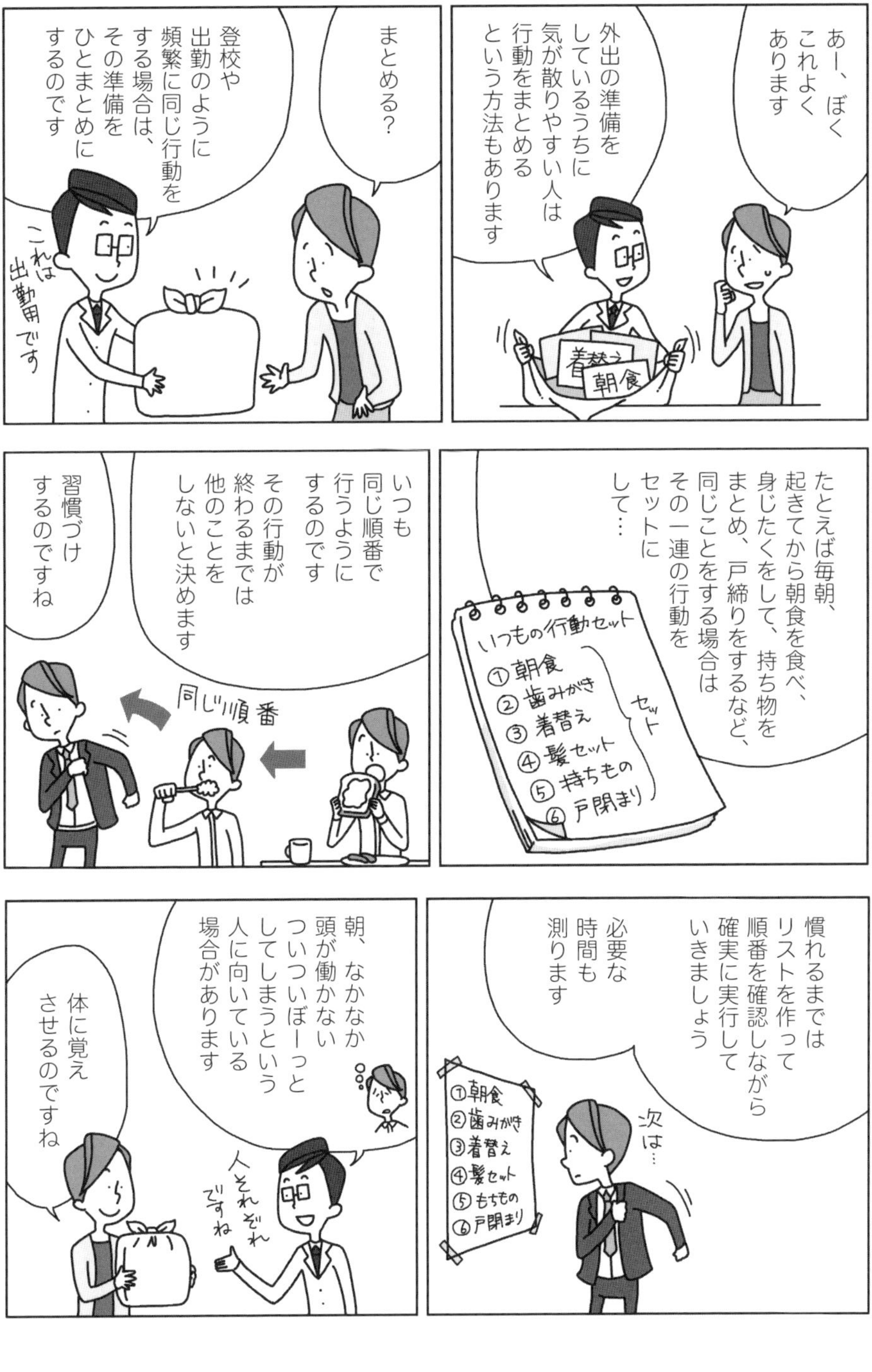
あー、ぼく
これよく
あります
外出の準備をしているうちに気が散りやすい人は行動をまとめるという方法もあります
着替え
朝食
まとめる？
登校や出勤のように頻繁に同じ行動をする場合は、その準備をひとまとめにするのです
これは出勤用です
たとえば毎朝、起きてから朝食を食べ、身じたくをして、持ち物をまとめ、戸締りをするなど、同じことをする場合はその一連の行動をセットにして…
いつもの行動セット
①朝食
②歯みがき
③着替え
④髪セット
⑤持ちもの
⑥戸閉まり
セット
いつも同じ順番で行うようにするのです
その行動が終わるまでは他のことをしないと決めます
習慣づけするのですね
同じ順番
慣れるまではリストを作って順番を確認しながら確実に実行していきましょう
必要な時間も測ります
①朝食
②歯みがき
③着替え
④髪セット
⑤もちもの
⑥戸閉まり
次は…
朝、なかなか頭が働かないついついぼーっとしてしまうという人に向いている場合があります
人それぞれですね
体に覚えさせるのですね

いつも、どのように時間が足りなくなっていますか？

- 手をつけるのが遅すぎる
- 予定を忘れてしまう
- 時間や場所を間違える
- したくに時間がかかる／集中できず気が散る

遅刻といっても、人それぞれいろいろなパターンがあります。複数該当する人も多いでしょう。自分のパターンを分析してみましょう。

まずは予定、日時と場所、持ち物を忘れないように記録することが大切です。

手帳を使うのであれば、すべての予定は一冊に集約させ、毎日確認する習慣と組み合わせることが必要です。あっちこっちに分けて書いたり、たまにしか見ない手帳では不十分です。スマホのアラーム機能を使ったり、書き出して貼っておくのも、記録した予定を後で忘れないようにするためです。

準備や課題を、より細かいいくつかの工程に分け、それぞれに期限を設けます。たとえば企画書を作るという作業であれば、●日までに資料を読む、〇日までに費用を算出する、□日までに企画書を書くといった具合です。それぞれに遅れがないか確かめましょう。

時間は常に余裕を見るようにしましょう。たとえば10日間必要な課題であれば20日間、そのための時間をとってみて、早めに着手するようにしてみましょう。

人との待ち合わせも余裕を持って行動することが肝心です。待つのは嫌いでしょうが、早めに着いて現地でできることを考えてください。慌てて飛び出していくのが常では、不測のトラブルに対処できません。忘れ物や、身だしなみの乱れ、転倒や交通事故なども心配です。

外出の用意を始めてから、何分後に自分が実際に出発できるか把握していますか？　実際に必要な時間にプラスして、持ち物を再点検する時間、電車に乗る前に行き先をよく確かめる時間、到着してから一度トイレにいくことのできる時間、残高不足のＩＣカードに現金をチャージできる時間など、余裕は必要なのです。

過去の経験を思い出しながら作戦をたててみてください。

ポイント

- 予定を記録して、確認できるようにする
- 準備や課題は小分けにして進捗《しんちょく》管理
- 時間には余裕を持つ

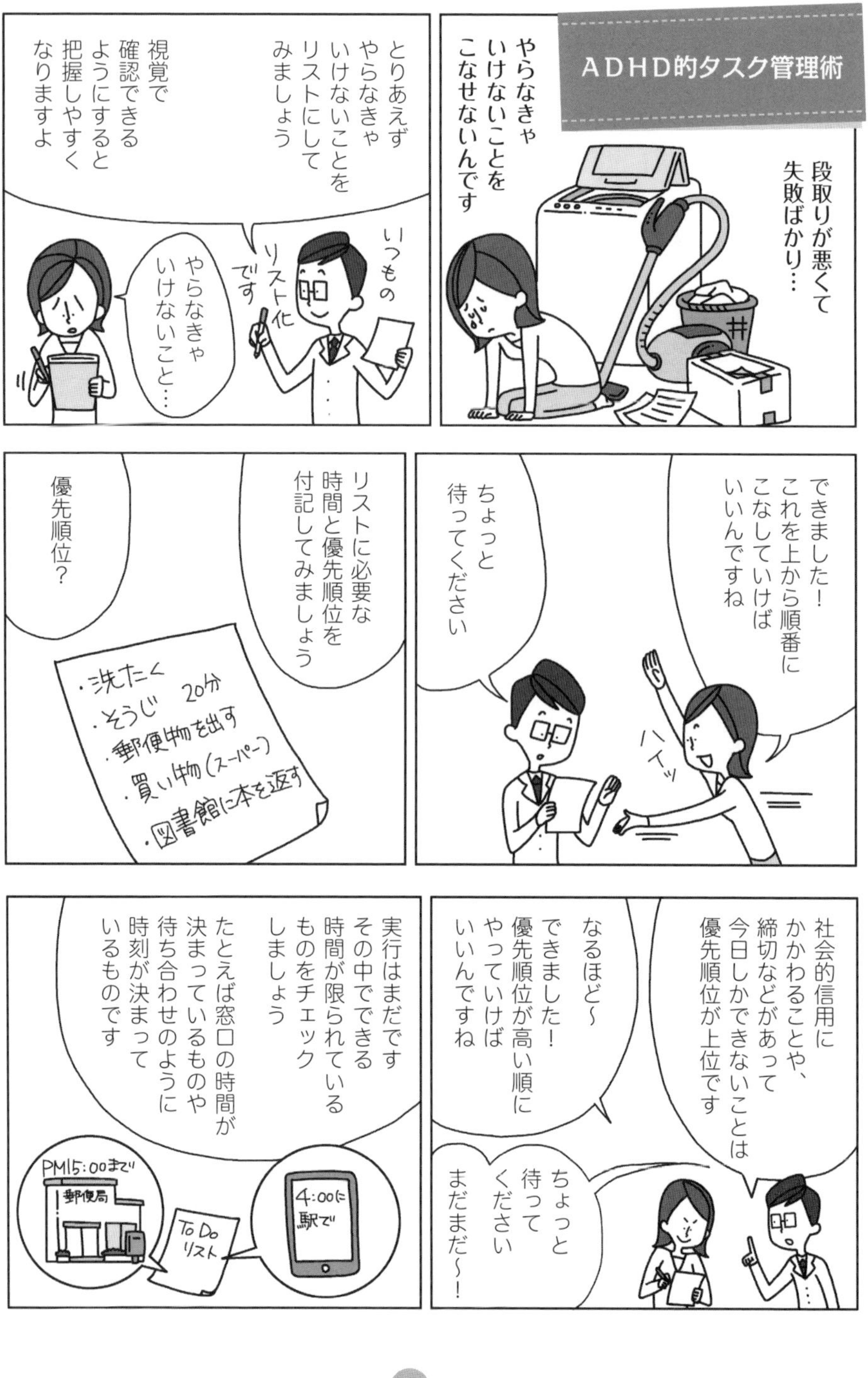
ADHD的タスク管理術
段取りが悪くて失敗ばかり…
やらなきゃいけないことをこなせないんです
とりあえずやらなきゃいけないことをリストにしてみましょう
視覚で確認できるようにすると把握しやすくなりますよ
いつものリスト化です
やらなきゃいけないこと…
できました！これを上から順番にこなしていけばいいんですね
ちょっと待ってください
ハイッ
リストに必要な時間と優先順位を付記してみましょう
優先順位？
・洗たく
・そうじ　20分
・郵便物を出す
・買い物（スーパー）
・図書館に本を返す
社会的信用にかかわることや、締切などがあって今日しかできないことは優先順位が上位です
なるほど～できました！優先順位が高い順にやっていけばいいんですね
ちょっと待ってください
まだまだ～！
実行はまだです その中でできる時間が限られているものをチェックしましょう
たとえば窓口の時間が決まっているものや待ち合わせのように時刻が決まっているものです
PM15:00まで
郵便局
To Do リスト
4:00に駅で

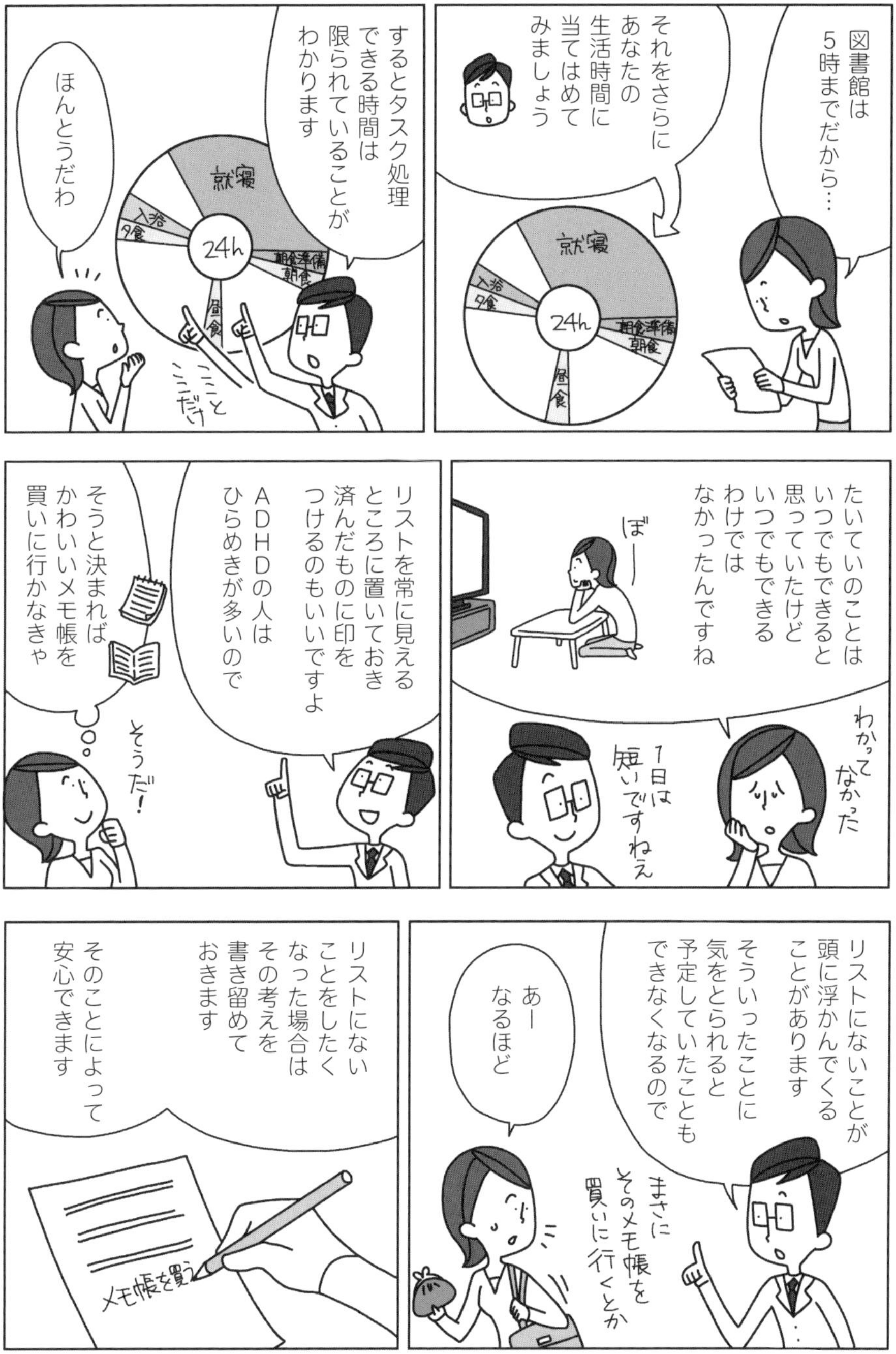
図書館は5時までだから…
それをさらにあなたの生活時間に当てはめてみましょう
就寝
24h
朝食準備
朝食
昼食
入浴
夕食
するとタスク処理できる時間は限られていることがわかります
ほんとうだわ
就寝
24h
朝食準備
朝食
昼食
入浴
夕食
ここと ここだけ
たいていのことはいつでもできると思っていたけどいつでもできるわけではなかったんですね
ぼー
わかってなかった
1日は短いですねえ
リストを常に見えるところに置いておき済んだものに印をつけるのもいいですよ
ADHDの人はひらめきが多いので
そうと決まればかわいいメモ帳を買いに行かなきゃ
そうだ!
リストにないことが頭に浮かんでくることがあります
そういったことに気をとられると予定していたこともできなくなるので
あー なるほど
まさに そのメモ帳を買いに行くとか
リストにないことをしたくなった場合はその考えを書き留めておきます
そのことによって安心できます
メモ帳を買う

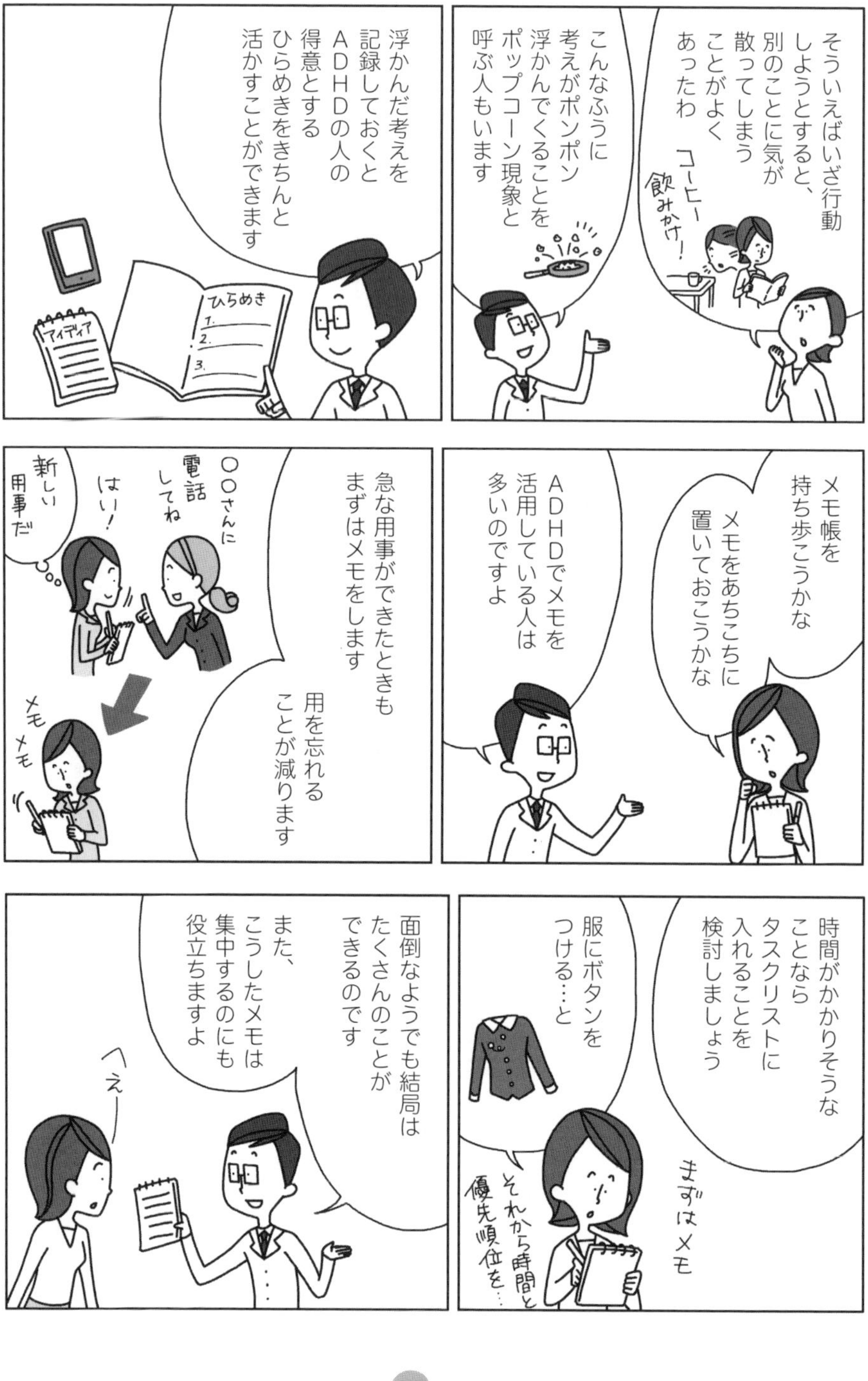

そういえばいざ行動しようとすると、別のことに気が散ってしまうことがよくあったわ
コーヒー飲みかけ!
こんなふうに考えがポンポン浮かんでくることをポップコーン現象と呼ぶ人もいます
浮かんだ考えを記録しておくとADHDの人の得意とするひらめきをきちんと活かすことができます
ひらめき
1.
2.
3.
アイディア
メモ帳を持ち歩こうかな
メモをあちこちに置いておこうかな
ADHDでメモを活用している人は多いのですよ
急な用事ができたときもまずはメモをします
○○さんに電話してね
はい!
新しい用事だ
メモメモ
用を忘れることが減ります
時間がかかりそうなことならタスクリストに入れることを検討しましょう
服にボタンをつける…と
まずはメモ
それから時間と優先順位を…
面倒なようでも結局はたくさんのことができるのです
また、こうしたメモは集中するのにも役立ちますよ
へえー

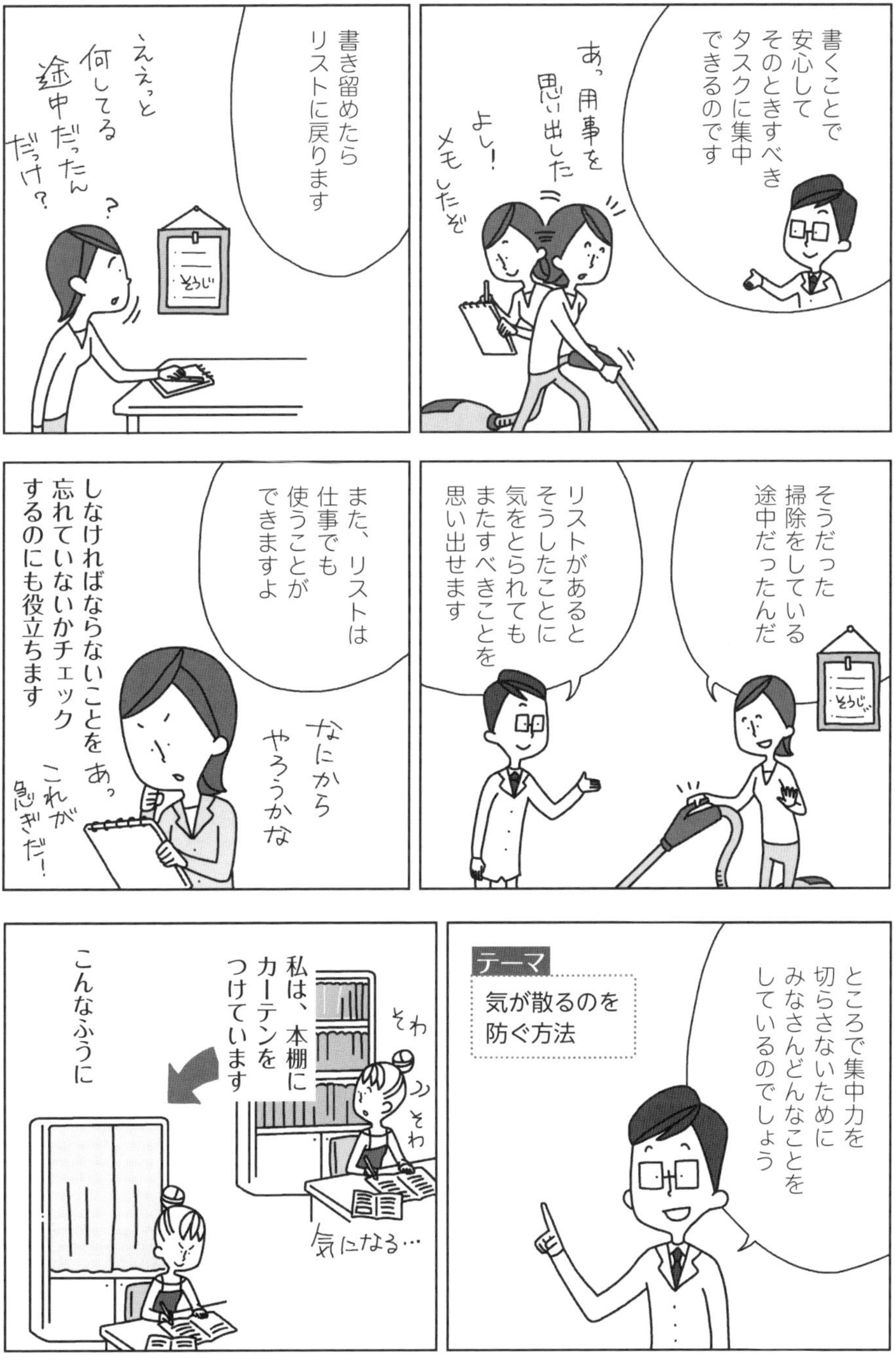
書くことで安心してそのときすべきタスクに集中できるのです
あっ用事を思い出した
よし！メモしたぞ
書き留めたらリストに戻ります
ええっと何してる途中だったんだっけ？
？
そうじ
そうだった掃除をしている途中だったんだ
リストがあるとそうしたことに気をとられてもまたすべきことを思い出せます
そうじ
また、リストは仕事でも使うことができますよ
しなければならないことを忘れていないかチェックするのにも役立ちます
なにからやろうかな
あっ
これが急ぎだ！
テーマ
気が散るのを防ぐ方法
ところで集中力を切らさないためにみなさんどんなことをしているのでしょう
私は、本棚にカーテンをつけています
そわ
そわ
気になる…
こんなふうに

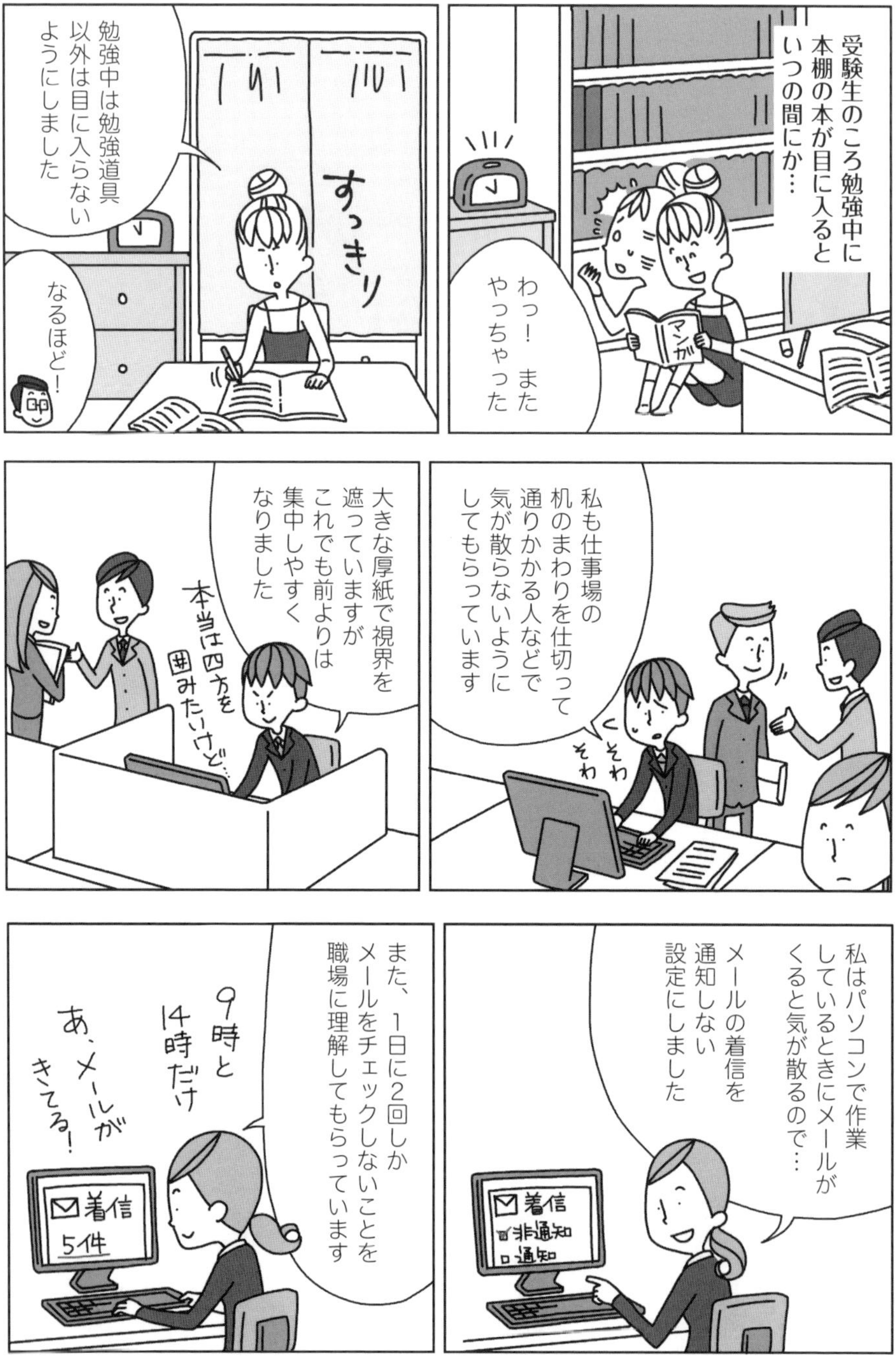

受験生のころ勉強中に
本棚の本が目に入ると
いつの間にか…
わっ! また
やっちゃった
マンガ
勉強中は勉強道具
以外は目に入らない
ようにしました
すっきり
なるほど!
私も仕事場の
机のまわりを仕切って
通りかかる人などで
気が散らないように
してもらっています
そわ
そわ
大きな厚紙で視界を
遮っていますが
これでも前よりは
集中しやすく
なりました
本当は四方を
囲みたいけど…
私はパソコンで作業
しているときにメールが
くると気が散るので…
メールの着信を
通知しない
設定にしました
着信
非通知
通知
また、1日に2回しか
メールをチェックしないことを
職場に理解してもらっています
9時と
14時だけ
あ、メールが
きてる!
着信
5件

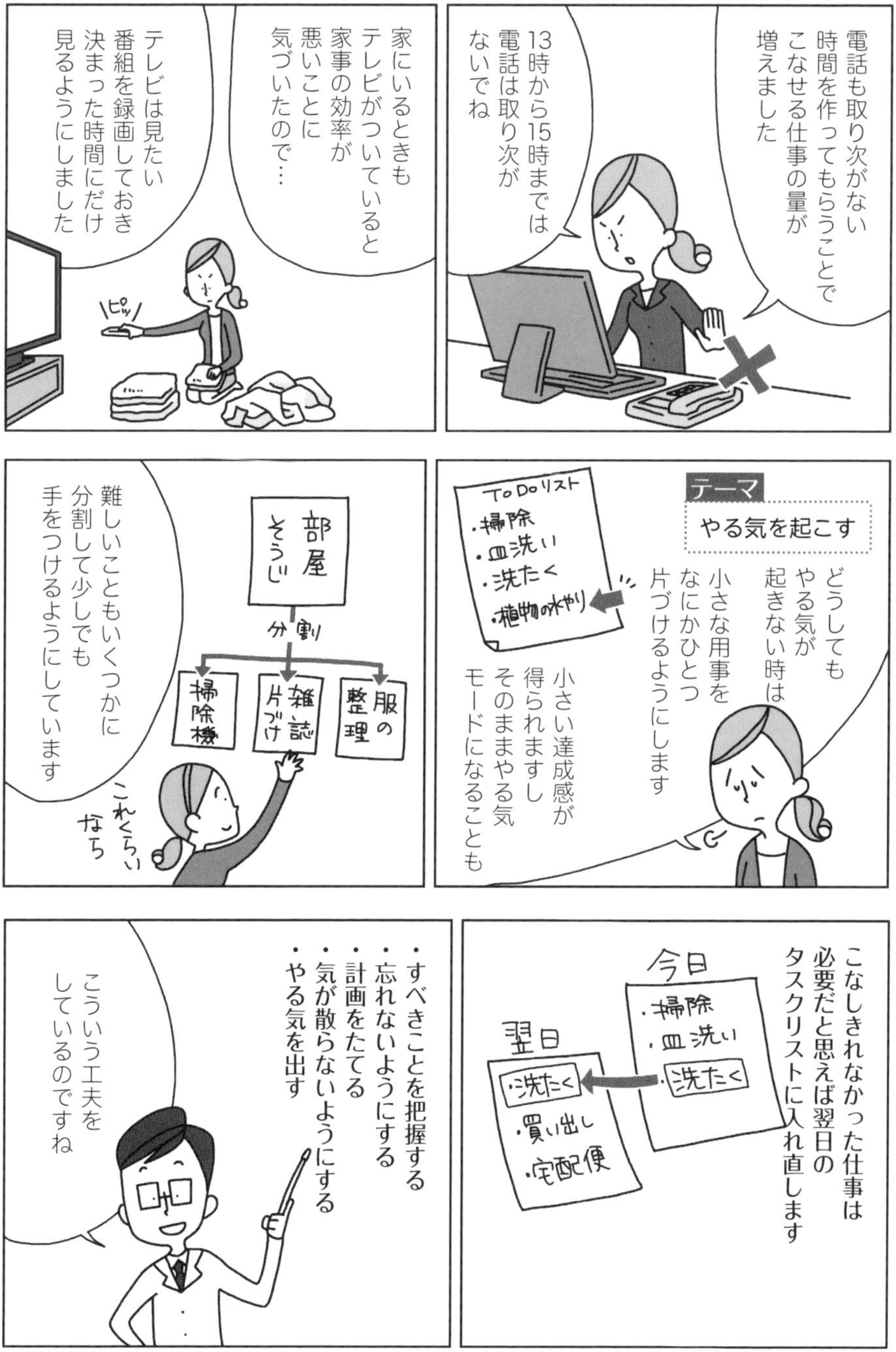
電話も取り次がない
時間を作ってもらうことで
こなせる仕事の量が
増えました
13時から15時までは
電話は取り次が
ないでね
家にいるときも
テレビがついていると
家事の効率が
悪いことに
気づいたので…
テレビは見たい
番組を録画しておき
決まった時間にだけ
見るようにしました
ピッ
テーマ
やる気を起こす
ToDoリスト
・掃除
・皿洗い
・洗たく
・植物の水やり
どうしても
やる気が
起きない時は
小さな用事を
なにかひとつ
片づけるようにします
小さい達成感が
得られますし
そのままやる気
モードになることも
部屋そうじ
分割
服の整理
雑誌片づけ
掃除機
難しいこともいくつかに
分割して少しでも
手をつけるようにしています
これくらいなら
こなしきれなかった仕事は
必要だと思えば翌日の
タスクリストに入れ直します
今日
・掃除
・皿洗い
・洗たく
翌日
・洗たく
・買い出し
・宅配便
・すべきことを把握する
・忘れないようにする
・計画をたてる
・気が散らないようにする
・やる気を出す
こういう工夫を
しているのですね

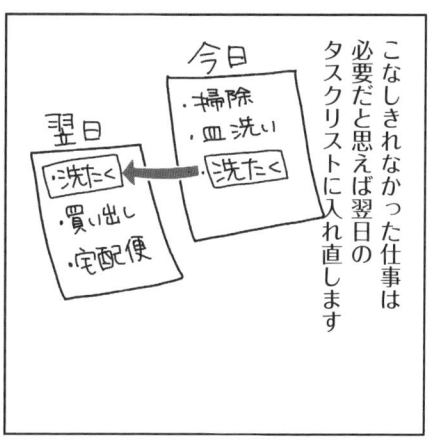

工程を細分化すると、今すべきことが明確になり着手しやすくなります。たとえば掃除であれば、単に「掃除をする」ではなく、「埃《ほこり》を払う」「掃除機をかける」「雑巾をかける」などです。

また、気づいたことにどんどん手をつけず、リスト化して順位をつけ、優先順に作業をするようにするとよいでしょう。「これをやらないと人に迷惑がかかる」「今日中に手続きしないと、郵便局に行ける時間は来週までとれない」などを考えて順位づけしましょう。

そして、タスクを予定化しましょう。所要時間や、生活のために必要な時間（食事や睡眠など）を考慮します。一日の時間のすべてをいつでも使えるわけではないからです。

また、慣れるまでは完璧を目指さないことも大事です。リストの中でできなかった項目に落胆するのではなく、こなすことのできた項目に自信を持ちましょう。

ポイント

- 工程は細分化
- リスト化して優先順位をつける
- タスクを予定にして、時間を確保する
- 完璧を目指さず、できたことに目を向ける

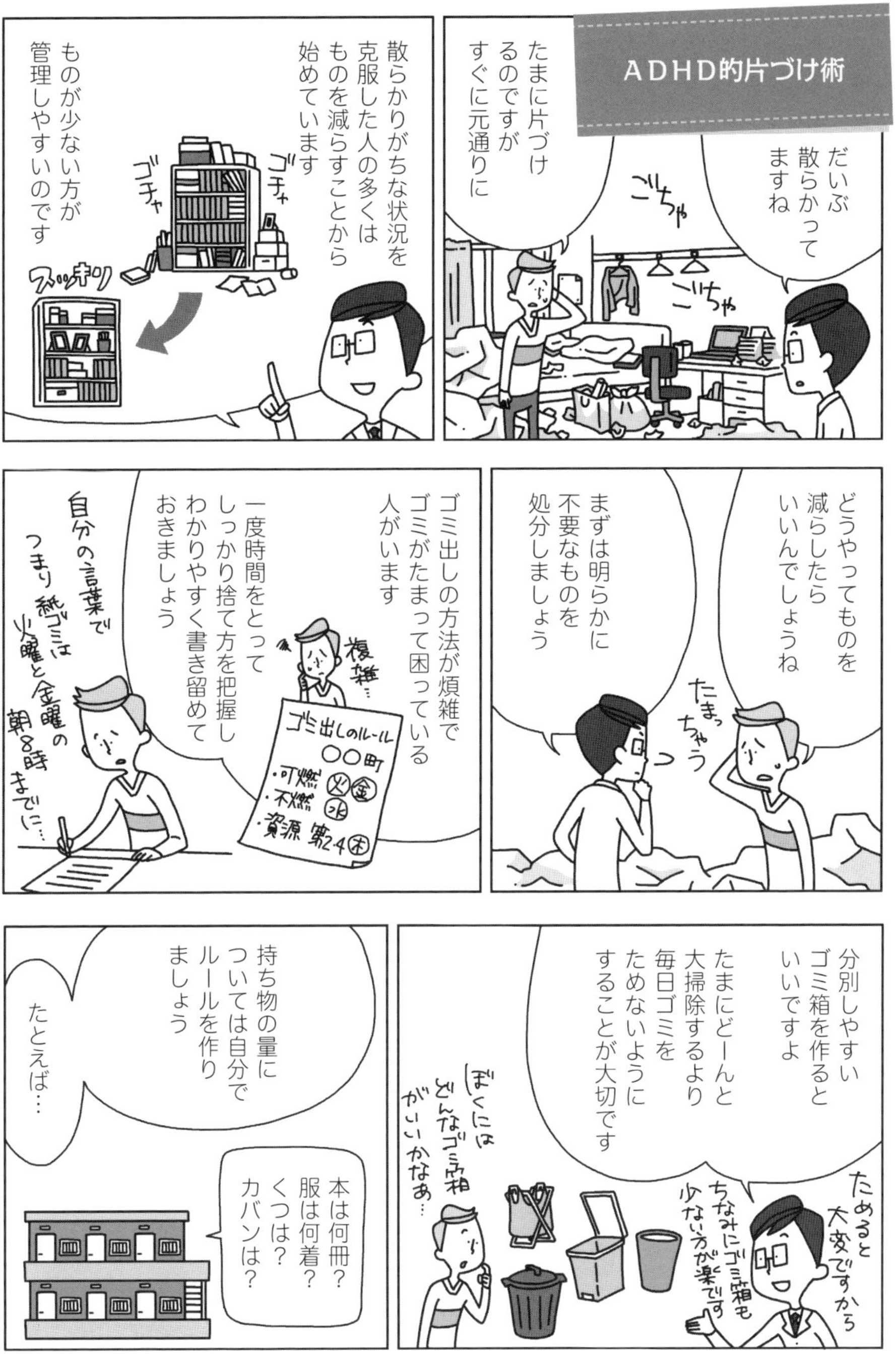
ADHD的片づけ術
だいぶ散らかってますね
ごちゃ
ごちゃ
たまに片づけるのですがすぐに元通りに
散らかりがちな状況を克服した人の多くはものを減らすことから始めています
ゴチャ
ゴチャ
スッキリ
ものが少ない方が管理しやすいのです
どうやってものを減らしたらいいんでしょうね
たまっちゃう
まずは明らかに不要なものを処分しましょう
ゴミ出しの方法が煩雑でゴミがたまって困っている人がいます
複雑…
ゴミ出しのルール
○○町
・可燃 火 金
・不燃 水
・資源 第2・4 木
一度時間をとってしっかり捨て方を把握しわかりやすく書き留めておきましょう
自分の言葉で
つまり紙ゴミは火曜と金曜の朝8時までに…
分別しやすいゴミ箱を作るといいですよ
たまにどーんと大掃除するより毎日ゴミをためないようにすることが大切です
ためると大変ですから
ちなみにゴミ箱も少ない方が楽です
ぼくにはどんなゴミ箱がいいかなあ…
持ち物の量についてはルールを作りましょう
たとえば…
本は何冊？服は何着？くつは？カバンは？

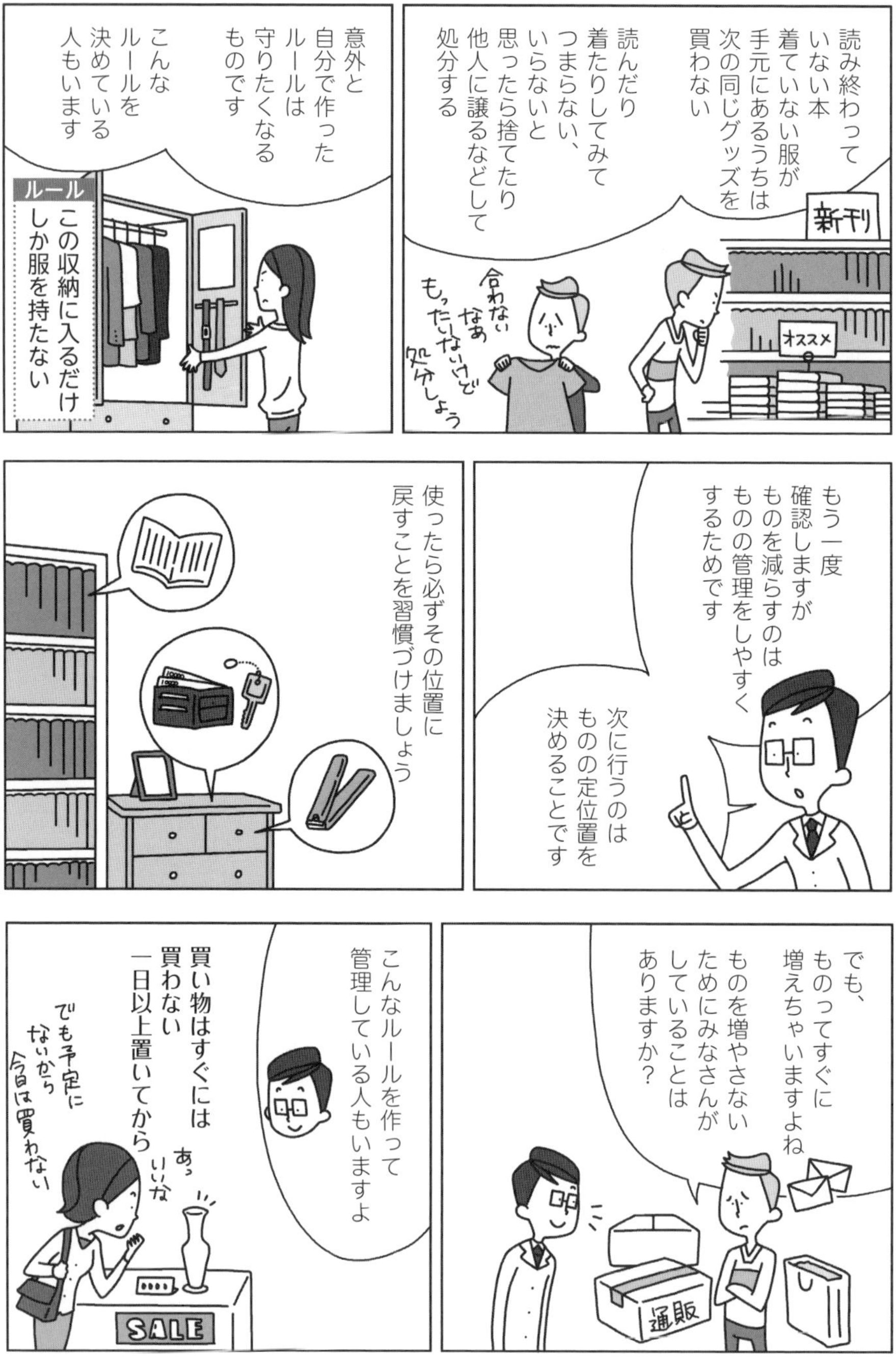
読み終わっていない本
着ていない服が
手元にあるうちは
次の同じグッズを
買わない
読んだり
着たりしてみて
つまらない、
いらないと
思ったら捨てたり
他人に譲るなどして
処分する
新刊
オススメ
合わないなぁ
もったいないけど処分しよう
意外と自分で作ったルールは守りたくなるものです
こんなルールを決めている人もいます
ルール
この収納に入るだけしか服を持たない
もう一度確認しますがものを減らすのはものの管理をしやすくするためです
次に行うのはものの定位置を決めることです
使ったら必ずその位置に戻すことを習慣づけましょう
でも、ものってすぐに増えちゃいますよね
ものを増やさないためにみなさんがしていることはありますか?
通販
こんなルールを作って管理している人もいますよ
買い物はすぐには買わない
一日以上置いてから
あっ いいな
でも予定にないから今日は買わない
SALE

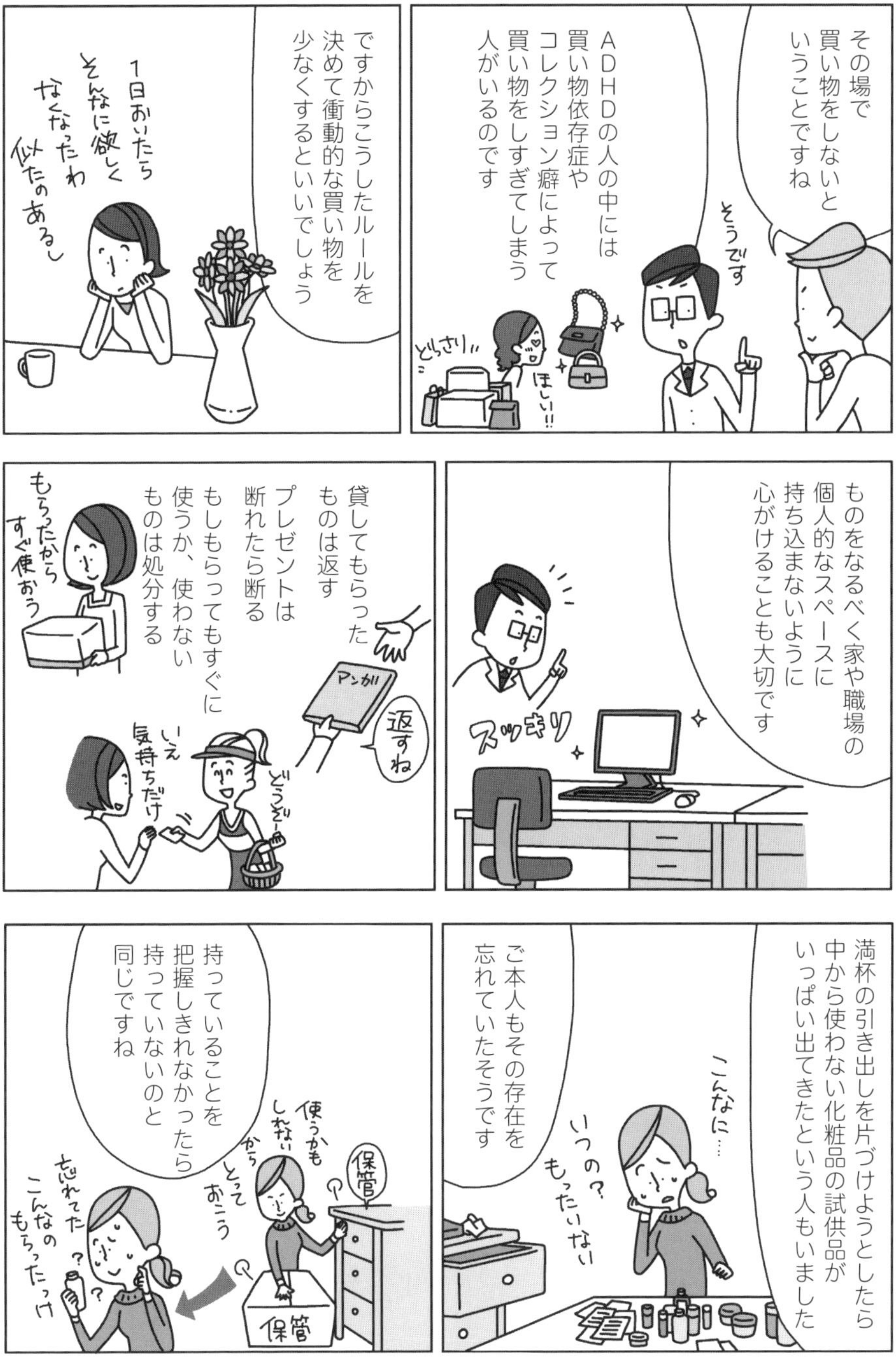

その場で買い物をしないということですね
そうです
ADHDの人の中には買い物依存症やコレクション癖によって買い物をしすぎてしまう人がいるのです
どっさり
ほしい!!
ですからこうしたルールを決めて衝動的な買い物を少なくするといいでしょう
1日おいたらそんなに欲しくなくなったわ
似たのあるし
ものをなるべく家や職場の個人的なスペースに持ち込まないように心がけることも大切です
スッキリ
貸してもらったものは返す
プレゼントは断れたら断る
もしもらってもすぐに使うか、使わないものは処分する
返すね
マンガ
どうぞー
いえ 気持ちだけ
もらったからすぐ使おう
満杯の引き出しを片づけようとしたら中から使わない化粧品の試供品がいっぱい出てきたという人もいました
ご本人もその存在を忘れていたそうです
こんなに…
いつの? もったいない
持っていることを把握しきれなかったら持っていないのと同じですね
使うかもしれないからとっておこう
保管
保管
忘れてた こんなのもらったっけ

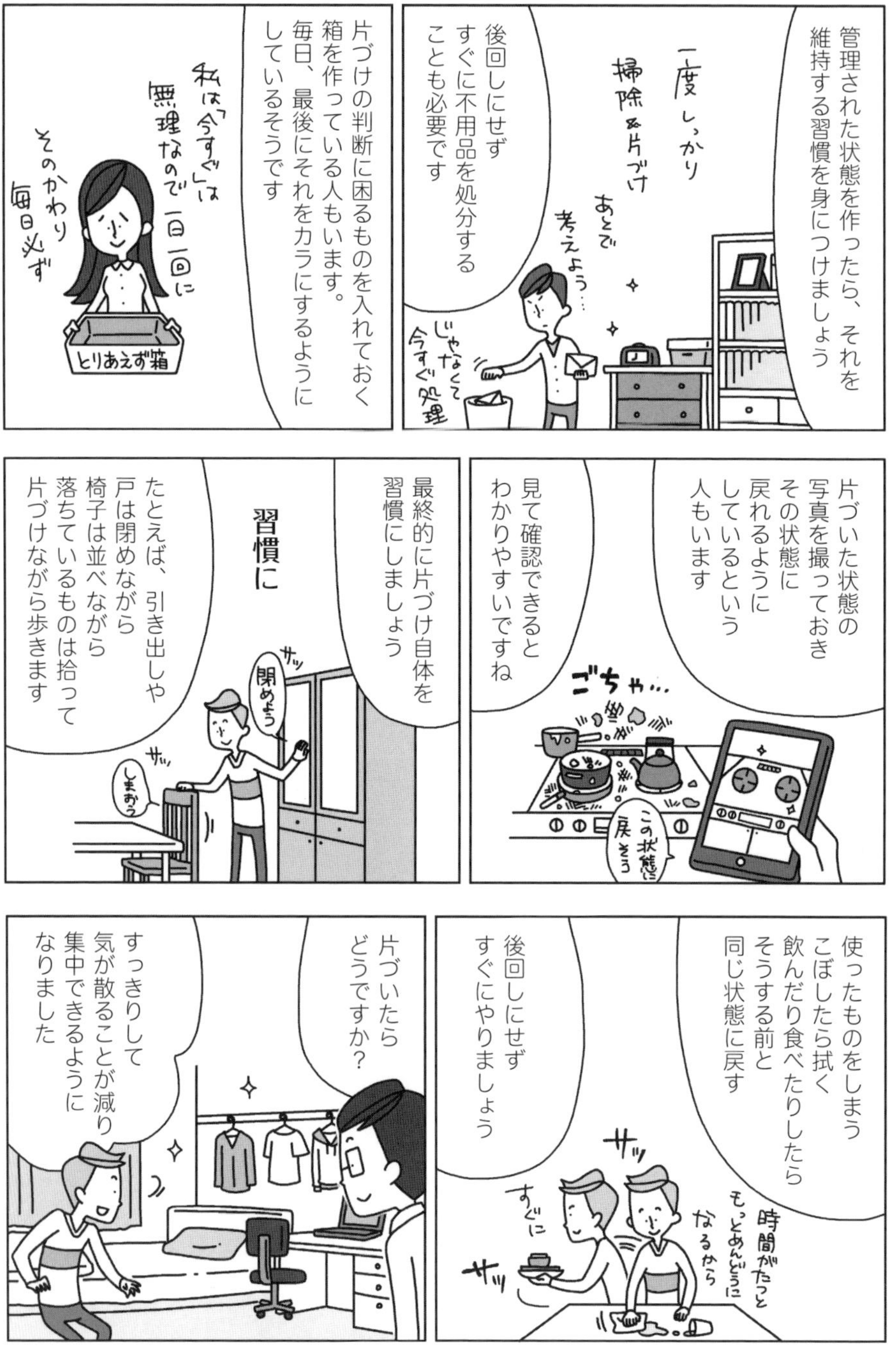
管理された状態を作ったら、それを維持する習慣を身につけましょう
一度しっかり掃除&片づけ
あとで考えよう…
後回しにせずすぐに不用品を処分することも必要です
じゃなくて今すぐ処理
片づけの判断に困るものを入れておく箱を作っている人もいます。毎日、最後にそれをカラにするようにしているそうです
私は「今すぐ」は無理なので一日一回に
そのかわり毎日必ず
とりあえず箱
片づいた状態の写真を撮っておきその状態に戻れるようにしているという人もいます
見て確認できるとわかりやすいですね
ごちゃ…
この状態に戻そう
最終的に片づけ自体を習慣にしましょう
習慣に
たとえば、引き出しや戸は閉めながら椅子は並べながら落ちているものは拾って片づけながら歩きます
サッ
閉めよう
サッ
しまおう
使ったものをしまうこぼしたら拭く飲んだり食べたりしたらそうする前と同じ状態に戻す
後回しにせずすぐにやりましょう
時間がたつともっとめんどうになるから
すぐに
サッ
サッ
片づいたらどうですか?
すっきりして気が散ることが減り集中できるようになりました

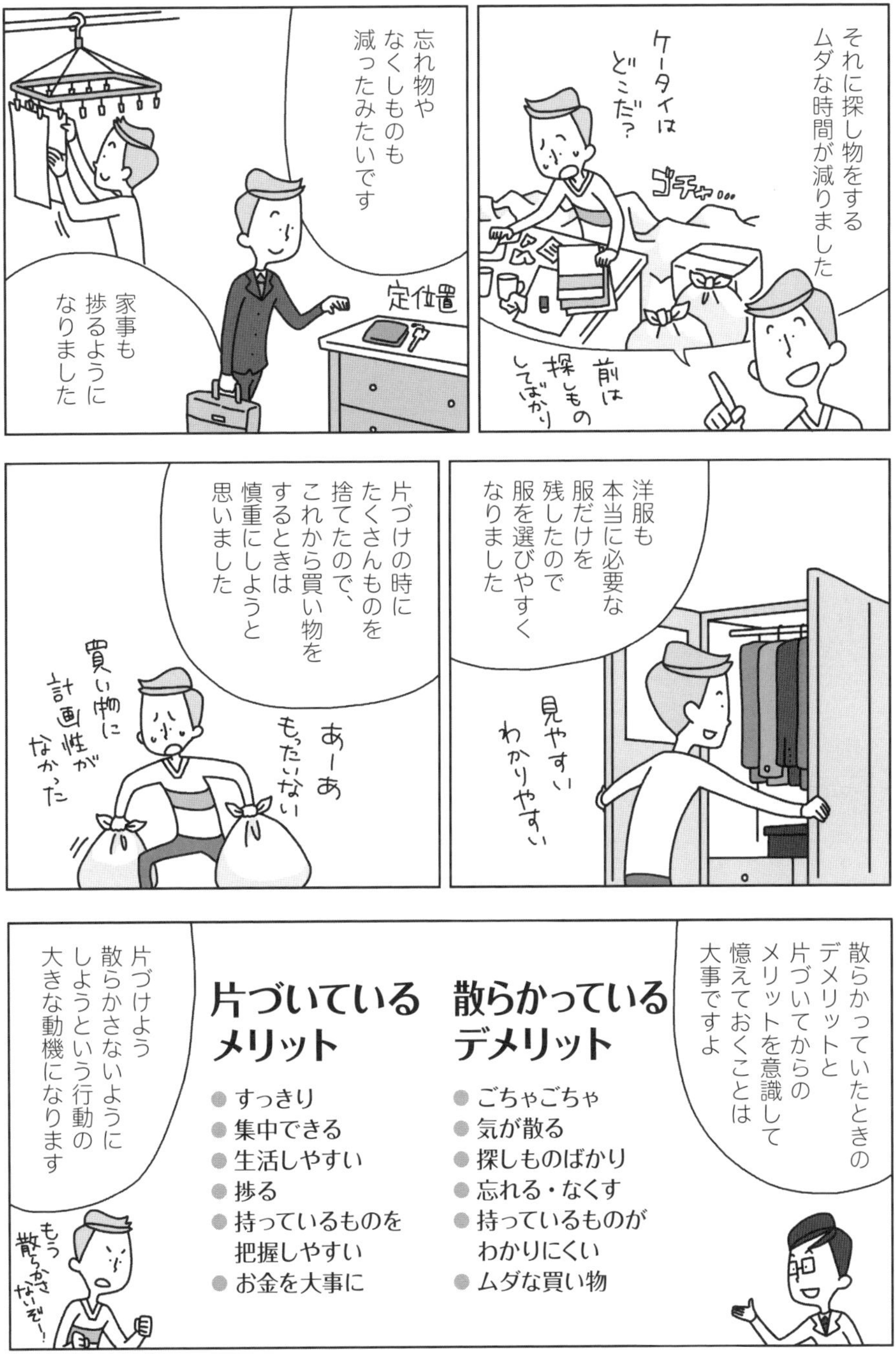

それに探し物をする
ムダな時間が減りました
ケータイはどこだ？
ゴチャ…
前は探しものしてばかり
忘れ物やなくしものも減ったみたいです
定位置
家事も捗るようになりました
洋服も本当に必要な服だけを残したので服を選びやすくなりました
見やすいわかりやすい
片づけの時にたくさんものを捨てたので、これから買い物をするときは慎重にしようと思いました
あーあもったいない
買い物に計画性がなかった
散らかっていたときのデメリットと片づいてからのメリットを意識して憶えておくことは大事ですよ
散らかっているデメリット
● ごちゃごちゃ
● 気が散る
● 探しものばかり
● 忘れる・なくす
● 持っているものがわかりにくい
● ムダな買い物
片づいているメリット
● すっきり
● 集中できる
● 生活しやすい
● 捗る
● 持っているものを把握しやすい
● お金を大事に
片づけよう散らかさないようにしようという行動の大きな動機になります
もう散らかさないぞ～！

ＡＤＨＤの人は散らかしがちですが、すっきりした環境の方が落ちつきます。生活をコントロールしやすくなりますから、ぜひ片づけましょう。

片づけの基本は、ものの定位置を決め、使った後は必ずそこへ戻すことです。しまいきれない場合はものが多すぎると考えましょう。「捨てられない」という方も、大事にとっておいた物の中にその存在を忘れていたアイテムを見つけたことがあるのではないでしょうか。本当に必要かどうか見直しましょう。

一度片づけたら、その状態をカメラなどで記録しておき、一日の最後、一週間の最後など時間を決めて、その状態を復元する「片づけの時間」を設けるようにしましょう。

片づけの上手な人に頼むことも一つの方法です。自分で手に負えない場合は検討してみてください。そのときに、できれば一緒に片づけを経験するとよいでしょう。何度か片づけの手順をくり返すうちに、もののあるべき場所や処分の方法がわかるようになります。

ポイント

- ものを減らして定位置を決める
- 片づけの時間を設けて、片づいた状態を維持
- 人の力を借りてもいい

ADHD的貯金術

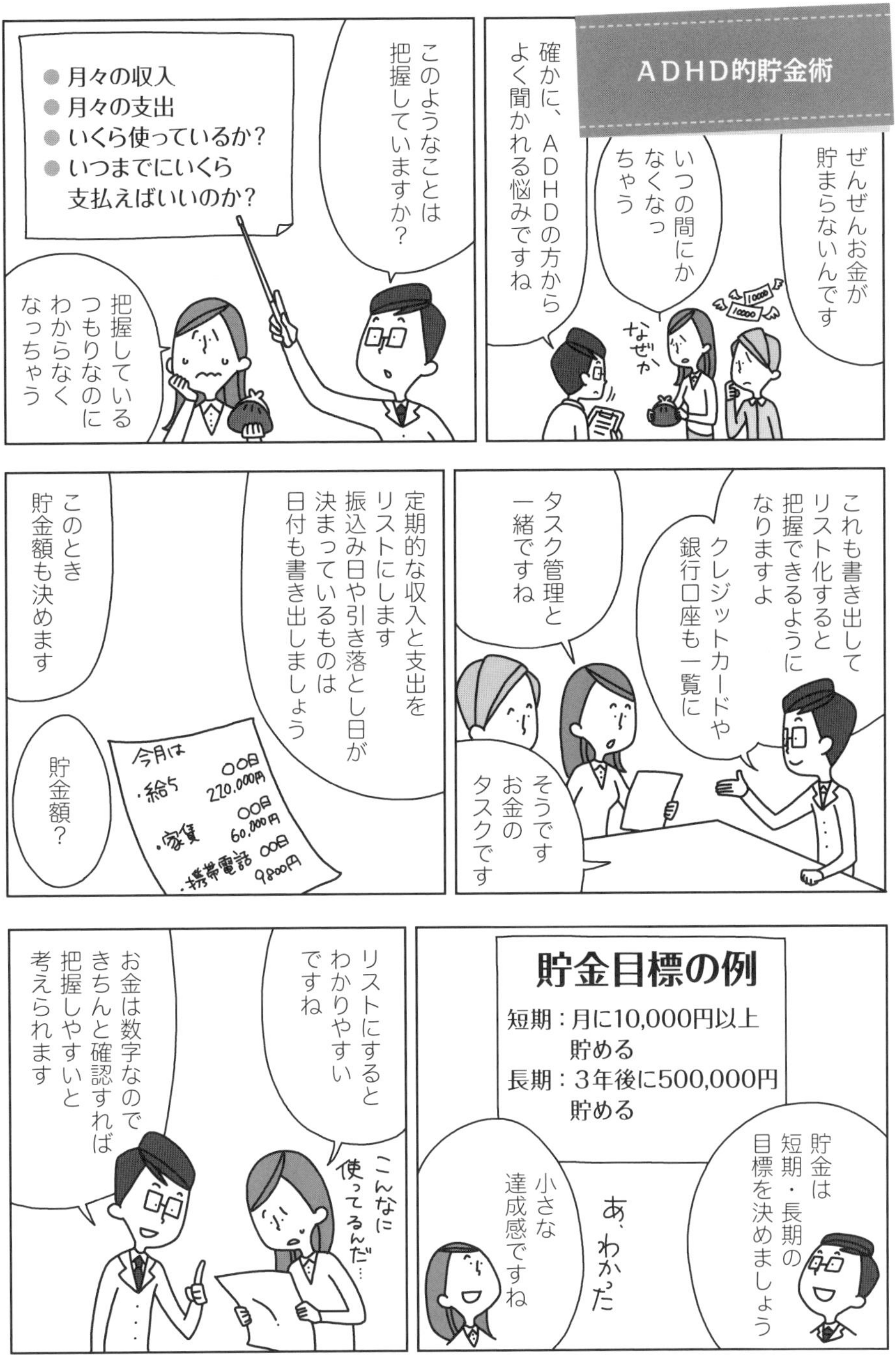

ぜんぜんお金が貯まらないんです
いつの間にかなくなっちゃう
なぜか
確かに、ADHDの方からよく聞かれる悩みですね
このようなことは把握していますか？
● 月々の収入
● 月々の支出
● いくら使っているか？
● いつまでにいくら支払えばいいのか？
把握しているつもりなのにわからなくなっちゃう
これも書き出してリスト化すると把握できるようになりますよ
クレジットカードや銀行口座も一覧に
タスク管理と一緒ですね
そうですお金のタスクです
定期的な収入と支出をリストにします振込み日や引き落とし日が決まっているものは日付も書き出しましょう
このとき貯金額も決めます
貯金額？
今月は
・給与 〇〇日 220,000円
・家賃 〇〇日 60,000円
・携帯電話 〇〇日 9800円
貯金目標の例
短期：月に10,000円以上貯める
長期：3年後に500,000円貯める
貯金は短期・長期の目標を決めましょう
あ、わかった
小さな達成感ですね
リストにするとわかりやすいですね
こんなに使ってるんだ…
お金は数字なのできちんと確認すれば把握しやすいと考えられます

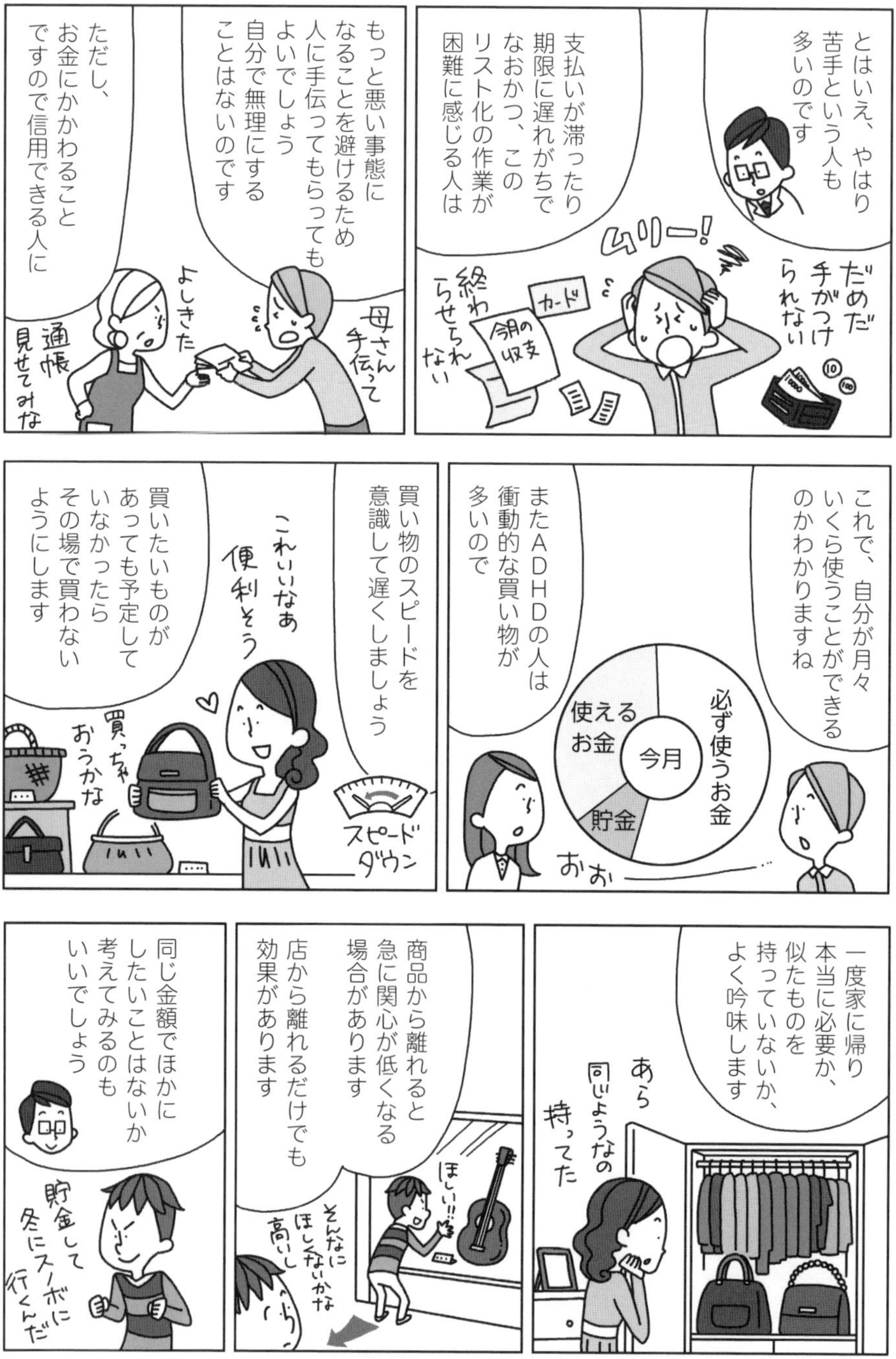
とはいえ、やはり苦手という人も多いのです
支払いが滞ったり期限に遅れがちでなおかつ、このリスト化の作業が困難に感じる人は
ムリー！
だめだ手がつけられない
カード
今月の収支
終わらせられない
もっと悪い事態になることを避けるため人に手伝ってもらってもよいでしょう自分で無理にすることはないのです
母さん手伝って
よしきた
ただし、お金にかかわることですので信用できる人に
通帳見せてみな
これで、自分が月々いくら使うことができるのかわかりますね
必ず使うお金
使えるお金
今月
貯金
おお……
またADHDの人は衝動的な買い物が多いので
買い物のスピードを意識して遅くしましょう
スピードダウン
これいいなあ便利そう
買っちゃおうかな
買いたいものがあっても予定していなかったらその場で買わないようにします
一度家に帰り本当に必要か、似たものを持っていないか、よく吟味します
あら同じようなの持ってた
商品から離れると急に関心が低くなる場合があります店から離れるだけでも効果があります
ほしい!!
そんなにほしくないかな高いし
同じ金額でほかにしたいことはないか考えてみるのもいいでしょう
貯金して冬にスノボに行くんだ

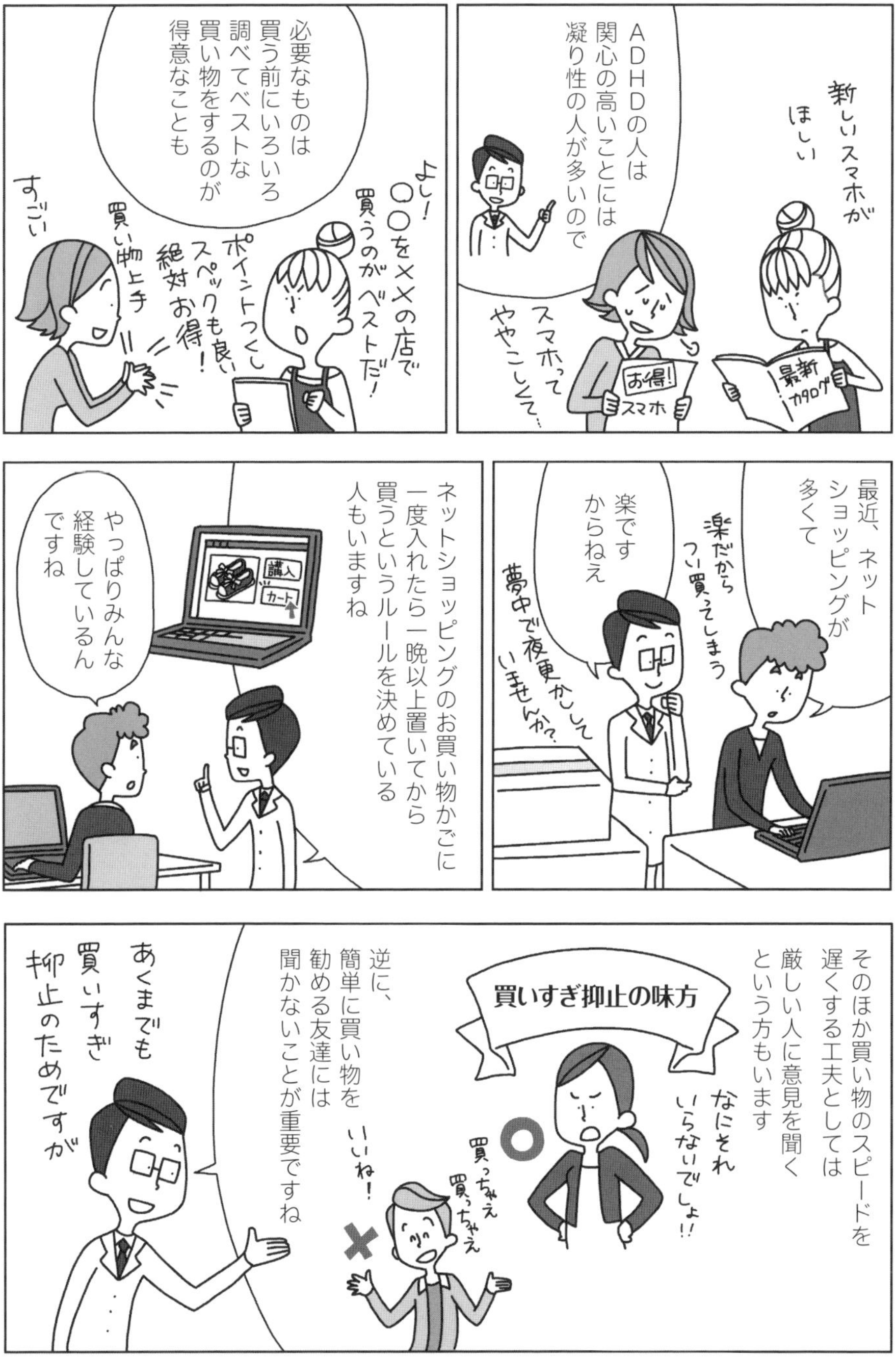
新しいスマホがほしい
ADHDの人は関心の高いことには凝り性の人が多いので
最新カタログ
お得! スマホ
スマホってややこしくて…
よし! ○○を××の店で買うのがベストだ!
ポイントつくしスペックも良い絶対お得!
必要なものは買う前にいろいろ調べてベストな買い物をするのが得意なことも
すごい 買い物上手
最近、ネットショッピングが多くて
楽だからつい買ってしまう
楽ですからねえ
夢中で夜更かししていませんか?
ネットショッピングのお買い物かごに一度入れたら一晩以上置いてから買うというルールを決めている人もいますね
購入
カート
やっぱりみんな経験しているんですね
そのほか買い物のスピードを遅くする工夫としては厳しい人に意見を聞くという方もいます
買いすぎ抑止の味方
なにそれいらないでしょ!!
買っちゃえ買っちゃえ
いいね!
逆に、簡単に買い物を勧める友達には聞かないことが重要ですね
あくまでも買いすぎ抑止のためですが

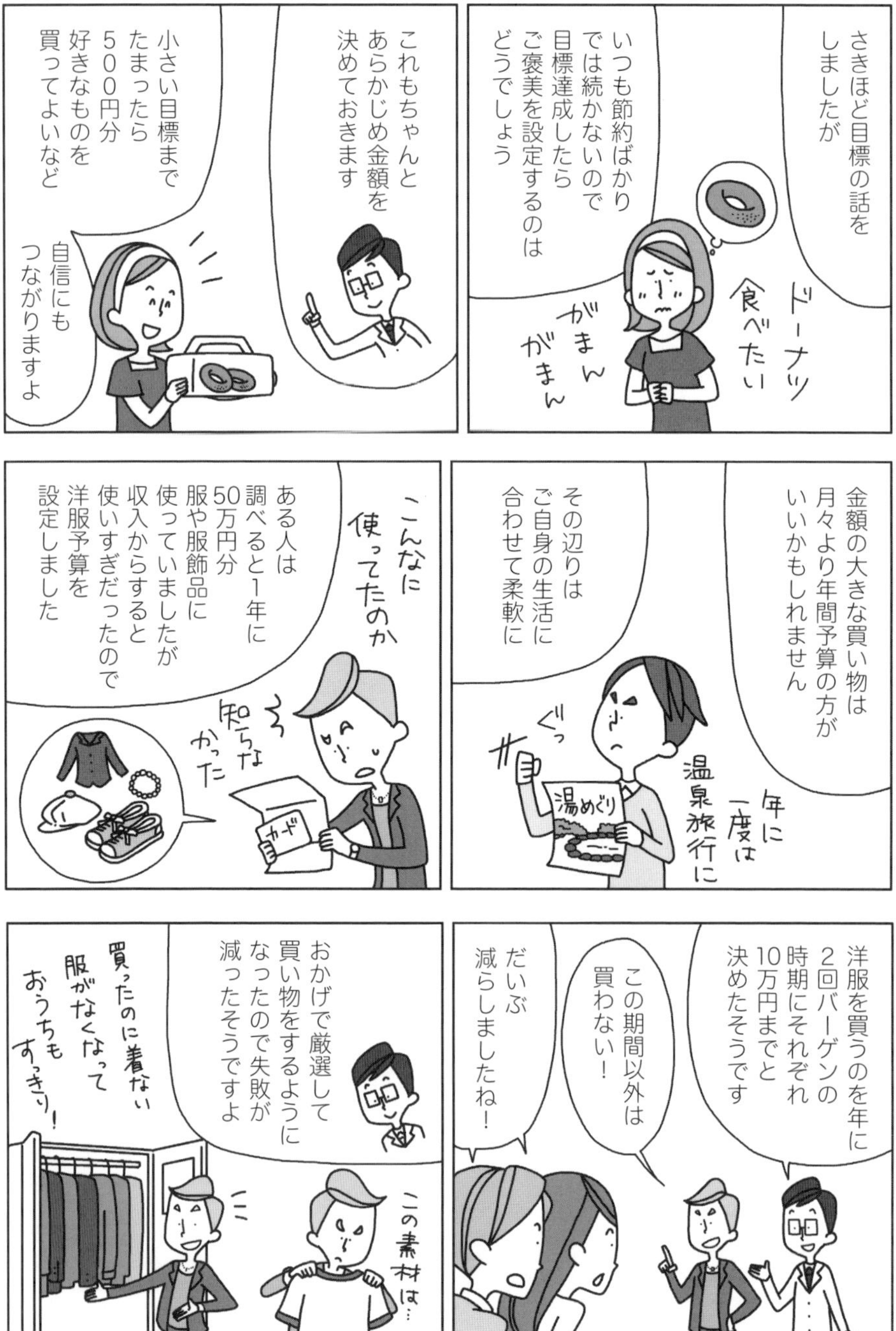

さきほど目標の話をしましたが
いつも節約ばかりでは続かないので目標達成したらご褒美を設定するのはどうでしょう
ドーナツ食べたい
がまんがまん
これもちゃんとあらかじめ金額を決めておきます
小さい目標までたまったら500円分好きなものを買ってよいなど
自信にもつながりますよ
金額の大きな買い物は月々より年間予算の方がいいかもしれません
その辺りはご自身の生活に合わせて柔軟に
年に一度は温泉旅行に
ぐっ
湯めぐり
こんなに使ってたのか
ある人は調べると1年に50万円分服や服飾品に使っていましたが収入からすると使いすぎだったので洋服予算を設定しました
知らなかった
カード
洋服を買うのを年に2回バーゲンの時期にそれぞれ10万円までと決めたそうです
この期間以外は買わない！
だいぶ減らしましたね！
おかげで厳選して買い物をするようになったので失敗が減ったそうですよ
買ったのに着ない服がなくなっておうちもすっきり！
この素材は…

ADHDの人で、金銭の管理がルーズなために、信用を失ったり、生活に支障を来しているという話をよく聞きます。困っていながら、いくら使っているかさえ把握できていない人が多いのです。銀行口座からの引き落としや、クレジットカード払いなど、お金が見えない取引が多く、お金の動きを把握しづらいということも原因の一つでしょう。

まずは、自分の金銭の出入りを把握しましょう。最近の1ヵ月では、支出と収入のどちらが多かったでしょうか？

ご自身の銀行口座や、ローン、クレジットカードなど、すべてを確認しなくてはなりません。把握しきれない場合は数を減らすことも必要です。支払いの予定なども、金額、期限、引き落とし口座の残高を確かめておきましょう。

これが一番重要です。信用できる人に手伝ってもらってもいいでしょう。

次に貯金計画をたてましょう。何年後にいくら貯めていたいですか？

たとえば5年後に100万円貯めたいという場合は、1年に20万円ずつ貯金が必要です。今のペースで貯まるでしょうか？

同時に使ってもいい金額を把握します。家賃と光熱費、食費、通信費、保険、教育費など必要な金額を計算し、残った金額から貯金額を差し引いた額が自由に使ってもいい金額です。

とはいえ、友人から食事や旅行に誘われたり、おつきあいで急な出費があるかもしれません。病気やけがでお金がかかることもあります。そんなことが過去1年間ではどのくらいあり、いくら必要だったでしょうか？　少し余裕をみておきましょう。

また、なんとなくその場の気分でお金を使ってしまうのをやめましょう。買い物をするときは時間をかけて吟味し、ほしいものはリスト化しましょう。予定にないものは即決を避け、リストに加えてから改めて検討しましょう。

どうしても買い物をしてしまう衝動が抑えられない、後輩にぱーっとおごってしまう、買い物をがまんすることでイライラしてしまう…という場合は、心の問題もあるかもしれません。クレジットカードや銀行口座の管理を家族など信用できる人に任せたりして、お金を使いにくくした方がいいでしょう。

ポイント

- 金銭の出入りを把握する
- 使ってもいい金額を知る
- 買い物は吟味して、予定にない買い物は避ける

コラム

「予定にない買い物は即決しない」

店員さんに勧められると断りづらくなるという場合はこのようなフレーズで、売り場を離れるようにしてください。

- 今時間がない

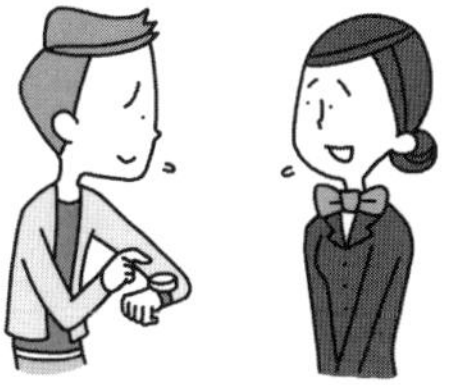

- 冷静に考えてから決めたい

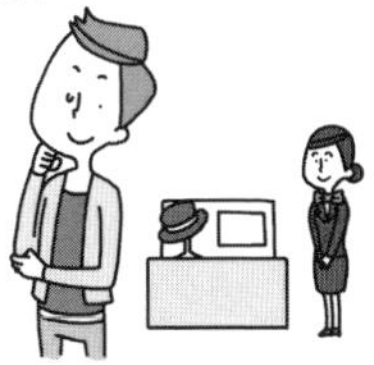

- 他の売り場も見てみたい

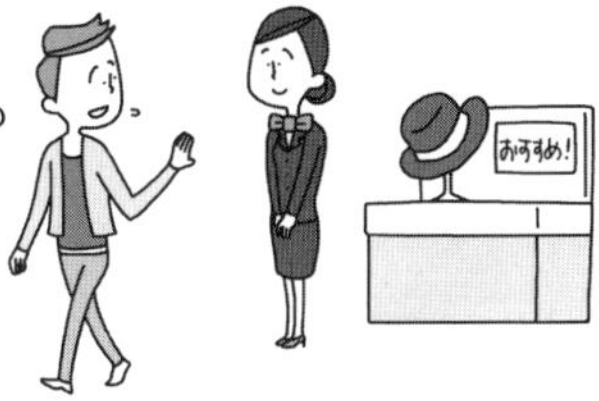
おすすめ!

- 家族に相談してから決めたい

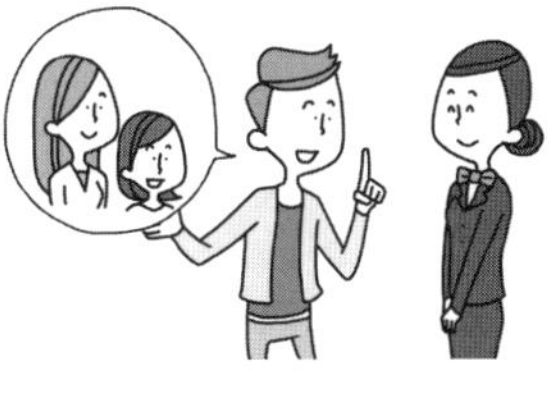

予定にない買い物は避けましょう

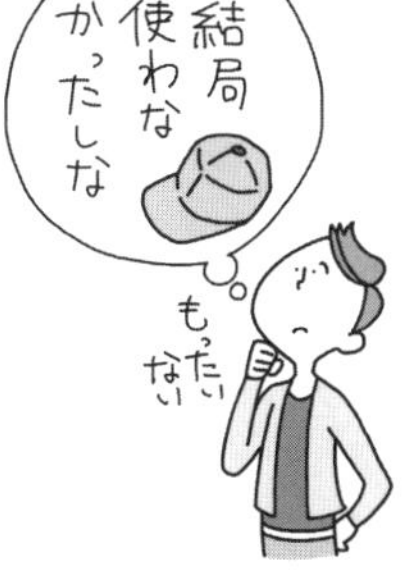
結局使わなかったしな
もったいない

失敗した買い物のことを思い出す

「価格を下げる」と食い下がられても気持ちを強く持つ

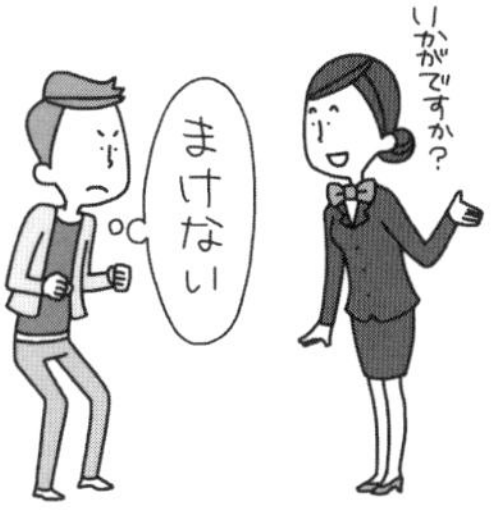
いかがですか?
まけない

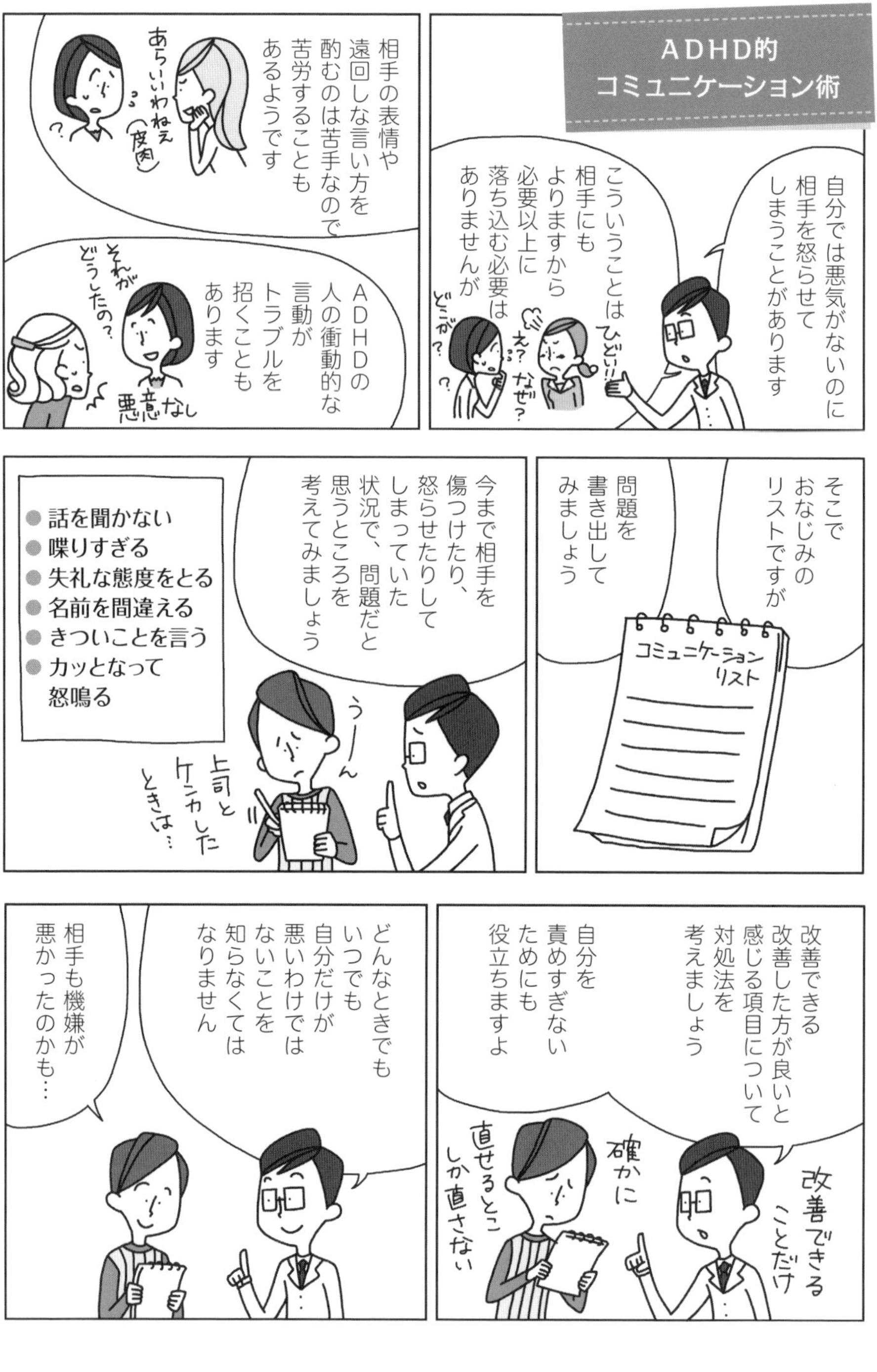
ADHD的
コミュニケーション術
自分では悪気がないのに
相手を怒らせて
しまうことがあります
こういうことは
相手にも
よりますから
必要以上に
落ち込む必要は
ありませんが
ひどい!!
え? なぜ?
どこが?
相手の表情や
遠回しな言い方を
酌むのは苦手なので
苦労することも
あるようです
あらいいわねえ
(皮肉)
ADHDの
人の衝動的な
言動が
トラブルを
招くことも
あります
それが
どうしたの?
悪意なし
そこで
おなじみの
リストですが
問題を
書き出して
みましょう
コミュニケーション
リスト
今まで相手を
傷つけたり、
怒らせたりして
しまっていた
状況で、問題だと
思うところを
考えてみましょう
うーん
上司と
ケンカした
ときは…
● 話を聞かない
● 喋りすぎる
● 失礼な態度をとる
● 名前を間違える
● きついことを言う
● カッとなって
怒鳴る
改善できる
改善した方が良いと
感じる項目について
対処法を
考えましょう
自分を
責めすぎない
ためにも
役立ちますよ
改善できる
ことだけ
確かに
直せるとこ
しか直さない
どんなときでも
いつでも
自分だけが
悪いわけでは
ないことを
知らなくては
なりません
相手も機嫌が
悪かったのかも…

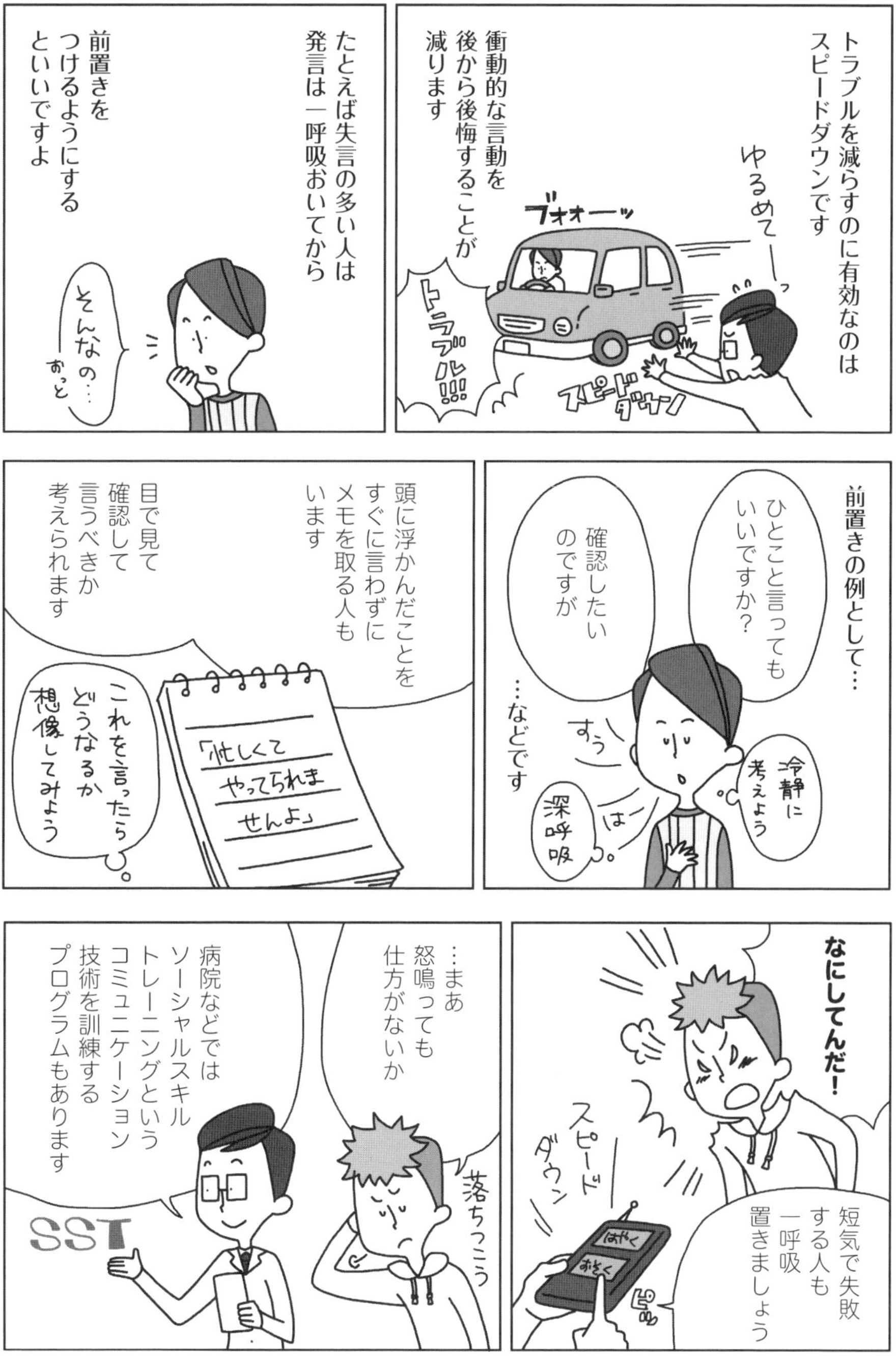
トラブルを減らすのに有効なのはスピードダウンです
ゆるめてーっ
ブオオーッ
トラブル!!!
スピードダウン
衝動的な言動を後から後悔することが減ります
たとえば失言の多い人は発言は一呼吸おいてから
前置きをつけるようにするといいですよ
そんなの…
おっと
前置きの例として…
ひとこと言ってもいいですか?
確認したいのですが
…などです
すぅ
はー
深呼吸
冷静に考えよう
頭に浮かんだことをすぐに言わずにメモを取る人もいます
「忙しくてやってられませんよ」
目で見て確認して言うべきか考えられます
これを言ったらどうなるか想像してみよう
なにしてんだ!
スピードダウン
はやく
おそく
ピッ
短気で失敗する人も一呼吸置きましょう
…まあ怒鳴っても仕方がないか
落ちつこう
病院などではソーシャルスキルトレーニングというコミュニケーション技術を訓練するプログラムもあります
SST

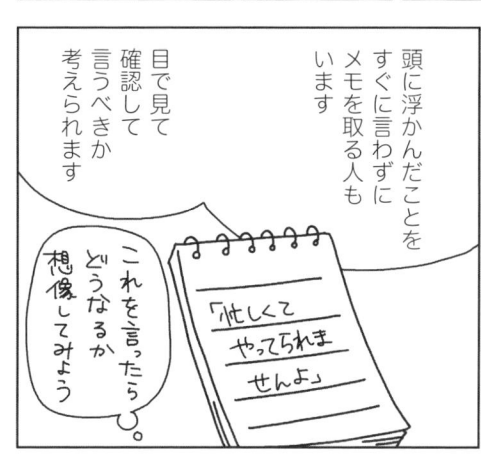

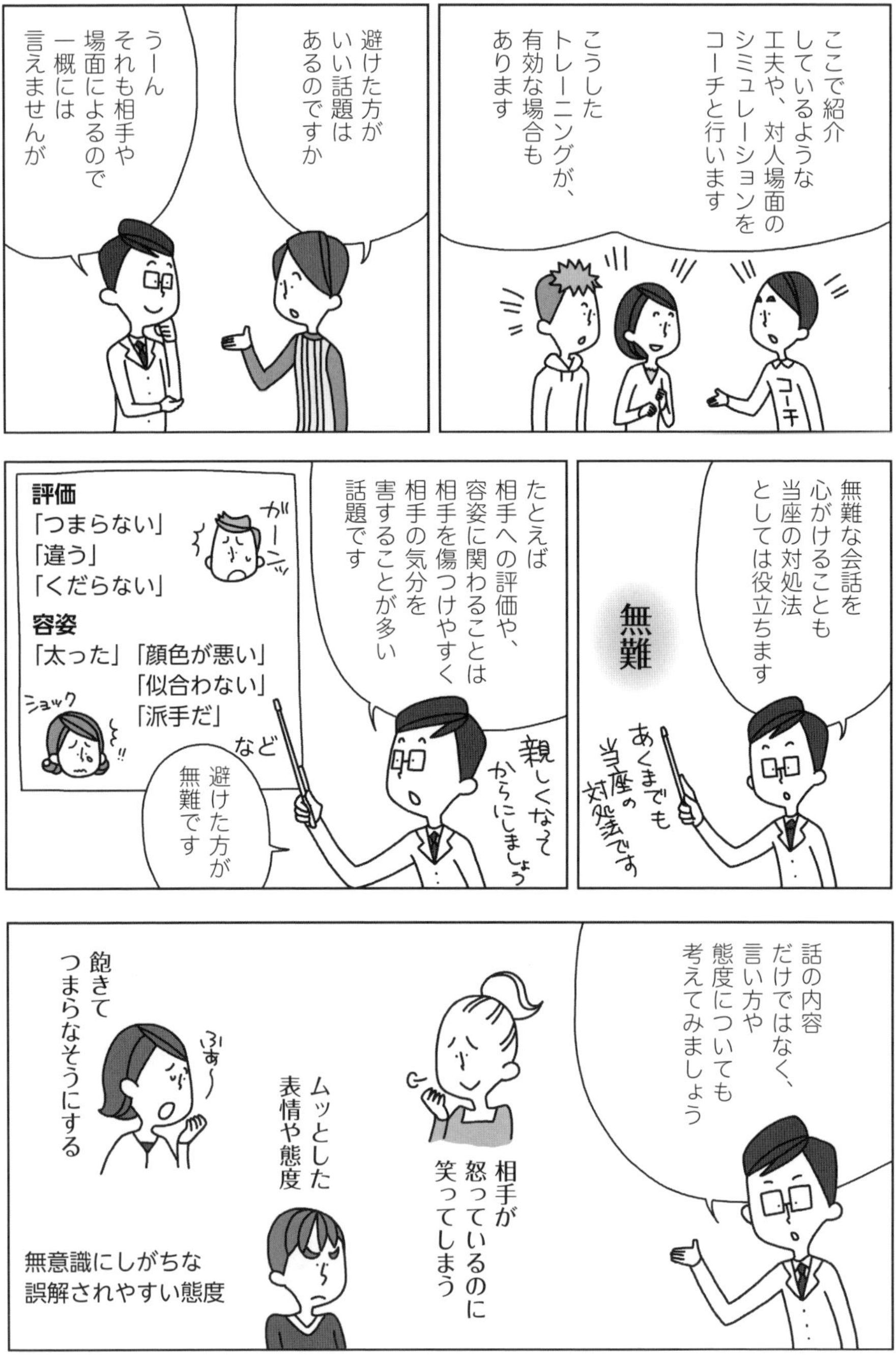
ここで紹介しているような工夫や、対人場面のシミュレーションをコーチと行います
こうしたトレーニングが、有効な場合もあります
コーチ
避けた方がいい話題はあるのですか
うーん それも相手や場面によるので一概には言えませんが
無難な会話を心がけることも当座の対処法としては役立ちます
無難
あくまでも当座の対処法です
たとえば相手への評価や、容姿に関わることは相手を傷つけやすく相手の気分を害することが多い話題です
親しくなってからにしましょう
評価
「つまらない」
「違う」
「くだらない」
ガーン
容姿
「太った」「顔色が悪い」
「似合わない」
「派手だ」
ショック
など
避けた方が無難です
話の内容だけではなく、言い方や態度についても考えてみましょう
相手が怒っているのに笑ってしまう
ムッとした表情や態度
飽きてつまらなそうにする
ふあ〜
無意識にしがちな誤解されやすい態度

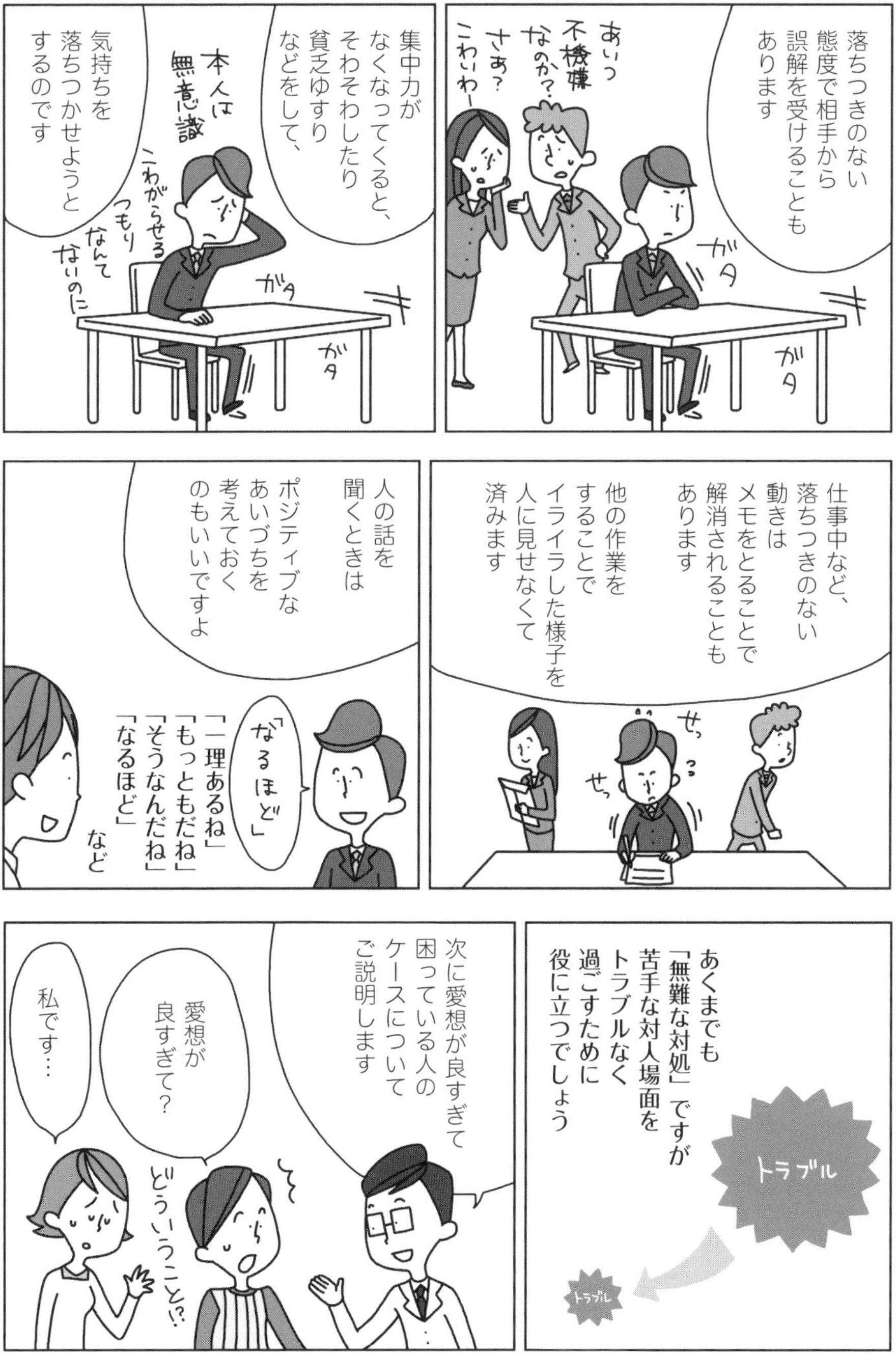

落ちつきのない態度で相手から誤解を受けることもあります
あいつ不機嫌なのか？
さあ？こわいわー
ガタ
ガタ
集中力がなくなってくると、そわそわしたり貧乏ゆすりなどをして、
本人は無意識
気持ちを落ちつかせようとするのです
こわがらせるつもりなんてないのに
ガタ
ガタ
仕事中など、落ちつきのない動きはメモをとることで解消されることもあります
他の作業をすることでイライラした様子を人に見せなくて済みます
せっ
せっ
人の話を聞くときはポジティブなあいづちを考えておくのもいいですよ
「なるほど」
「一理あるね」「もっともだね」「そうなんだね」「なるほど」など
あくまでも「無難な対処」ですが苦手な対人場面をトラブルなく過ごすために役に立つでしょう
トラブル
トラブル
次に愛想が良すぎて困っている人のケースについてご説明します
愛想が良すぎて？
私です……
どういうこと⁉

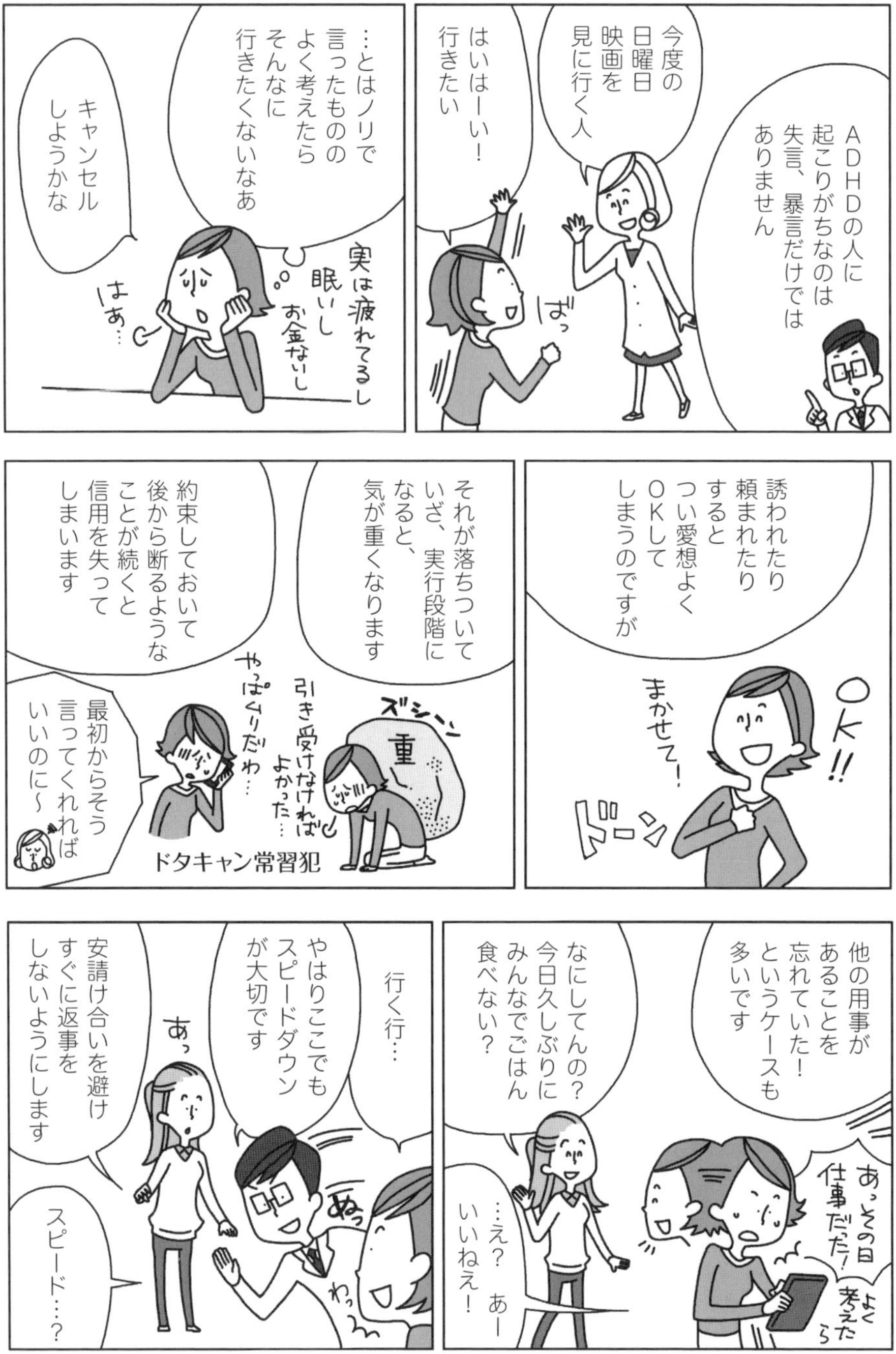
ADHDの人に起こりがちなのは失言、暴言だけではありません
今度の日曜日映画を見に行く人
はいはーい！行きたい
ばっ
…とはノリで言ったもののよく考えたらそんなに行きたくないなあ
実は疲れてるし眠いしお金ないし
キャンセルしようかな
はあ…
誘われたり頼まれたりするとつい愛想よくOKしてしまうのですが
OK!!
まかせて！
ドーン
それが落ちついていざ、実行段階になると、気が重くなります
約束しておいて後から断るようなことが続くと信用を失ってしまいます
ズシーン
重
引き受けなければよかった…
やっぱムリだわ…
最初からそう言ってくれればいいのに～
ドタキャン常習犯
他の用事があることを忘れていた！というケースも多いです
なにしてんの？今日久しぶりにみんなでごはん食べない？
…え？あーいいねえ！
あっその日仕事だった！
よく考えたら
行く行…
やはりここでもスピードダウンが大切です
あっ
ぬっ
わっ
安請け合いを避けすぐに返事をしないようにします
スピード…？

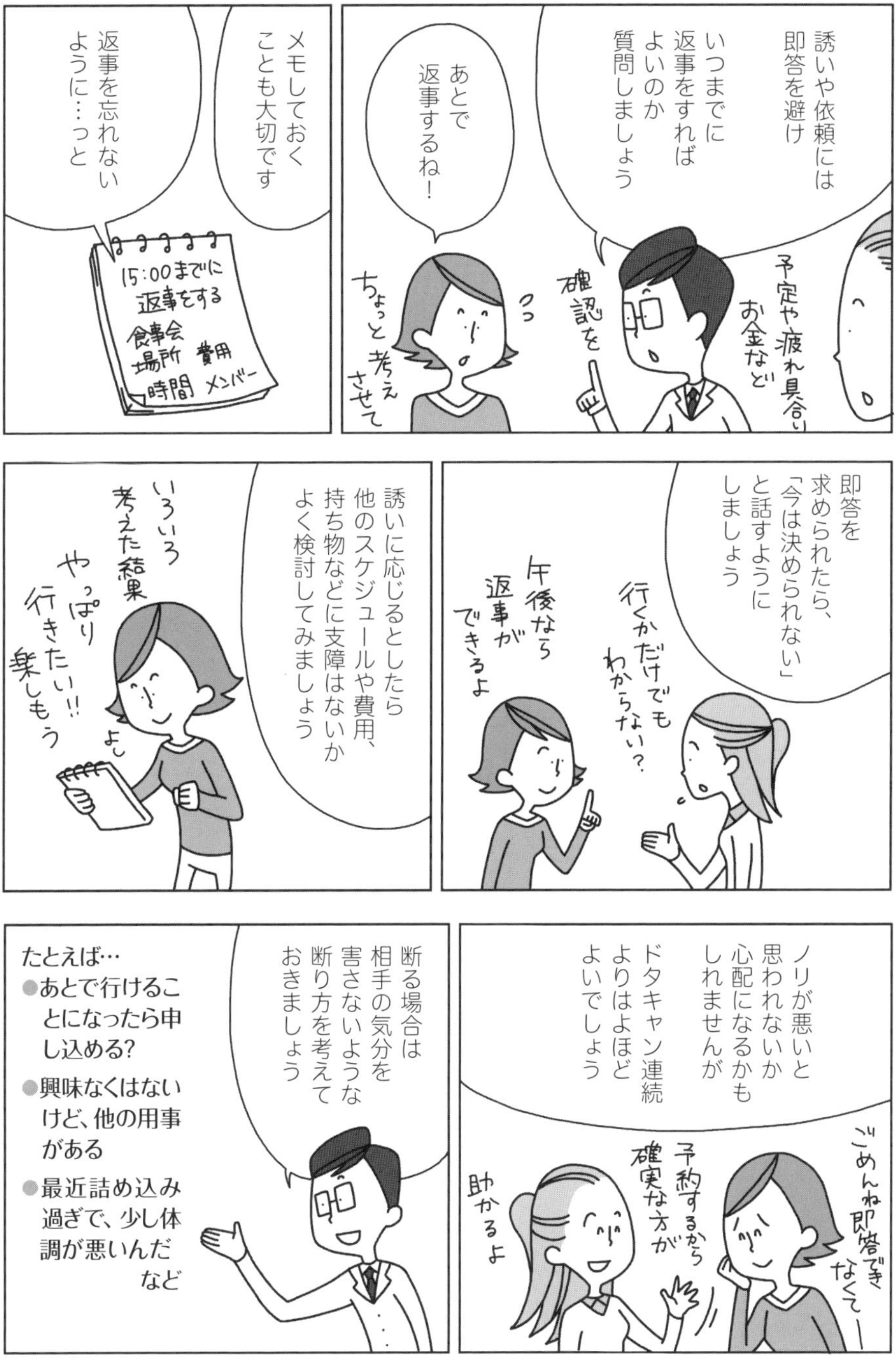

誘いや依頼には即答を避け いつまでに返事をすればよいのか質問しましょう
予定や疲れ具合い お金など 確認を
あとで返事するね!
ちょっと考えさせて
メモしておくことも大切です 返事を忘れないように…っと
15:00までに返事をする 食事会 場所 費用 時間 メンバー
即答を求められたら、「今は決められない」と話すようにしましょう
行くかだけでもわからない?
午後なら返事ができるよ
誘いに応じるとしたら他のスケジュールや費用、持ち物などに支障はないかよく検討してみましょう
いろいろ考えた結果 やっぱり行きたい!! 楽しもう
よし
ノリが悪いと思われないか心配になるかもしれませんが ドタキャン連続よりはよほどよいでしょう
ごめんね即答できなくて—
予約するから確実な方が助かるよ
断る場合は相手の気分を害さないような断り方を考えておきましょう
たとえば…
●あとで行けることになったら申し込める?
●興味なくはないけど、他の用事がある
●最近詰め込み過ぎで、少し体調が悪いんだ
など

失礼なことを言ってしまったと思ったら、くよくよ悩むより、率直に詫びる方がよいようです。

思いついたことを口走る、人の話を遮る、勝手に話題を変えるといったことで、周りの人を驚かせたり、怒らせたりしてしまうこともありますが、ADHDの方の合理的な考えや、割り切りは良い面もありますので、表現に慎重になれば良いでしょう。正直で、率直な面が評価される場面もあります。

表現に慎重になるためには、スピードダウンが不可欠です。

思いついてから5秒間は黙っている、話し出す前に前置きを言う、発言前にメモをとり書いた文字を目で見てから言う言わないを決めるなどの方法でトラブルを減らしている人がいます。まどろっこしいように感じますが、人間関係をこじらせた方が面倒だと考えてみてください。

多動から貧乏ゆすりや、声が大きくなるなどのクセがあらわれることがありますが、人によっては不快に感じます。なるべく表面に出さないように改善しましょう。

貧乏ゆすりは、ADHDに限らず直しにくいクセです。無理に直そうとすると、他の動作があらわれることがありますので、少し心がける程度にしましょう。薬物治療で改善されることもあります。また、会議中の貧乏ゆすりに悩んでいた人が、意識的にメモをとったり、資料をめくったりすることで、軽減したという例もあります。

また社交的でノリの良い人に多いのですが、安請け合いが後々自分を苦しめることがあります。お誘いや頼みごとを受けたときに調子よく承諾してしまうのですが、後から実は気が進まなかったり、なにかしら都合が悪かったことに気づいたりするのです。無理をしてもよくありませんし、後からキャンセルすることがたびたびあると信用にもかかわりますので、予定を打診されても即答を避け、いつまでに返事をすれば良いかを聞くようにしましょう。

一呼吸おいて、時間に空きがあるか、費用が掛かりすぎないか、体力的に無理がないか、本当に参加すべきか、よく検討してから返事をするようにしましょう。

ポイント

- 失礼なことを言ってしまった時は率直に詫び、長く悩まない
- スピードダウンを心がける
- 誘いや頼みごとを受けたときは即答しない

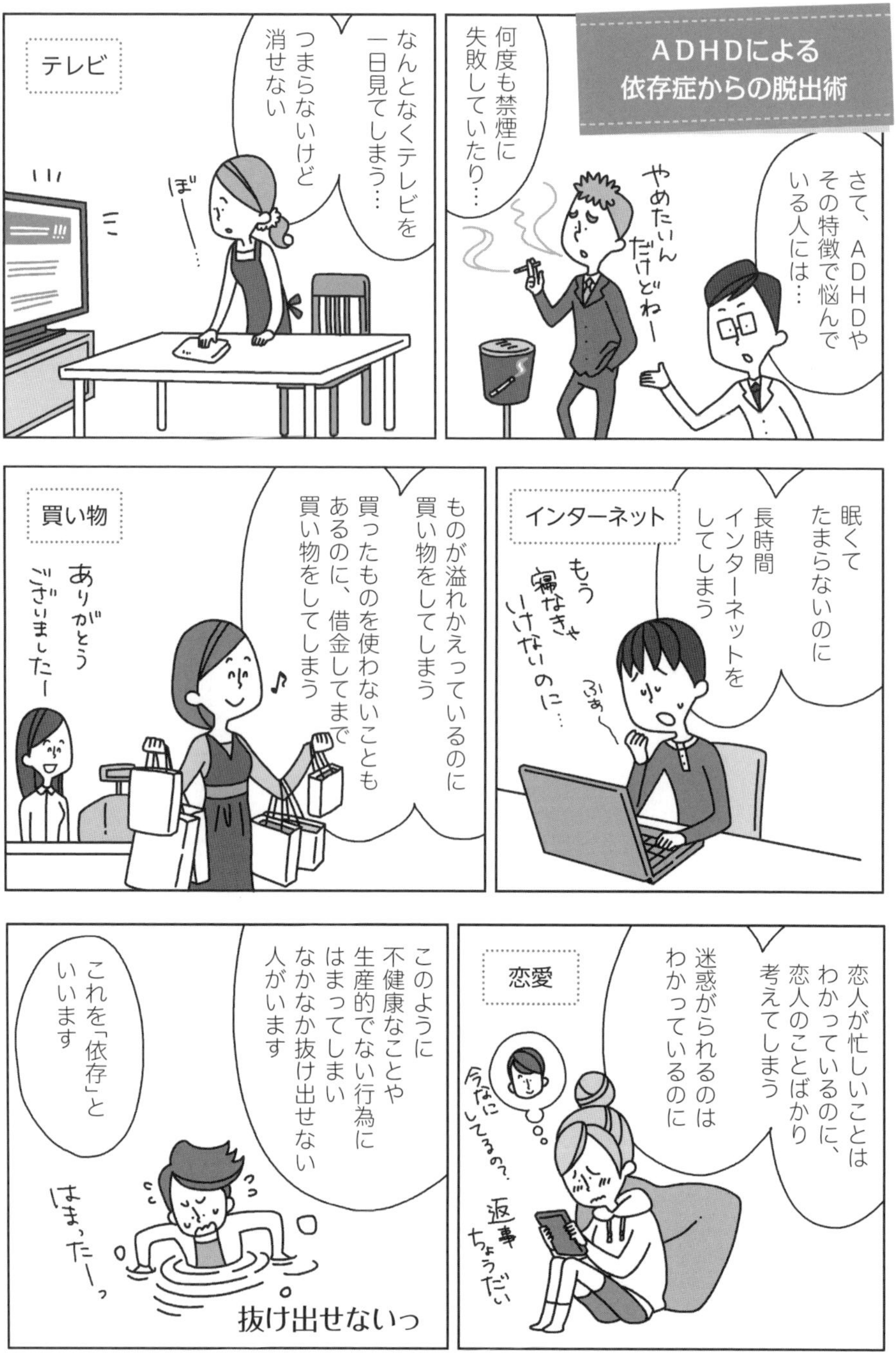
ADHDによる
依存症からの脱出術
さて、ADHDやその特徴で悩んでいる人には…
やめたいんだけどねー
何度も禁煙に失敗していたり…
テレビ
なんとなくテレビを一日見てしまう…
つまらないけど消せない
ぼー…
インターネット
眠くてたまらないのに長時間インターネットをしてしまう
もう寝なきゃいけないのに…
ふぁ〜
買い物
ものが溢れかえっているのに買い物をしてしまう
買ったものを使わないこともあるのに、借金してまで買い物をしてしまう
ありがとうございましたー
恋愛
恋人が忙しいことはわかっているのに、恋人のことばかり考えてしまう
迷惑がられるのはわかっているのに
今なにしてるの?
返事ちょうだい
このように不健康なことや生産的でない行為にはまってしまいなかなか抜け出せない人がいます
これを「依存」といいます
はまったーっ
抜け出せないっ

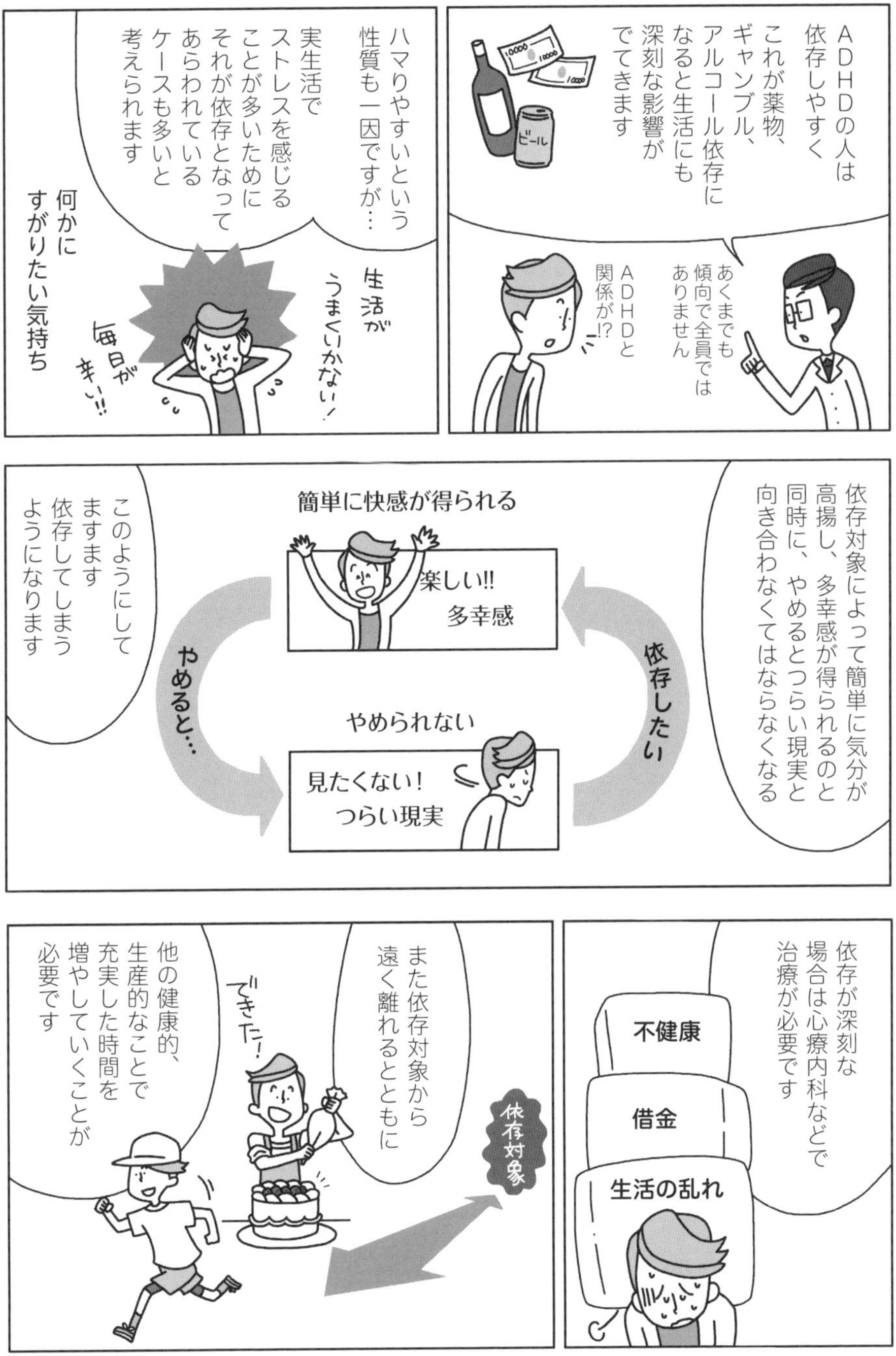

ADHDの人は依存しやすくこれが薬物、ギャンブル、アルコール依存になると生活にも深刻な影響がでてきます
ビール
あくまでも傾向で全員ではありません
ADHDと関係が!?
ハマりやすいという性質も一因ですが…
実生活でストレスを感じることが多いためにそれが依存となってあらわれているケースも多いと考えられます
生活がうまくいかない!
毎日が辛い!!
何かにすがりたい気持ち
依存対象によって簡単に気分が高揚し、多幸感が得られるのと同時に、やめるとつらい現実と向き合わなくてはならなくなる
簡単に快感が得られる
楽しい!!
多幸感
依存したい
やめられない
見たくない!
つらい現実
やめると…
このようにしてますます依存してしまうようになります
依存が深刻な場合は心療内科などで治療が必要です
不健康
借金
生活の乱れ
また依存対象から遠く離れるとともに
依存対象
できた!
他の健康的、生産的なことで充実した時間を増やしていくことが必要です

依存には衝動性や、がまんが苦手という特性がかかわっていると考えられます。また、生きづらさからストレスを多く抱え、そうしたことからの防衛行動として対象に没頭することも原因と考えられます。健康を害したり、仕事に支障を来したり、過剰にお金を使ってしまったりすることで困っている人は少なくありません。

依存症はまず依存している現実をきちんと認識すること、改善しようと決意すること、また依存対象に近づかない環境を作ることが大切です。

依存対象から遠ざかると同時に、他の健康的な趣味や、運動などを行う時間を増やすようにするといいでしょう。

依存症は本人の意思の力だけで克服するのは困難です。一つがまんしてもまた別の依存症に苦しむこともあります。依存症対策には、専門の医療機関、また患者を支援する団体などがありますので、主治医に紹介してもらうのも良いでしょう。

ポイント

- 依存を認識し、改善しようと決意し、依存対象を遠ざける
- 他の健康的な趣味や習慣を行う時間を増やす
- 自分だけで悩まない

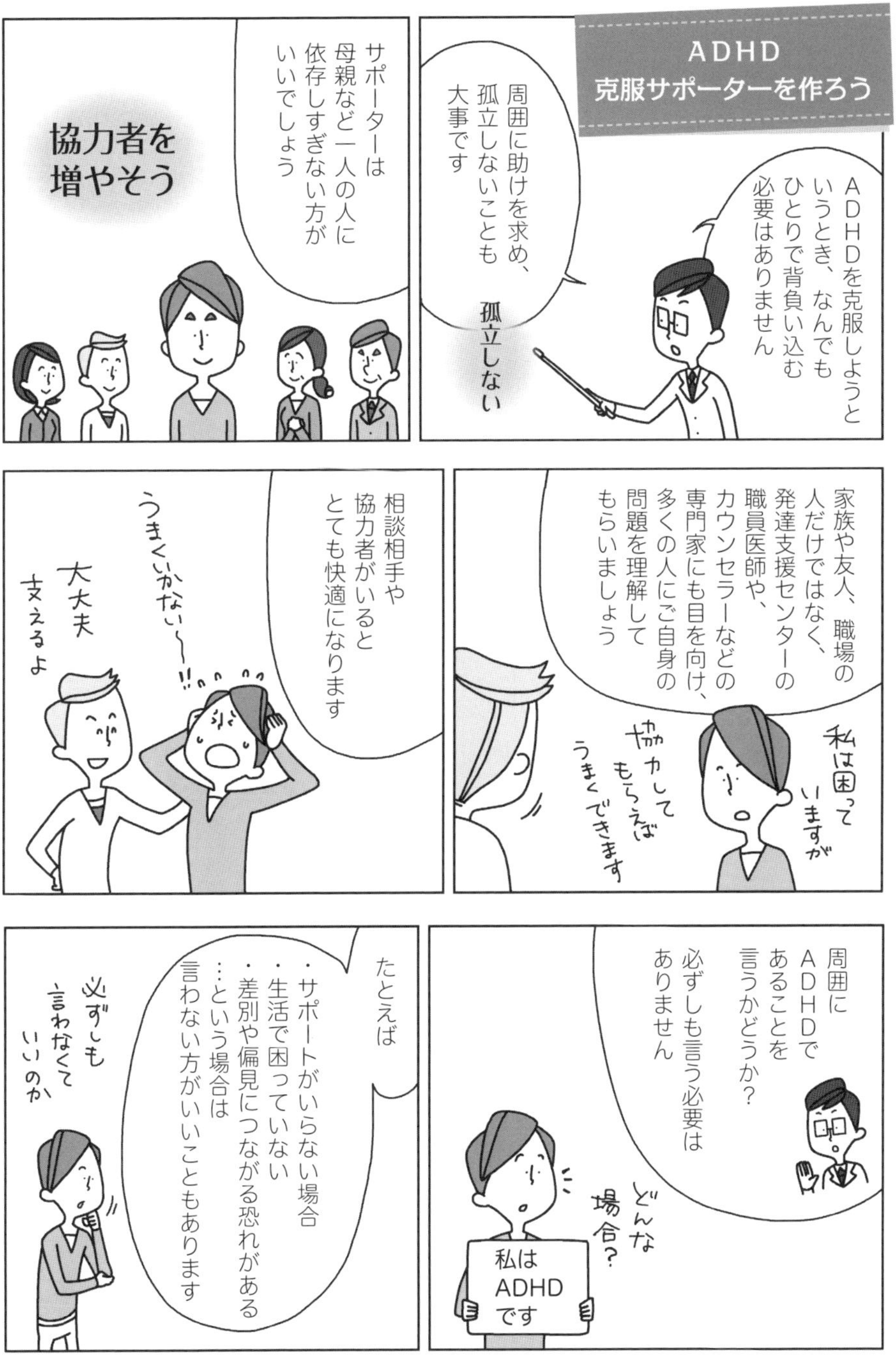
ADHD
克服サポーターを作ろう
ADHDを克服しようというとき、なんでもひとりで背負い込む必要はありません
周囲に助けを求め、孤立しないことも大事です
孤立しない
サポーターは母親など一人の人に依存しすぎない方がいいでしょう
協力者を増やそう
家族や友人、職場の人だけではなく、発達支援センターの職員医師や、カウンセラーなどの専門家にも目を向け、多くの人にご自身の問題を理解してもらいましょう
私は困っていますが
協力してもらえばうまくできます
相談相手や協力者がいるととても快適になります
うまくいかない～!!
大丈夫 支えるよ
周囲にADHDであることを言うかどうか？
必ずしも言う必要はありません
どんな場合？
私はADHDです
たとえば
・サポートがいらない場合
・生活で困っていない
・差別や偏見につながる恐れがある
…という場合は言わない方がいいこともあります
必ずしも言わなくていいのか

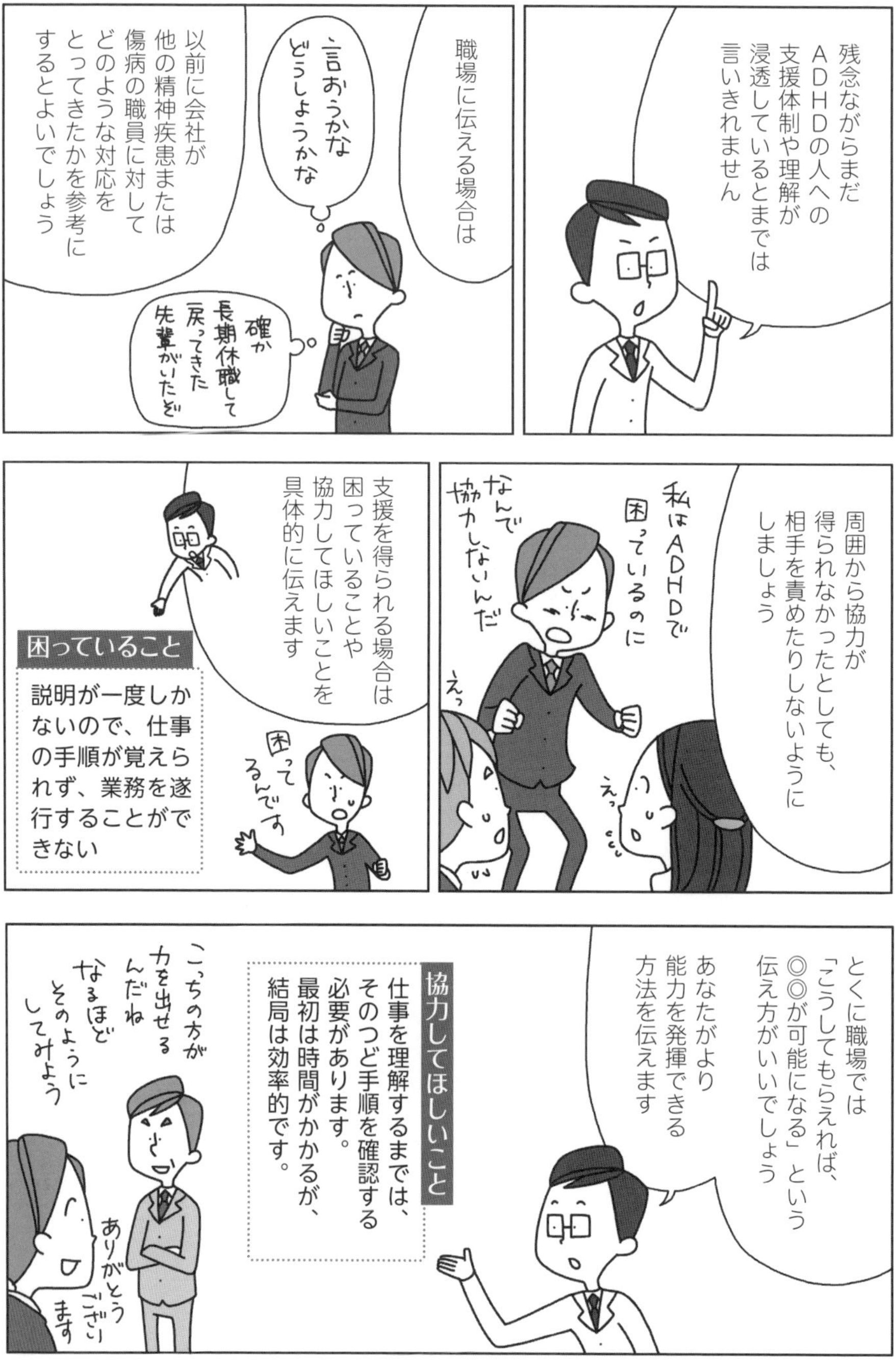

残念ながらまだ
ADHDの人への
支援体制や理解が
浸透しているとまでは
言いきれません
職場に伝える場合は
言おうかな
どうしようかな
以前に会社が他の精神疾患または傷病の職員に対してどのような対応をとってきたかを参考にするとよいでしょう
確か長期休職して戻ってきた先輩がいたぞ
周囲から協力が得られなかったとしても、相手を責めたりしないようにしましょう
私はADHDで困っているのに
なんで協力しないんだ
えっ
えっ…
支援を得られる場合は困っていることや協力してほしいことを具体的に伝えます
困ってるんです
困っていること
説明が一度しかないので、仕事の手順が覚えられず、業務を遂行することができない
とくに職場では「こうしてもらえれば、◎◎が可能になる」という伝え方がいいでしょう
あなたがより能力を発揮できる方法を伝えます
協力してほしいこと
仕事を理解するまでは、そのつど手順を確認する必要があります。最初は時間がかかるが、結局は効率的です。
こっちの方が力を出せるんだね
なるほど そのようにしてみよう
ありがとうございます

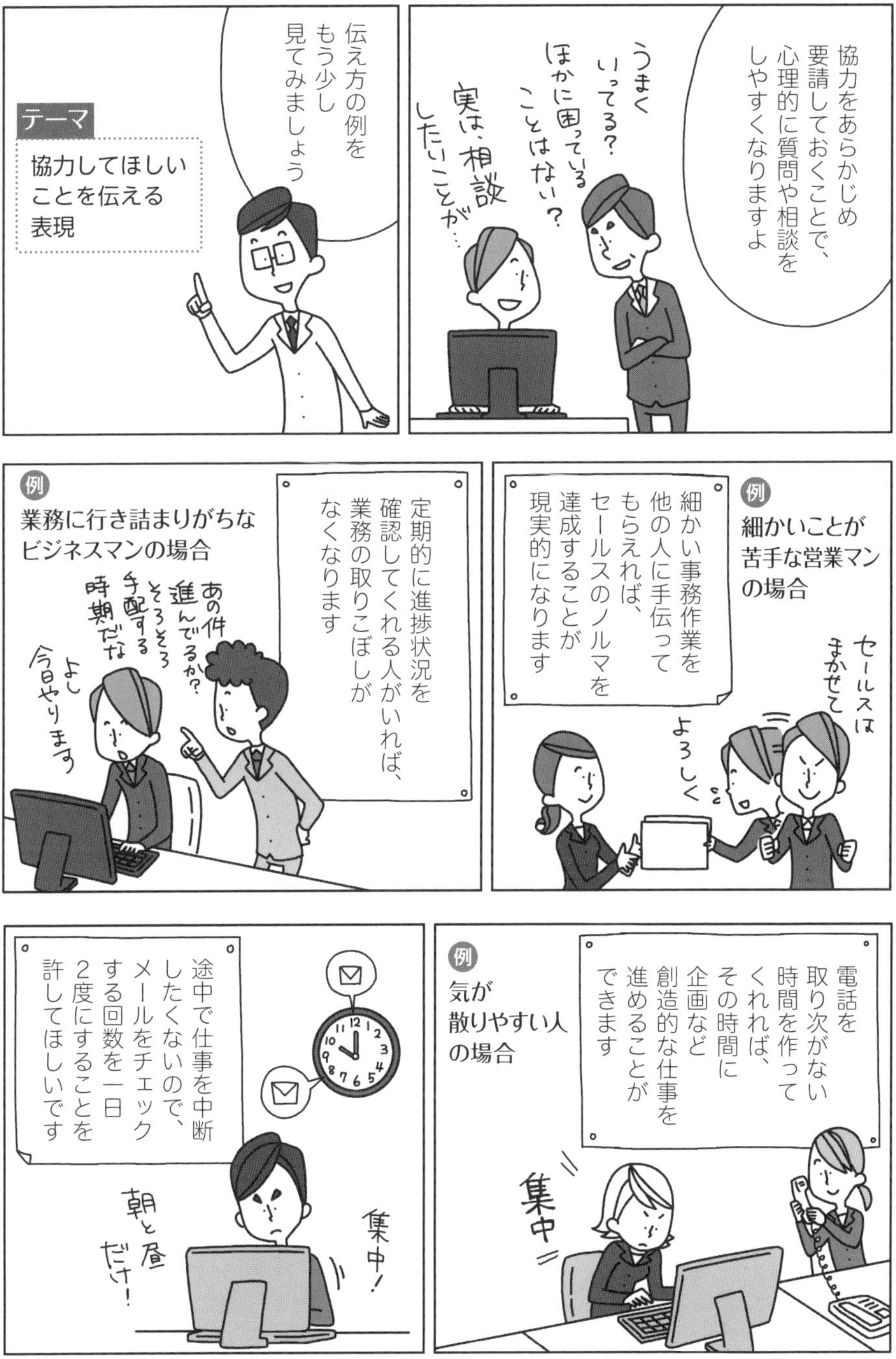
協力をあらかじめ要請しておくことで、心理的に質問や相談をしやすくなりますよ
うまくいってる？ほかに困っていることはない？
実は、相談したいことが…
伝え方の例をもう少し見てみましょう
テーマ
協力してほしいことを伝える表現
例
細かいことが苦手な営業マンの場合
細かい事務作業を他の人に手伝ってもらえれば、セールスのノルマを達成することが現実的になります
セールスはまかせて
よろしく
例
業務に行き詰まりがちなビジネスマンの場合
定期的に進捗状況を確認してくれる人がいれば、業務の取りこぼしがなくなります
あの件進んでるか？
そろそろ手配する時期だな
よし今日やります
例
気が散りやすい人の場合
電話を取り次がない時間を作ってくれれば、その時間に企画など創造的な仕事を進めることができます
集中
途中で仕事を中断したくないので、メールをチェックする回数を一日2度にすることを許してほしいです
集中！
朝と昼だけ！

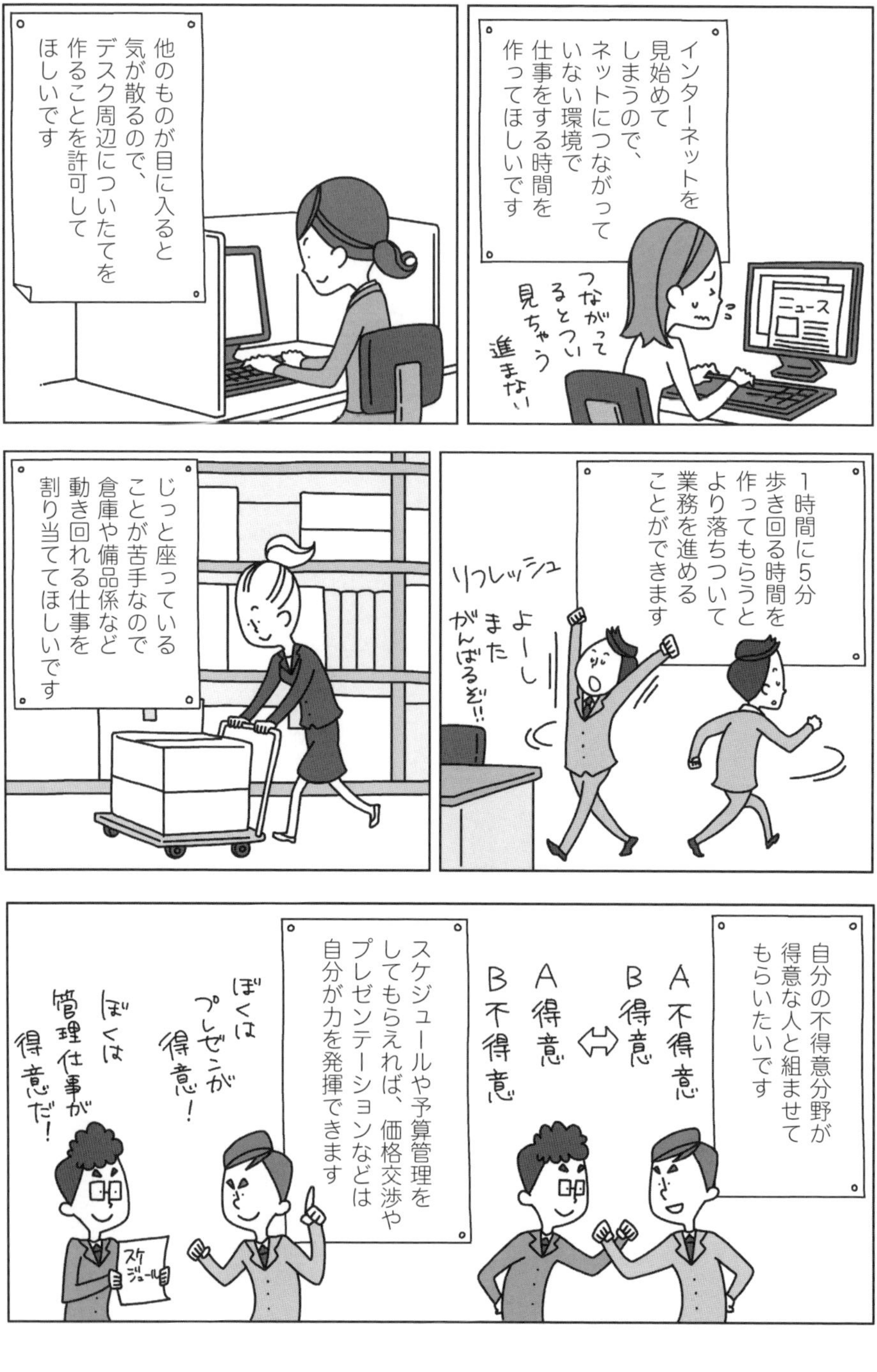
インターネットを見始めてしまうので、ネットにつながっていない環境で仕事をする時間を作ってほしいです
ニュース
つながってるとつい見ちゃう
進まない
他のものが目に入ると気が散るので、デスク周辺についたてを作ることを許可してほしいです
1時間に5分歩き回る時間を作ってもらうとより落ちついて業務を進めることができます
リフレッシュ
よーし
またがんばるぞ!!
じっと座っていることが苦手なので倉庫や備品係など動き回れる仕事を割り当ててほしいです
自分の不得意分野が得意な人と組ませてもらいたいです
A 不得意
B 得意
⇔
A 得意
B 不得意
スケジュールや予算管理をしてもらえれば、価格交渉やプレゼンテーションなどは自分が力を発揮できます
ぼくはプレゼンが得意!
ぼくは管理仕事が得意だ!
スケジュール

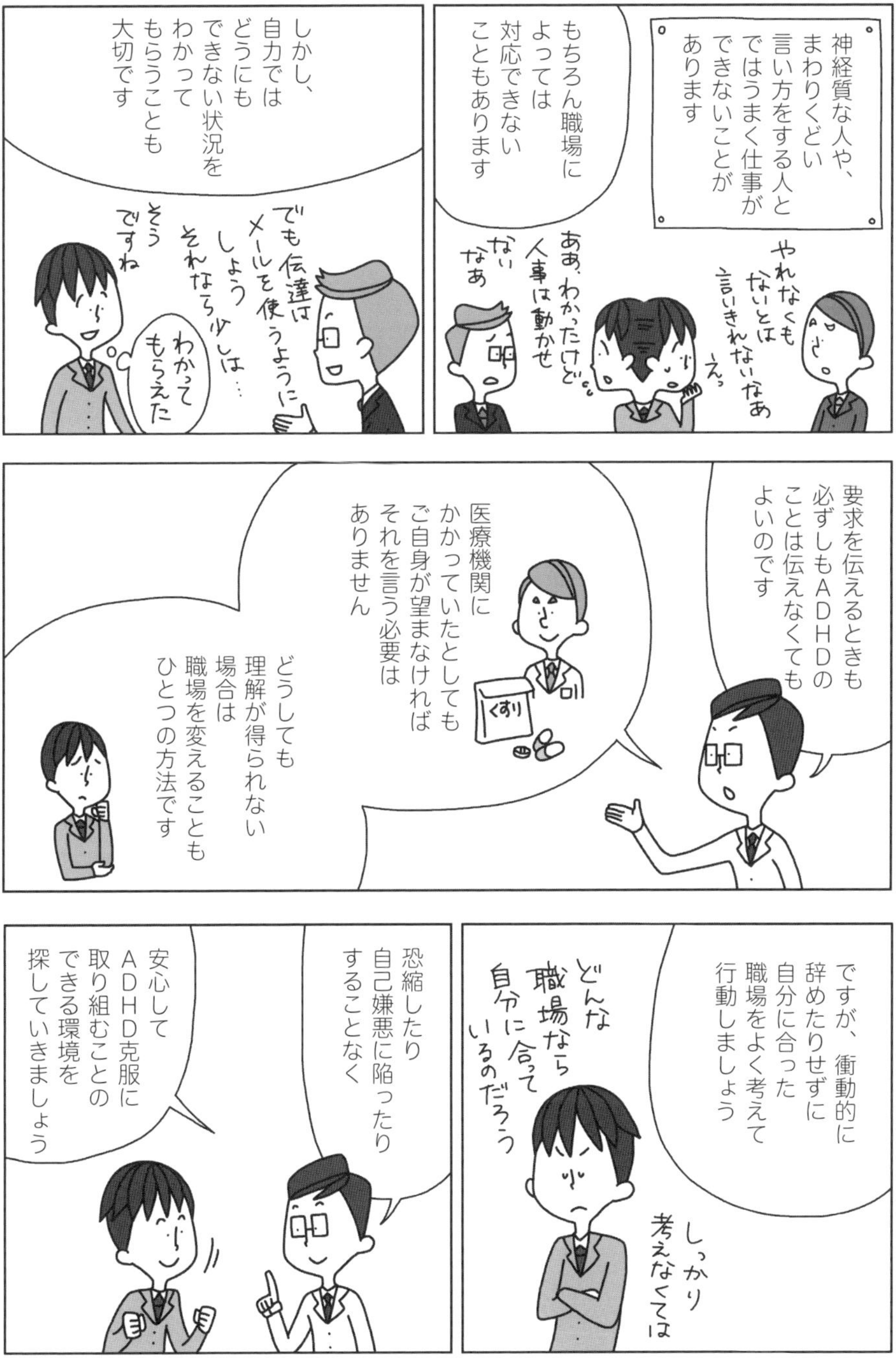
神経質な人や、まわりくどい言い方をする人とではうまく仕事ができないことがあります
やれなくもないとは言いきれないなあ
えっ
もちろん職場によっては対応できないこともあります
ああ、わかったけど人事は動かせないなあ
しかし、自力ではどうにもできない状況をわかってもらうことも大切です
でも伝達はメールを使うようにしようそれなら少しは…
そうですね
わかってもらえた
要求を伝えるときも必ずしもADHDのことは伝えなくてもよいのです
医療機関にかかっていたとしてもご自身が望まなければそれを言う必要はありません
くすり
どうしても理解が得られない場合は職場を変えることもひとつの方法です
ですが、衝動的に辞めたりせずに自分に合った職場をよく考えて行動しましょう
どんな職場なら自分に合っているのだろう
しっかり考えなくては
恐縮したり自己嫌悪に陥ったりすることなく
安心してADHD克服に取り組むことのできる環境を探していきましょう

自分がＡＤＨＤであることを周囲に伝えるかどうかは、あなたが決めてよいことです。
その際は、

- **その情報をオープンにして理解が得られるか？**
- **ＡＤＨＤへの支援を考慮してもらえるか？**
- **偏見を引き起こさないか？**

という点について、事前によく検討しましょう。これらがクリアされなければ、ＡＤＨＤであることを告げるメリットはないかもしれません。

もし告げるとしたら

- **知能や善意、良心には問題がない**
- **病気ゆえに苦手なことがある**
- **これまでに病気が原因で失敗したことがあったが、改善するために努力している**
- **協力を得ることでよりうまく行く**

ということを伝えましょう。
必要なことを伝えられれば、遺伝性があることや、薬を常用していることなど詳細をすべて言う必要はありません。
そのうえで、事前にまとめておいた具体的な要請事項を伝えます。
たとえば、

- スケジュールについてリマインダーを設定する
- 集中したいときに耳栓やヘッドホンを使用させてほしい
- 電話を取り次がない時間帯を作ってほしい
- パーテーション、ついたてを設置してほしい
- 神経質な同僚・上司との人員配置を考慮してほしい
- ミスをしたときは感情的にならず、改善点について前向きに話し合うようにしてほしい
- 仕事の指示を具体的にしてほしい

などです。

残念ながら現在の社会環境では、十分な協力が、当然のように得られるわけではないでしょう。また、あなたが接している相手にも、自分の時間や人的リソースを、自分や他の目的のために使う権利があることを理解しておかなくてはなりません。そして人は傍目に見えるより、余裕がない場合もあります。

慎重に考えたうえでADHDであることを告げたにもかかわらず協力が得られず、その後偏見に悩まされたという人もいます。

しかし、ADHDを理解してくれる人のサポートを受けられるとたいへん心強いです。あくまでも行動を変えていくのは自分ですから、人任せにしてばかりではいけませんが、主体的に問題解決できるように、

- **スケジュール通りに行動できているか定期的に声をかけてもらう**
- **寝不足が続く、机の上が散らかるなど、悪い状況に近づいているときは指摘してもらう**
- **落ち込みそうなときに励ましてもらう**

など、あなたの長期的な取り組みが続けられるようなサポートをしてもらうとよいでしょう。

成人期ADHDを理解してもらうために、この本を読んでもらうこともよいでしょう。2章の事例などで、あなたが困っているトラブルに近いものがあれば、それを読んでもらって「このマンガと同じようなことを感じている」「このマンガではこうだが、自分はこうである」などと伝えると、悩みを共有しやすくなります。

第4章

ＡＤＨＤを病院で治療する

ＡＤＨＤは病院で治療をすることができます。またＡＤＨＤから他の病気を合併することもありますし、ＡＤＨＤと似た他の病気である場合もあるので、自己判断はせず病院で診察を受けることをお勧めします。

この章では、病院で受ける検査や、診断、治療についてご説明します。

ＡＤＨＤの治療

ＡＤＨＤで受診する

ＡＤＨＤの治療を受けるためには心療内科または精神科、精神神経科を受診します。最近ではＡＤＨＤの専門科を設けている医療機関もあります。ほかには、小児科と標榜されていても、発達障害を診ている医療機関であれば、大人のＡＤＨＤに対応している場合があります。予約の際、成人期ＡＤＨＤに対応しているかを確認してから受診するとよいでしょう。

また、そうした診療科が身近にない場合や、見つけられない場合は、地域の保健所、発達支援センターに相談するとよいでしょう。ほとんどの自治体では発達障害の人の生活や就労を支援する窓口を設けており、相談や、医療機関の紹介などを行っています。

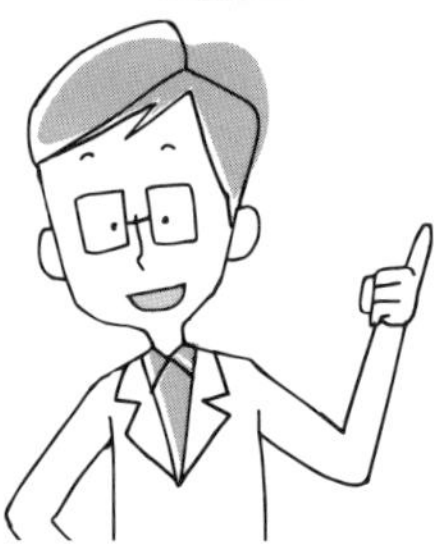

初めて受診するとき

ＡＤＨＤの症状に心当たりがあって受診する際は、まずは問診で普段の生活で困難に感じていることを話します。事前にメモしていくとよいでしょう。

またＷＨＯ（世界保健機関）で公開している成人期のＡＤＨＤの自己記入式症状チェックリスト（ASRS-v1.1　149ページ）も、事前にＡＤＨＤの該当症状をチェックして、医師との面接の際に症状を伝えるのに役立ちます。事前にチェックして、受診の際に持参するとよいでしょう。

併せて生活環境や、生活習慣、仕事の内容、健康状態、また自分の関心が高いことや、得意なことなどを話します。

ＡＤＨＤの可能性が高い場合、子どもの頃の様子も参考になります。家族に子どもの頃の様子を聞いていくとよいでしょう。不注意、多動、衝動性がいつ頃からあらわれていたか、自覚されていたか、という点に注目します。母子手帳、子どもの頃の連絡帳や、成績表などが参考になる場合もあるようです。

パートB

	質問	全くない	めったにない	時々	頻繁	非常に頻繁
7	つまらない、あるいは難しい仕事をする際に、不注意な間違いをすることが、どのくらいの頻度でありますか。					
8	つまらない、あるいは単調な作業をする際に、注意を集中し続けることが困難なことが、どのくらいの頻度でありますか。					
9	直接話しかけられているにもかかわらず、話に注意を払うことが困難なことはどのくらいの頻度でありますか。					
10	家や職場に物を置き忘れたり、物をどこに置いたかわからなくなって探すのに苦労したことが、どのくらいの頻度でありますか。					
11	外からの刺激や雑音で気が散ってしまうことが、どのくらいの頻度でありますか。					
12	会議などの着席していなければならない状況で、席を離れてしまうことが、どのくらいの頻度でありますか。					
13	落ち着かない、あるいはソワソワした感じが、どのくらいの頻度でありますか。					
14	時間に余裕があっても、一息ついたり、ゆったりとくつろぐことが困難なことがどのくらいの頻度でありますか。					
15	社交的な場面でしゃべりすぎてしまうことが、どのくらいの頻度でありますか。					
16	会話を交わしている相手が話し終える前に会話をさえぎってしまったことが、どのくらいの頻度でありますか。					
17	順番待ちしなければならない場合に、順番を待つことが困難なことが、どのくらいの頻度でありますか。					
18	忙しくしている人の邪魔をしてしまうことが、どのくらいの頻度でありますか。					

成人期のADHDの自己記入式症状チェックリスト（ASRS-v1.1）

次のパートAおよびBのすべての質問に答えてください。質問に答える際は、過去6ヵ月間におけるあなたの感じ方や行動を最もよく表す欄にチェック印を付けてください。

医師に面談する際にこれを持参し、回答結果について相談してください。

パートA

	質問	全くない	めったにない	時々	頻繁	非常に頻繁
1	物事を行なうにあたって、難所は乗り越えたのに、詰めが甘くて仕上げるのが困難だったことが、どのくらいの頻度でありますか。					
2	計画性を要する作業を行なう際に、作業を順序だてるのが困難だったことが、どのくらいの頻度でありますか。					
3	約束や、しなければならない用事を忘れたことが、どのくらいの頻度でありますか。					
4	じっくりと考える必要のある課題に取り掛かるのを避けたり、遅らせたりすることが、どのくらいの頻度でありますか。					
5	長時間座っていなければならない時に、手足をそわそわと動かしたり、もぞもぞしたりすることが、どのくらいの頻度でありますか。					
6	まるで何かに駆り立てられるかのように過度に活動的になったり、何かせずにいられなくなることが、どのくらいの頻度でありますか。					

正確な診断のために

●ウェクスラー式知能検査

問診に加えて、脳の萎縮や、血栓など他の病気がないかを調べるために、Ｘ線検査や血液検査を行います。服用している薬や治療中の傷病があれば正しく伝えます。

ＡＤＨＤの診断は非常に難しく、いわゆる見落としや、誤診も少なくありません。アルコール依存症、パーソナリティ障害、双極性障害《そうきょくせいしょうがい》（躁《そう》うつ病）、不安症など他の精神疾患にＡＤＨＤが隠れて、見落とされている場合があります。精神疾患の裏にＡＤＨＤが存在しないか目を向けてみることが必要です。

また、ＡＤＨＤが広く知られるようになると同時に、他の精神疾患をＡＤＨＤだと誤診してしまうケースも増えています。ぼーっとするような注意散漫な症状をＡＤＨＤだと思っていたら、統合失調症など他の精神疾患であったということもあります。

こうした他の病気との鑑別を行い、より確実な診断を行うために、問診や、前述のような検査に併せて、ウェクスラー式の知能検査（ＷＡＩＳ：Wechsler Adult Intelligence Scale）などを行うこともあります。

ADHDの受診・診断・治療

受診

精神科、心療内科、神経内科、小児科など

きっかけ

- 本人や家族が気づいて受診
- 発達支援センターなどで受診を勧められる
- 他の病気の受診によって発覚　など

検査・診断

- 症状や生活への影響を聞き取り
- 他の病気との鑑別
- 併存障害と二次障害の診断

問診、X線検査、血液検査、知能検査　など

まずは、ご自身の症状を知り、コントロールのための方法を考えましょう。

治療

- 必要に応じて薬物療法
- その他の治療・トレーニング
- 生活環境を整える
- 理解者、協力者を得る

治療開始後も、様子を見ながら適宜見直しを行います。

ひとりで問題を抱え込まず、必要なときには支援を求められるようにしましょう。

ウェクスラー式知能検査は、対象者の年齢によって、次の3種類に分かれています。

WAIS-Ⅲ：16歳～89歳（Wechsler Adult Intelligence Scale）

WISC-Ⅲ：6歳～16歳11ヶ月（Wechsler Adult Intelligence Scale）

WPPSI：3歳10ヶ月～7歳1ヶ月（Wechsler Preschool and Primary Scale of Intelligence）

ＷＡＩＳは2時間ほど、ＷＩＳＣは3時間ほどかかります。時間と手間がかかりますが、この検査によって、１５４～１５５ページの表のようなスコアを得ることができます。言語性、運動性それぞれの各項目について、ＩＱ（群指数：１００が平均となるように数値化される）を計測します。

このスコアを得ることで次のようなメリットがあります。

・比較することで臨床症状の裏づけになる。

症状の聞き取りでは、どうしても主観が入り、症状の訴えに偏りができてしまいます。知能検査の結果とそれらを照らし合わせることで、症状を多面的に評価することができ、誤診が減ります。またアスペルガー症候群など自閉症スペクトラムとの合併、鑑別もできるようになります。

・どのような能力に発達、未発達があるか知ることができる。

ＡＤＨＤのあらわれは、人それぞれで大きく異なるのが特徴です。言語性、運動性それぞれについて、詳しく能力を調べることができるので、得意分野、苦手分野がよくわかり、診断後の治療計画や、トレーニングなどの対策をたてやすくなります。

ＡＤＨＤは診断された後の対処がとても重要です。本人の知能検査スコアは、ＱＯＬの向上に非常に役立ちます。

・本人も家族も診断結果を受け入れやすくなる。

前述の通り、問診だけでＡＤＨＤを診断すると、不確実なものになる可能性があります。別の医療機関では別の診断が出ることもよくあることです。

またＡＤＨＤという診断について、誰もがすんなりと受け入れられるわけではなく、否認されるケースも少なくありません。知能検査も併せて行い、患者も自分自身のより客観的な検査スコアを知ることで、診断に対して納得しやすくなります。本人や家族が診断について納得できているかどうかは、薬物治療への取り組みにも影響します。

●WAIS（16歳～89歳対象）の診断スコア例

受検者　：□□□□□様　　性別：男
生年月日：19××年生　　年齢：二十代後半
検査日　：2015年○月○日

■WAIS-Ⅲプロフィール

	評価点合計	IQ/群指数	パーセンタイル順位	信頼区間 90%	記述分類
全検査（FIQ）	118	105	63	101-109	平均
言語性（VIQ）	62	102	57	98-108	平均
動作性（PIQ）	56	107	67	100-112	平均-平均の上
言語理解（VC）	38	112 ⊛ ⊛ ⊛	80	107-118	平均-平均の上
知覚統合（PO）	34	110 ⊛ ⊛	73	102-115	平均-平均の上
作動記憶（WM）	15	67 ＊	1	63-76	特に低い-境界線
処理速度（PS）	14	84	14	79-92	境界線-平均

＊印は指標間において統計的に有意な得点差があることを示します。
⊛は標準出現率15%以下の統計的に有位かつまれな得点差があることを示します。

■受検時の様子
この方は検査にとても協力的で真面目に取り組まれていました。

ADHDの人は、項目ごとにバラつきが大きいことが特徴です。とくに作動記憶（WM）、処理速度（PS）が低い傾向にあります。たとえば、全検査では平均であるのに、作動記憶と処理速度は平均よりも低い場合などです。

検査は時間がかかるため、数日に分けて行うことがあります。

ＡＤＨＤの診断は、問診、その他の検査と併せて総合的に行われます。この知能テストだけで、ＡＤＨＤを診断することはありません。

●WISC（6歳〜16歳11ヶ月対象）の診断スコア例

受検者　：□□□□□様　　性別：女
生年月日：20××年生　　年齢：十代前半
検査日　：2015年○月○日

指標	評価点合計	合成得点	パーセンタイル順位	信頼区間90%	記述分類
全検査（FSIQ）	100	100	50	95-105	平均
言語性（VCI）	32	104	61	94-105	平均
知覚推理（PRI）	34	109	72	101-115	平均-平均の上
ワーキングメモリー（WMI）	23	107	68	99-114	平均-平均の上
処理速度（PSI）	11	76	5	71-87	低い-平均の下

＊印は指標間において統計的に有意な得点差があることを示します。
⊛は標準出現率15%以下の統計的に有意かつまれな得点差があることを示します。

受検時の様子
この方は検査にとても協力的で真面目に取り組まれていました。

◆スコアの見方
パーセンタイル順位：100人中スコアが低い順に何位かを示しています。
信頼区間90％：90％の確率でそのスコアの範囲内にいるということを示しています。

IQ/群指数、合成得点の記述分類

割合（%）	2.2%	6.7%	16.1%	50%	16.1%	6.7%	2.2%
分類	特に低い	低い（境界線）	平均の下	平均	平均の上	高い	特に高い
IQ/群指数 合成得点の範囲	≦69	70-79	80-89	90-109	110-119	120-129	≧130

ＡＤＨＤと同時にあらわれる他の障害

ＡＤＨＤを診断するとき一緒に確認する必要があるのが併存障害と二次障害です。

併存障害とは、同時に存在する障害で、ＡＤＨＤには学習障害、発達性協調運動障害※、発達性言語障害※※、また自閉症スペクトラムなどが比較的多くみられます。

二次障害は、後から加わる障害で、ＡＤＨＤに対する不適切なケアや対処法、またＡＤＨＤが原因となって、生育過程で自己肯定感が低くなってしまったことなどが原因で生じることも多いです。二次障害に多いのは、抑うつ・不安神経症で、子ども時代には反抗挑戦性障害、行為障害（非行、反抗が度を越えている）などを経験していることもあります。

また、ＡＤＨＤの人には、薬物や、アルコール、ギャンブルなどの依存症を併せ持つ人も多く、これらの依存症については１３４ページでも詳しく説明しています。

※発達性協調運動障害：筋肉や神経、視覚・聴覚などに問題はないが、不器用であったり、運動が苦手といった症状をあらわす障害。
※※発達性言語障害：知的な問題はないが、発語、書字、読字などに遅れや困難がある。

治療の開始と目的

ＡＤＨＤの特性自体は治療で消失することはありません。ＡＤＨＤはあなたの特性とも捉えることができますが、その特性のためにご自分や周りの人が困難を感じている場合には、その特性と周囲の環境とのバランスを改善するために治療を行います。

この困難さや生きづらさを解消、軽減し、ＡＤＨＤを自身の特性としてつきあっていくスキルを身につけることが治療の目的と言えるでしょう。

治療は、薬物療法と、環境調整などの心理療法が中心です。生活環境や習慣をより健康的な状態にしていくことが大切です。ＡＤＨＤの症状を薬物療法で抑えることでそれが実現しやすくなる場合には、薬物療法を行います。

医療者と患者と一緒に十分な評価を行い、治療法を決定します。また、治療開始時はとくに、また治療開始後も様子を見ながら、適宜治療の効果を見直し、治療の内容を調整していくことが普通です。

薬による治療

心理社会的治療の効果や、周囲との状況から判断し、必要であれば薬による治療を組み合わせていきます。薬物治療では現在は、メチルフェニデート塩酸塩（製剤名：コンサータ）、アトモキセチン塩酸塩（製剤名：ストラテラ）が主流で、ＡＤＨＤの症状の70～80％に効果があるといわれています。

効果が期待できる症状には、衝動性が抑えられる、多動性が抑えられる、集中力が持続する、人の指示が聞ける、攻撃性が少なくなるなどがあります。

逆に薬物療法で改善しない症状には、学習障害、識字障害、理解力・思考力を求められる作業、社交性・社会性、読解力などがあげられています。

こうした症状が、ＡＤＨＤの多動性や集中力のなさなどが原因である場合は、薬物療法で症状を改善しつつ、適切なトレーニングも行うことで徐々に改善されます。

ＡＤＨＤ治療薬は、基本的に長時間作用するものが多く、朝服用することで日中のＡＤＨＤ症状を改善します。また新しい作用機序の薬も開発中で、近々アメリカで、また日本でも発売される見込みです。

ADHD治療に使われる薬

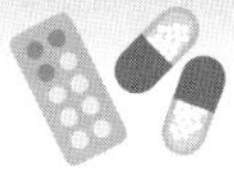

メチルフェニデート塩酸塩(製剤名コンサータ)

2007年12月発売 ヤンセンファーマ

ドーパミントランスポーターやノルアドレナリントランスポーターの働きを阻害して、再取り込みを防ぎ、ドーパミンとノルアドレナリンの量を増やします。

成分がゆっくり溶け出す徐放製剤のため、効果が長時間（12時間程度）続き、朝一度の服用で済みます。適正流通管理委員会に登録された医師、薬局のみが処方、調剤できるなど管理がより厳格です。効果の発現に2週間ほどかかるストラテラより、2日程度と効果が早くあらわれるといわれています。

アトモキセチン塩酸塩(製剤名ストラテラ)

2009年6月発売 イーライリリー

脳の前頭前野の神経終末にあるノルアドレナリントランスポーターの働きを阻害して再取り込みを防ぎ、ドーパミン、ノルアドレナリンの量を増やします（前頭前野ではノルアドレナリントランスポーターがドーパミンの再取り込みも行うため）。依存に関わる側坐核という部位を刺激しないので薬物依存の危険性が低いといわれています。

トランスポーターを阻害して、神経伝達物質の量を増やします

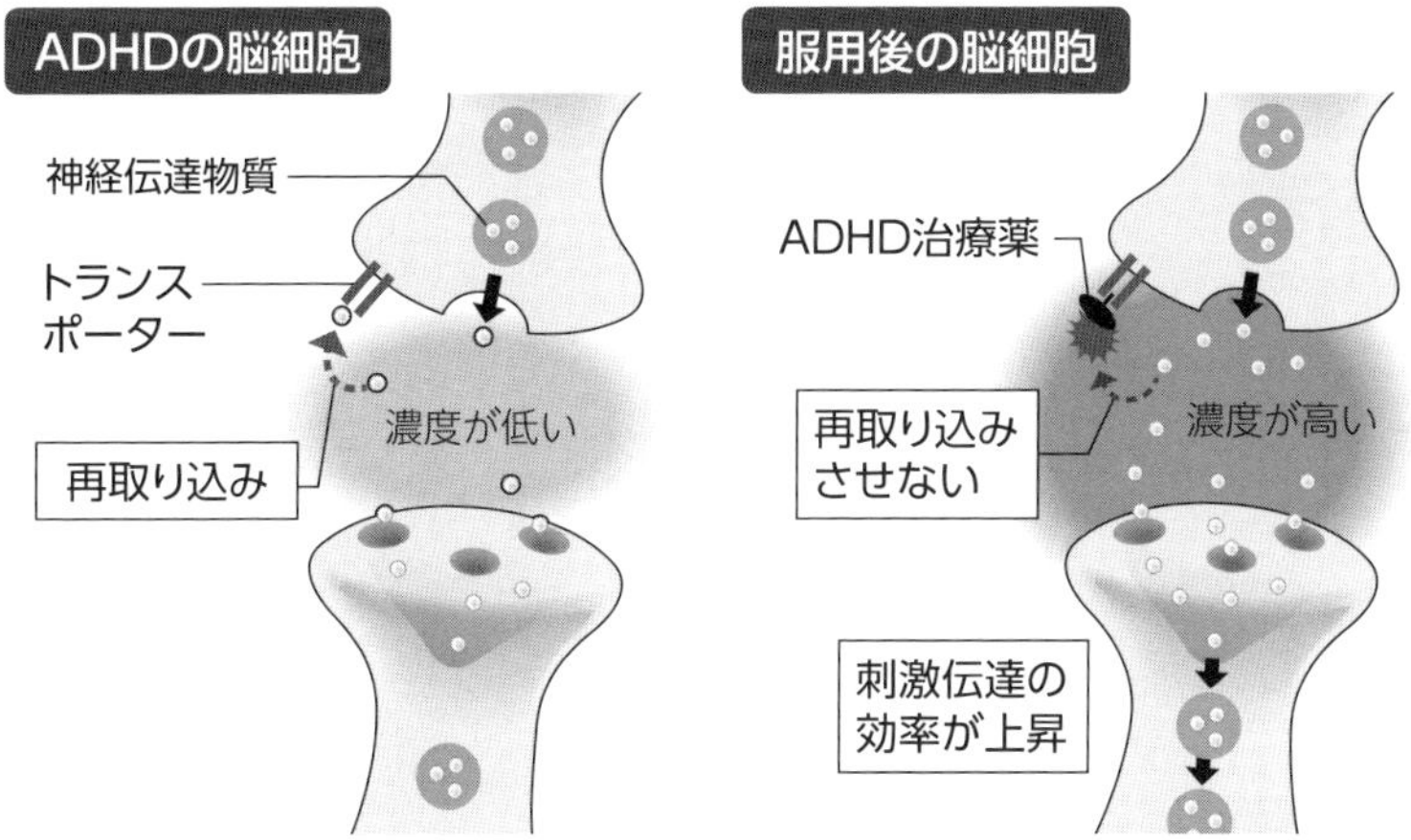
ADHDの脳細胞
神経伝達物質
トランスポーター
再取り込み
濃度が低い
服用後の脳細胞
ADHD治療薬
再取り込みさせない
濃度が高い
刺激伝達の効率が上昇

●ADHDの薬物療法　処方例

薬物療法を開始するときは、最初は少量で2、3日から1週間程度の短期間使用し、様子を見ながら量を調整していきます。

人によって効果のあらわれ方が大きく異なりますので、患者さんの方も、薬を飲んでどのような効果があらわれ、生活がどう変わったかを詳しく報告する必要があります。

起床、就寝時刻、薬を使用した量と時刻と、体調の変化を記録して報告できるようにしておきましょう。そして必ず医師の指示を守って使用してください。

ADHDの薬物療法の処方例を紹介します。患者さん一人一人の生活リズムや、体調などに合わせて治療方法を考慮しています。

処方例

Aさん	
コンサータ18mg錠	1日1回、1錠を朝に服用

Bさん	ストラテラ40mgカプセル	1日1回、朝に2カプセルを服用
Cさん	ストラテラ40mgカプセル	1日2回、朝夕※に1カプセルずつを服用

※寝起き改善のため就寝前に服用

また併存障害、二次障害などの症状によっては、抗うつ薬、抗不安薬、抗精神病薬、睡眠薬などを組み合わせることがあります。

ＡＤＨＤ治療薬にも副作用はあります。副作用としては、吐き気、不眠、食欲不振などがよく聞かれます。また、基本的にＡＤＨＤ治療薬は身体的依存性が低く作られていますが、不要な使用は少なく留めるに越したことはありません。また気分的に薬を飲まないと不安を感じる精神的依存は患者さんからよく聞かれます。

ですから、ＡＤＨＤの薬物療法では休薬日を設けることもあります。

週に一日程度を目安に、休日などADHDの症状の影響を比較的受けない日を「薬を使わない日」として、休薬します。この日はあまり予定を入れず、リラックスして過ごすようにしましょう。

並行して行う治療の効果を高める

ADHDでは薬物療法以外の治療法でも大きな効果をあげている例が多くあります。また、さきほども述べました通り、薬の使用は少なくて済むなら、それに越したことはありません（とはいえ、自己判断では減らさないでください）。

本書の3章で紹介した対処法や、その他の心理療法、トレーニングなどは、患者本人がある程度主体的に取り組むことが要求されます。こうした治療は、ADHDの症状が重い場合、取り組むことさえ困難なことがあります。

しかしこうした場合でも、薬物療法でADHDの症状を抑えることで、いろいろな対処法に取り組むことができるようになったり、それらの効果が高まったりすることがあります。

薬の助けを借りて症状を抑え、生活を改善し、望ましい習慣や、行動スキルを身につけることができれば、使用する薬物も少なくて済むようになる場合があります。

薬物以外の治療法

ＡＤＨＤの治療は、現在は薬物療法が主流になりつつありますが、生活の困難さが軽度の人や、周りのサポートを受けやすい人、「改善したい」という意欲の高い人には認知行動療法なども有効です。

また、薬物療法とこうした治療法を組み合わせることで、さらにＱＯＬを高めていくことができます。

●環境変容法

ＡＤＨＤの人がより生活しやすいような環境を整備する方法を考えます。ＡＤＨＤの人は環境を整えることで、生活の困難さが軽減することがあります。

たとえば、仕事や勉強中に注意が逸《そ》れないようにするため、目に入って気が散ってしまうような棚をカーテンで目隠しするなどです。

それぞれの症状や、生活に合わせて環境を整備していきます。

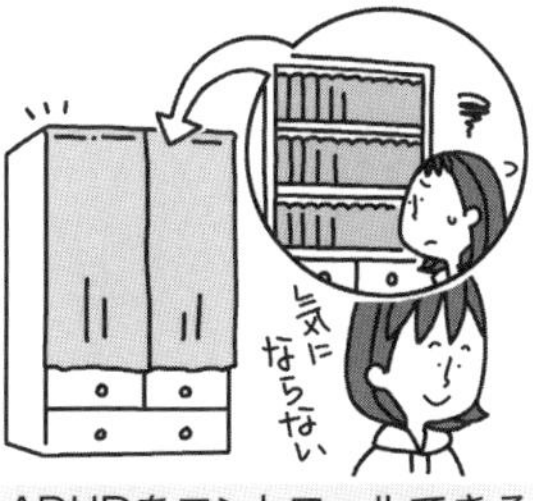

ADHDをコントロールできるように環境を変える

●行動療法

行動を変えていくことで良い習慣を身につけ、また達成感や自己肯定感を得ていくトレーニングです。

トラブルを少なくするには、忘れっぽい人はメモをとる、遅刻しやすい人は時間をこまめに確認するなど、行動を変える必要があります。失敗しにくい行動を身につけるのです。

有名なものは、あらかじめ定めておいた、望ましい行動（目標）がとれたら報酬を与えるというトークンエコノミー法です。

たとえば、朝6時に必ず起きることを目標とし、10回連続達成できたら好物を食べることができ、できなかったらおやつなしなどです。目標は達成しやすいものにし、報酬は自身のモチベーションにかかわるようなものを考えて設定します。

トークンエコノミー法は子どもの発達障害の対処法としてよく使われる手法ですが、目標と報酬の設定次第では大人にも有効な方法です。

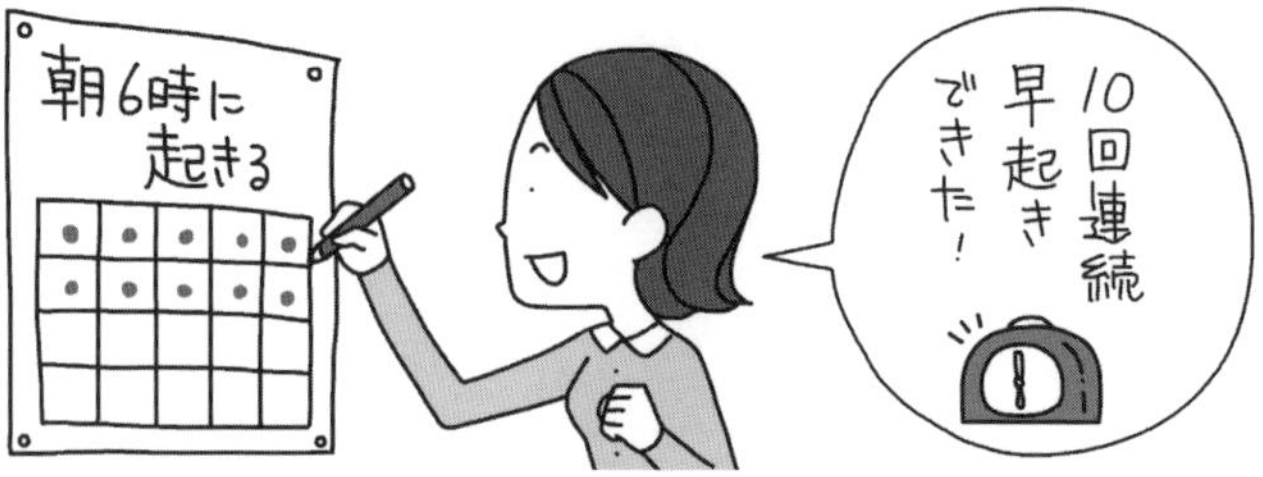

良い習慣を目標にし、達成できたら報酬を設定しておく

●認知行動療法

ＡＤＨＤの人は、失敗を重ねてきた経験から自己肯定感が低いことがあります。自己肯定感が低いとストレスに対処する能力も低く、抑うつなどの状態に陥りやすくなります。

また、前向きに状況を改善する発想にならず、より事態を悪くしてしまうことがあります。

認知行動療法ではそうした認知（ものの見方）を改善し、より建設的な考え、行動ができるようにしていく治療法です。

たとえば、仕事でＡ社の受注が取れなかった場合に「自分は営業マンとして無能だ」と考えるのではなく、「Ｂ社とＣ社からは受注があった。理解してくれる得意先もあれば、そうでない得意先もあるから、もっと理解されるように工夫しよう」と前向きにとらえて行動する方法です。

カウンセリングや、セルフヘルプ教材などで行います。

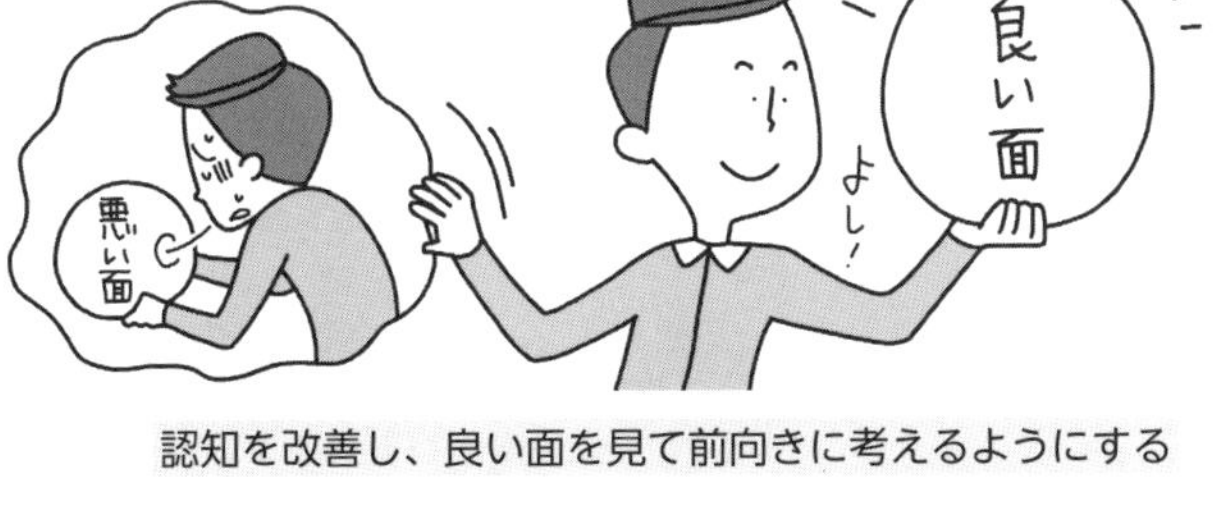

認知を改善し、良い面を見て前向きに考えるようにする

●ソーシャルスキル（社会技能）トレーニング（SST）

主に対人関係で、問題を抱えている人に、人との接し方をトレーニングしていく治療法です。

ADHDの人で多いのは、衝動的な言動で相手と衝突したり、気分を害してしまうことですので、日常生活でよく起こりそうな場面を想定して、受け答えをシミュレーションするロールプレイングなどがよく行われます。

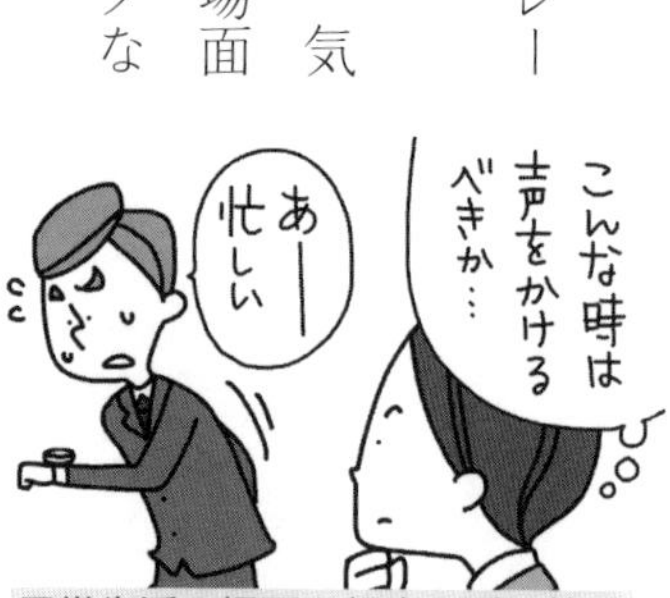

日常生活の場面を想定し受け答えのシミュレーションを行うなど

本書の第3章でもADHD克服法として、いろいろな環境づくりや、生活改善のヒントを紹介しています。しかし絶対的な正解ではなく、あくまでも提案です。

これらをヒントにし、ご自身の症状、強み、また環境なども考慮して工夫・アレンジすることで、自分なりの方法を見つけていってください。

ADHDの方は、人に提示されるルールよりも、自分で見出したルールの方が守りやすいというケースが多いものです。自分でピンとくる改善法を考えていきましょう。

治療の継続と再検討

治療の継続によって、日々の生活の中で改善している点を感じることが増えていくでしょう。それはあなたの努力による結果です。

ご自分の変化を自覚し、自信につなげてください。

こうした「改善された」「困っていたことが解消された」という状態が一定期間続いたら、それを維持していきます。

良い生活習慣が損なわれないように、適切な動機づけや環境整備、支援体制の強化を行います。

また今後の治療の必要性を再検討します。

生活のコントロール状況によっては、薬を減らしたり、やめたりすることも検討されます。医師と相談しながら、ゆっくりと段階的に慎重に減薬を行いましょう。

ＡＤＨＤの治療終了とその後

自分自身の生活を健康的な状態に保つことに自信がつき、生活の困難さに対して適切に対処するスキルを身につけることができたら治療は終了となります。

それでも、環境の変化などによって、また困難さが増してくることもあります。そうした場合はまた治療が必要になることもあります。

治療がいったん終了したとしても、支援はいつでも受けていいのです。必要なときに必要な支援を受けられるようにしておくことが大切です。

第5章

ADHDを克服して…

これまでにもADHDによる生活の困難さを克服して、自分の生活をコントロールできるようになった人がたくさんいます。

またADHDの人には苦手なことばかりではなく、得意なこともたくさんあります。自分の強みにも目を向けて、自信を持って生きていきましょう。

強みを活かして

ひらめき力は大きな武器

ＡＤＨＤの人の特性は、不得手なこともありますが、得意なことも多いということです。たとえば、注意散漫な特性は、一方では新しいものに敏感で、変化に気づきやすい利点があり、多動や衝動性は、行動力や実行力につながっていることもあります。

また細かいルールを守ることは苦手ですが、発想の豊かさや独自の合理性で、既存のルールに捉われない新しい方法を開拓することは得意です。独自の判断基準を築くのが得意で、得意分野で次々に難しい判断をこなしていくこともできます。

また短期間や、好きなことであれば、他人が驚くような力を発揮する人もいます。集中して作業を仕上げたり、急なスピーチなどぶっつけ本番のような局面で堂々とふるまえる人も、ＡＤＨＤの特性を持つ人にはよく見られます。

苦手なことにばかり目を向けず、こうした強みを活かせるような環境を見つけていくことも重要です。

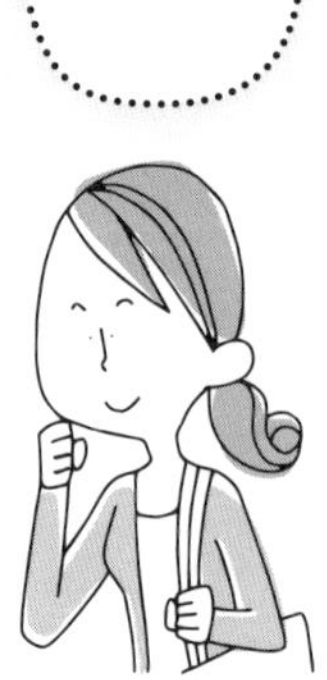

ADHDは発想豊か

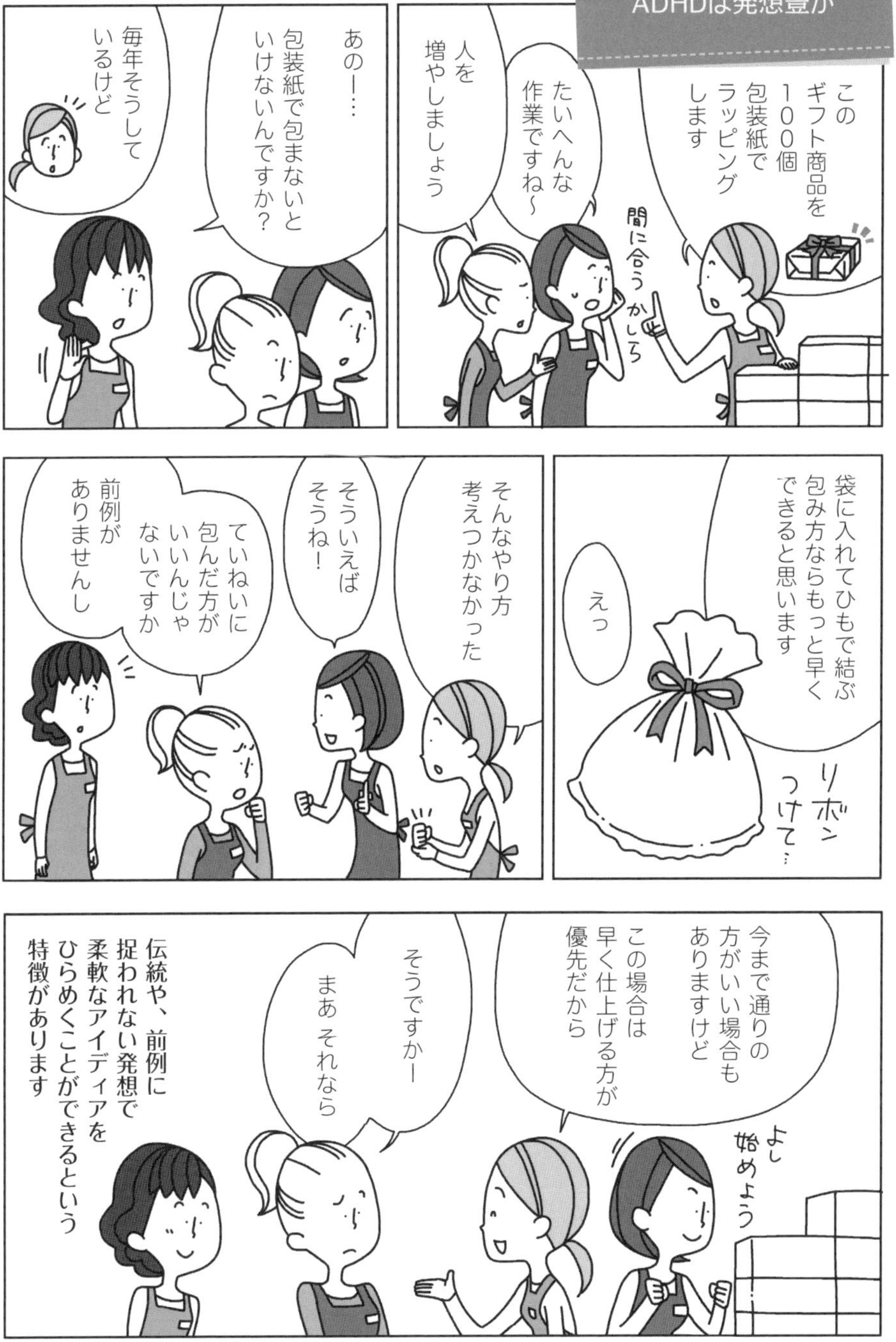

このギフト商品を100個包装紙でラッピングします
たいへんな作業ですね〜
間に合うかしら
人を増やしましょう
あのー…包装紙で包まないといけないんですか？
毎年そうしているけど
袋に入れてひもで結ぶ包み方ならもっと早くできると思います
えっ
リボンつけて…
そんなやり方考えつかなかった
そういえばそうね！
ていねいに包んだ方がいいんじゃないですか
前例がありませんし
今まで通りの方がいい場合もありますけど
この場合は早く仕上げる方が優先だから
よし始めよう
そうですかー
まあ それなら
伝統や、前例に捉われない発想で柔軟なアイディアをひらめくことができるという特徴があります

集中力が働くとき

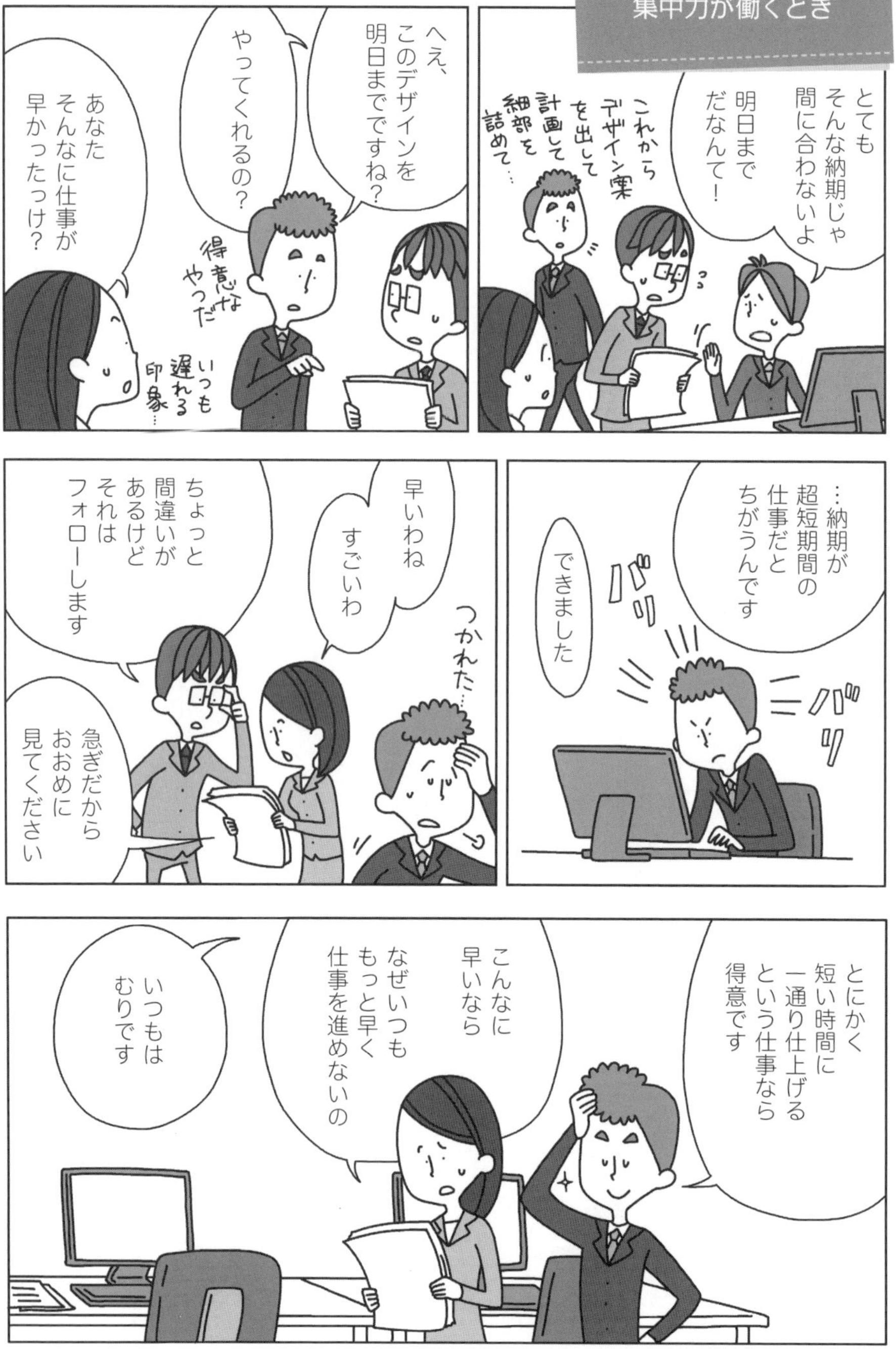

とてもそんな納期じゃ間に合わないよ明日までだなんて！
これからデザイン案を出して計画して細部を詰めて…
へえ、このデザインを明日までですね？
やってくれるの？
得意なやつだ
あなたそんなに仕事が早かったっけ？
いつも遅れる印象…
…納期が超短期間の仕事だとちがうんです
バリ
バリ
できました
早いわねすごいわ
ちょっと間違いがあるけどそれはフォローします
つかれた…
急ぎだからおおめに見てください
とにかく短い時間に一通り仕上げるという仕事なら得意です
こんなに早いならなぜいつももっと早く仕事を進めないの
いつもはむりです

新しいものをすぐ覚える

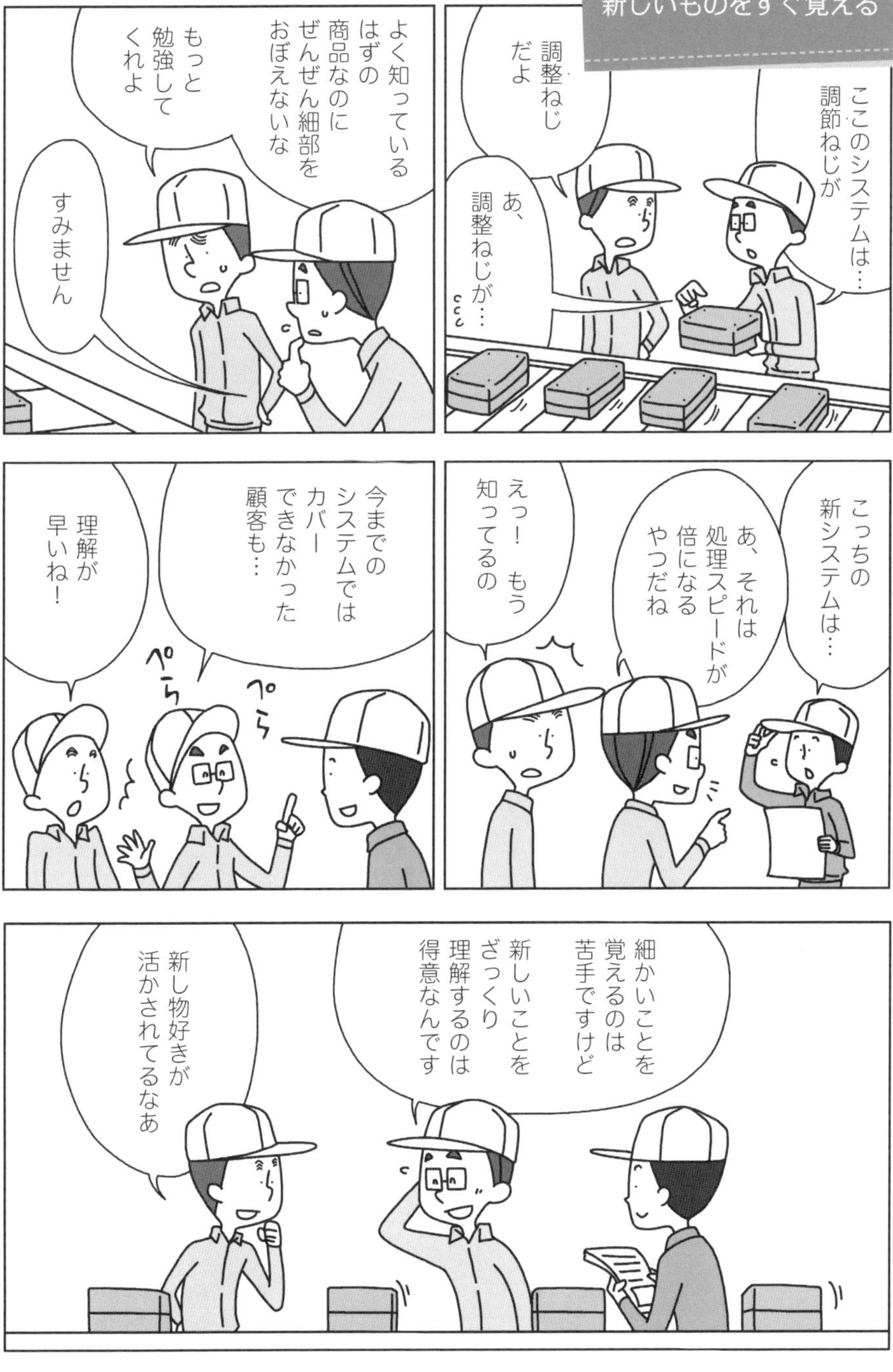

どたん場に強い

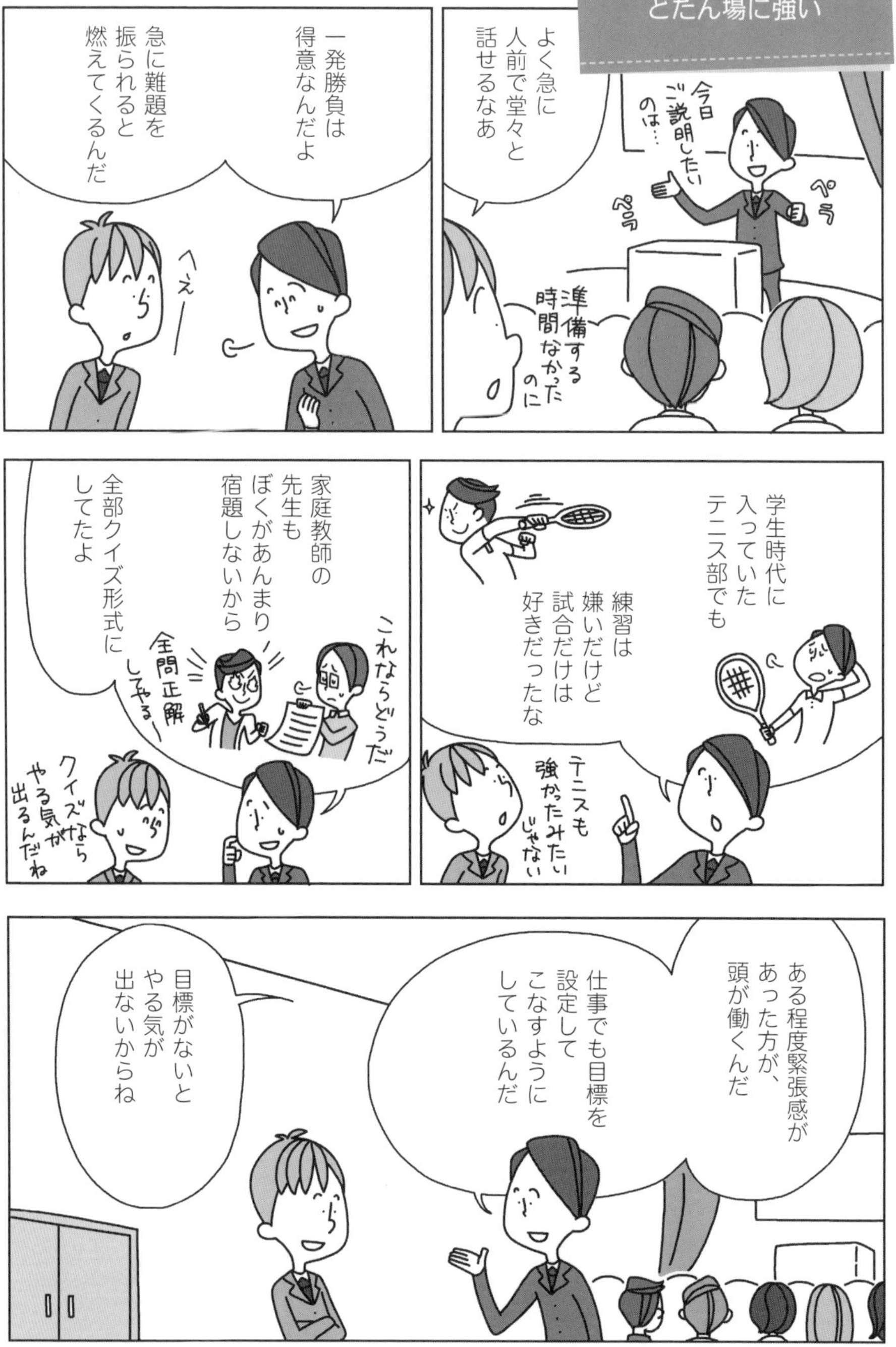
今日ご説明したいのは…
ペラ
ペラ
よく急に人前で堂々と話せるなあ
準備する時間なかったのに
一発勝負は得意なんだよ
急に難題を振られると燃えてくるんだ
へぇ―
学生時代に入っていたテニス部でも
練習は嫌いだけど試合だけは好きだったな
テニスも強かったみたいじゃない
家庭教師の先生もぼくがあんまり宿題しないから
全部クイズ形式にしてたよ
これならどうだ
全問正解してやる―
クイズならやる気が出るんだね
ある程度緊張感があった方が、頭が働くんだ
仕事でも目標を設定してこなすようにしているんだ
目標がないとやる気が出ないからね

得意なことに目を向けよう

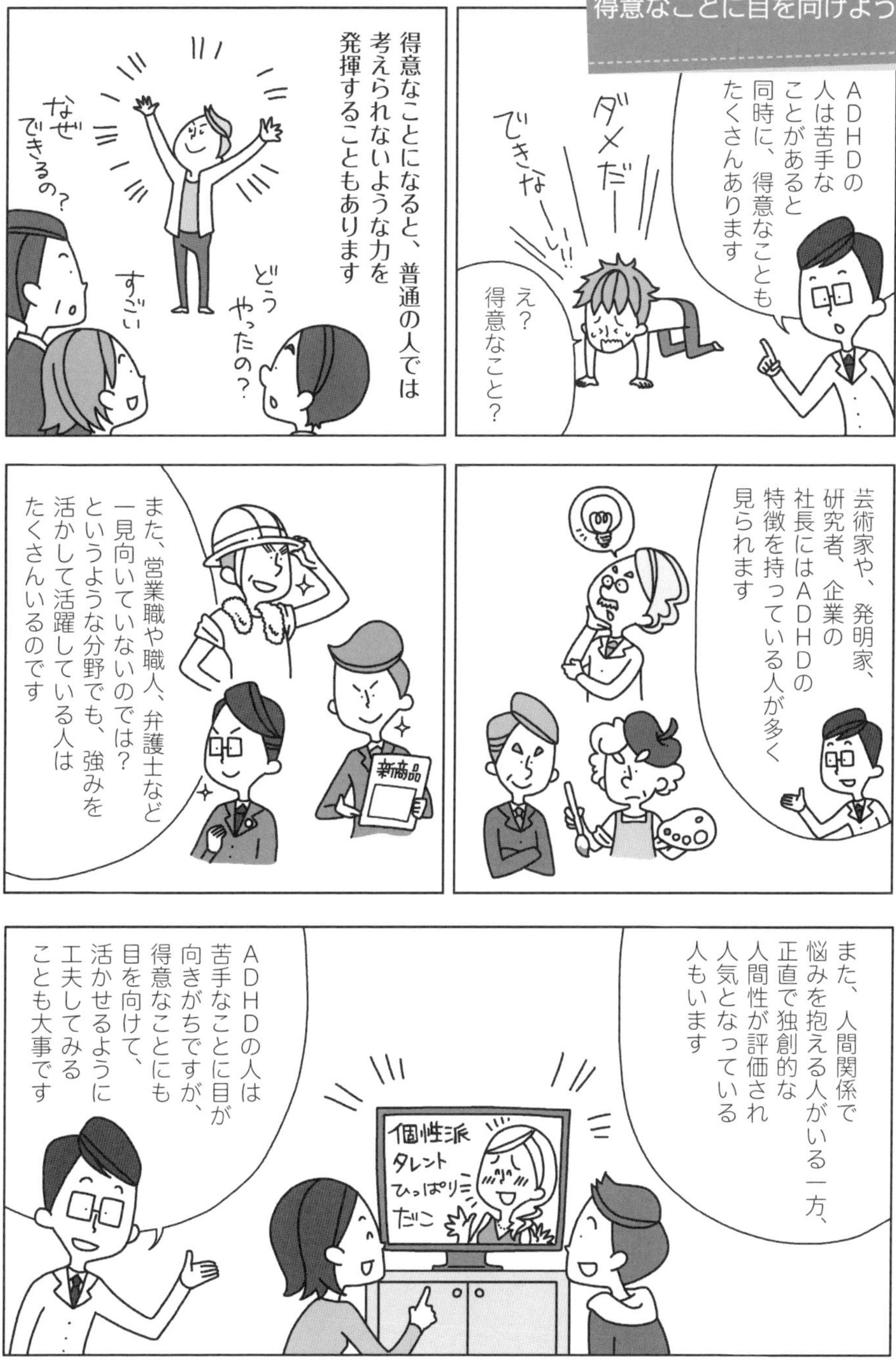

ADHDを克服して

自分なりの方法でADHDを克服した方々の体験談をご紹介します。

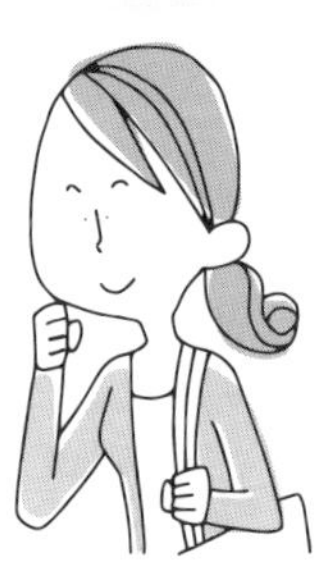

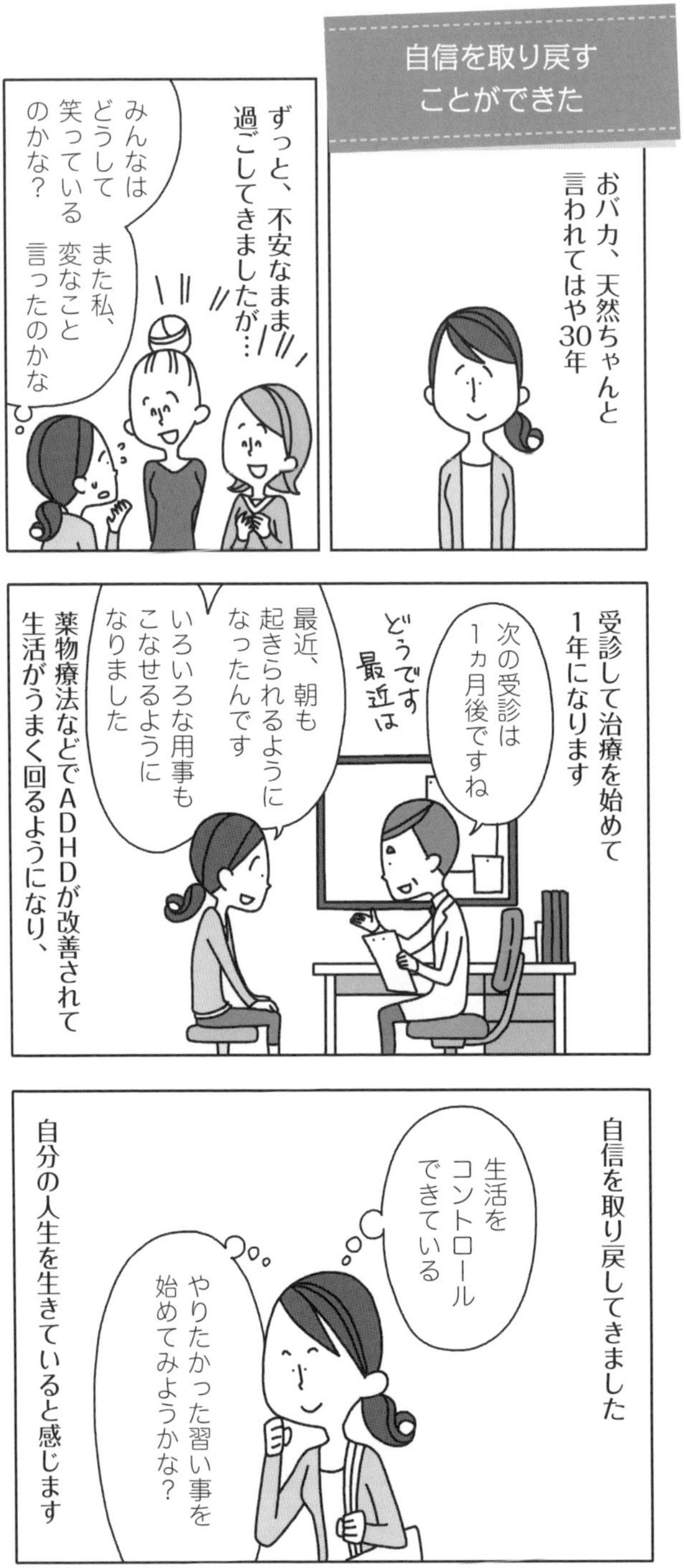

自信を取り戻すことができた
おバカ、天然ちゃんと言われてはや30年
ずっと、不安なまま過ごしてきましたが…
みんなはどうして笑っているのかな？
また私、変なこと言ったのかな
受診して治療を始めて1年になります
次の受診は1カ月後ですね
どうです最近は
最近、朝も起きられるようになったんです
いろいろな用事もこなせるようになりました
薬物療法などでADHDが改善されて生活がうまく回るようになり、
自信を取り戻してきました
生活をコントロールできている
やりたかった習い事を始めてみようかな？
自分の人生を生きていると感じます

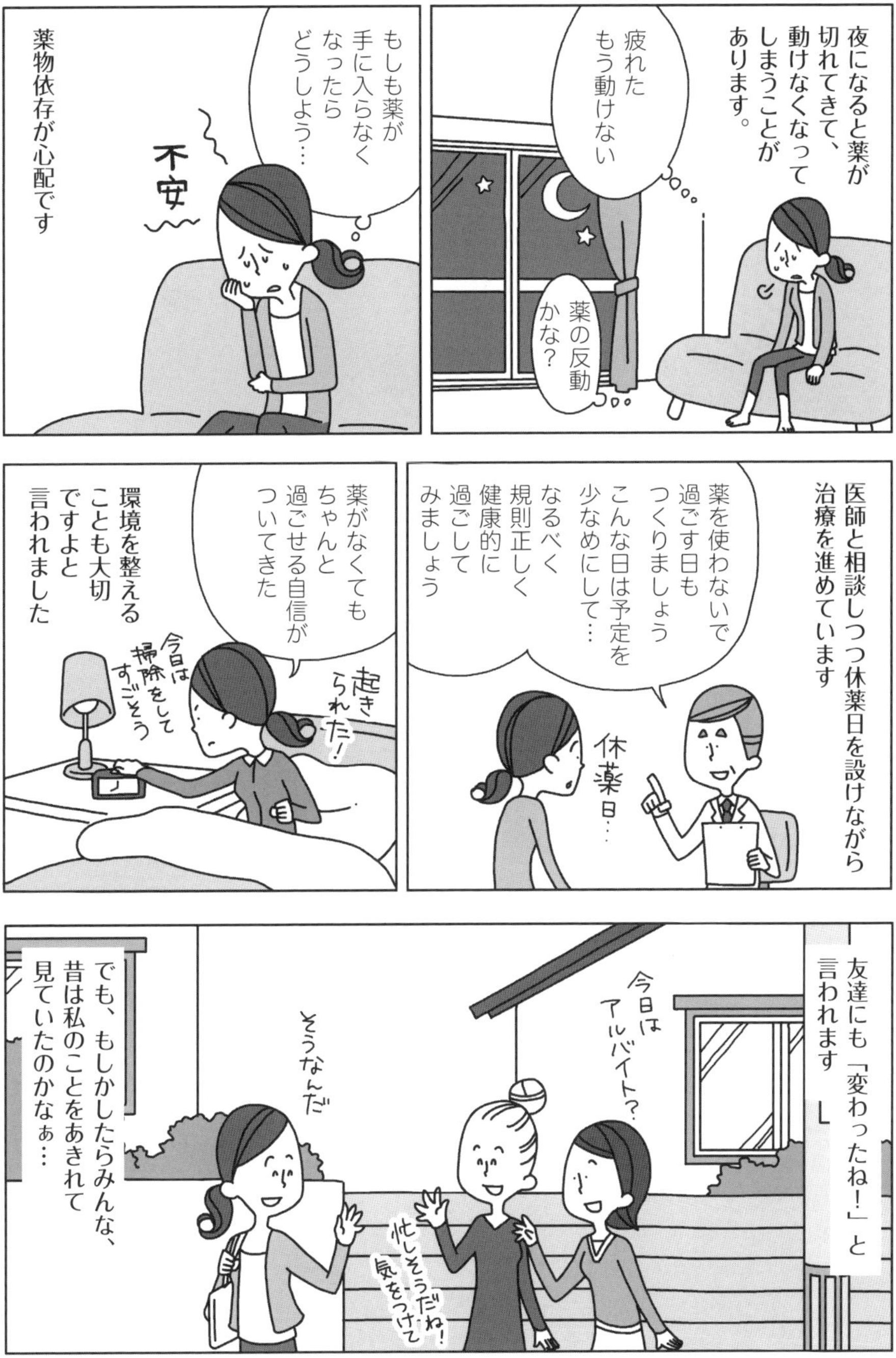

夜になると薬が切れてきて、動けなくなってしまうことがあります。
疲れた もう動けない
薬の反動かな？
もしも薬が手に入らなくなったらどうしよう…
不安
薬物依存が心配です
医師と相談しつつ休薬日を設けながら治療を進めています
薬を使わないで過ごす日もつくりましょう こんな日は予定を少なめにして… なるべく規則正しく健康的に過ごしてみましょう
休薬日…
起きられた！
今日は掃除をしてすごそう
薬がなくてもちゃんと過ごせる自信がついてきた
環境を整えることも大切ですよと言われました
友達にも「変わったね！」と言われます
今日はアルバイト？
そうなんだ
忙しそうだね！気をつけて
でも、もしかしたらみんな、昔は私のことをあきれて見ていたのかなぁ…

夫婦関係が改善

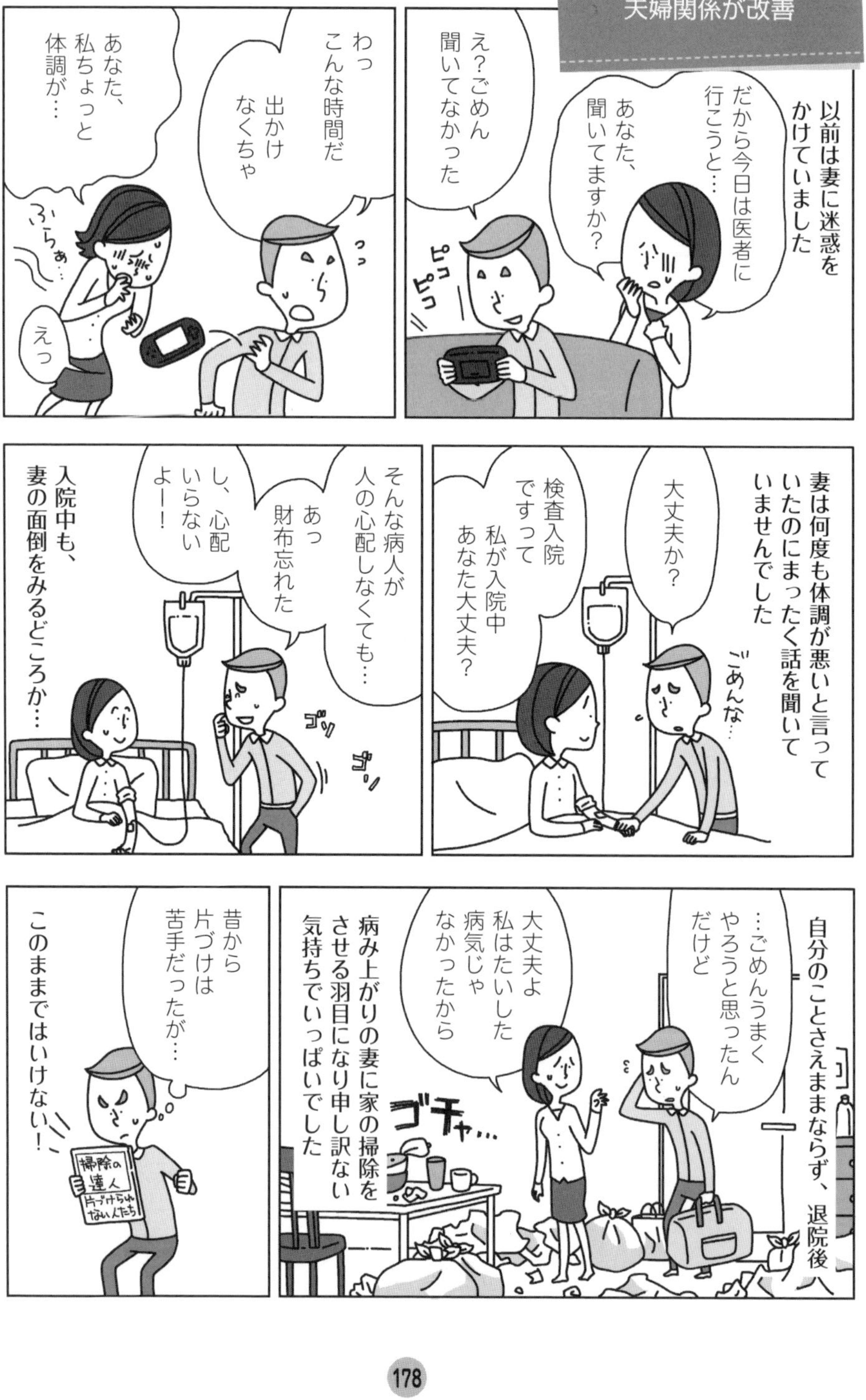
以前は妻に迷惑をかけていました
だから今日は医者に行こうと…
あなた、聞いてますか？
え？ごめん聞いてなかった
ピコピコ
わっこんな時間だ
出かけなくちゃ
あなた、私ちょっと体調が…
ふらぁ…
えっ
妻は何度も体調が悪いと言っていたのにまったく話を聞いていませんでした
大丈夫か？
検査入院ですって
私が入院中あなた大丈夫？
ごめんな…
そんな病人が人の心配しなくても…
あっ財布忘れた
し、心配いらないよー！
ゴッゴッ
入院中も、妻の面倒をみるどころか…
自分のことさえままならず、退院後
…ごめんうまくやろうと思ったんだけど
大丈夫よ私はたいした病気じゃなかったから
ゴチャ…
病み上がりの妻に家の掃除をさせる羽目になり申し訳ない気持ちでいっぱいでした
昔から片づけは苦手だったが…
このままではいけない！
掃除の達人
片づけられない人たち

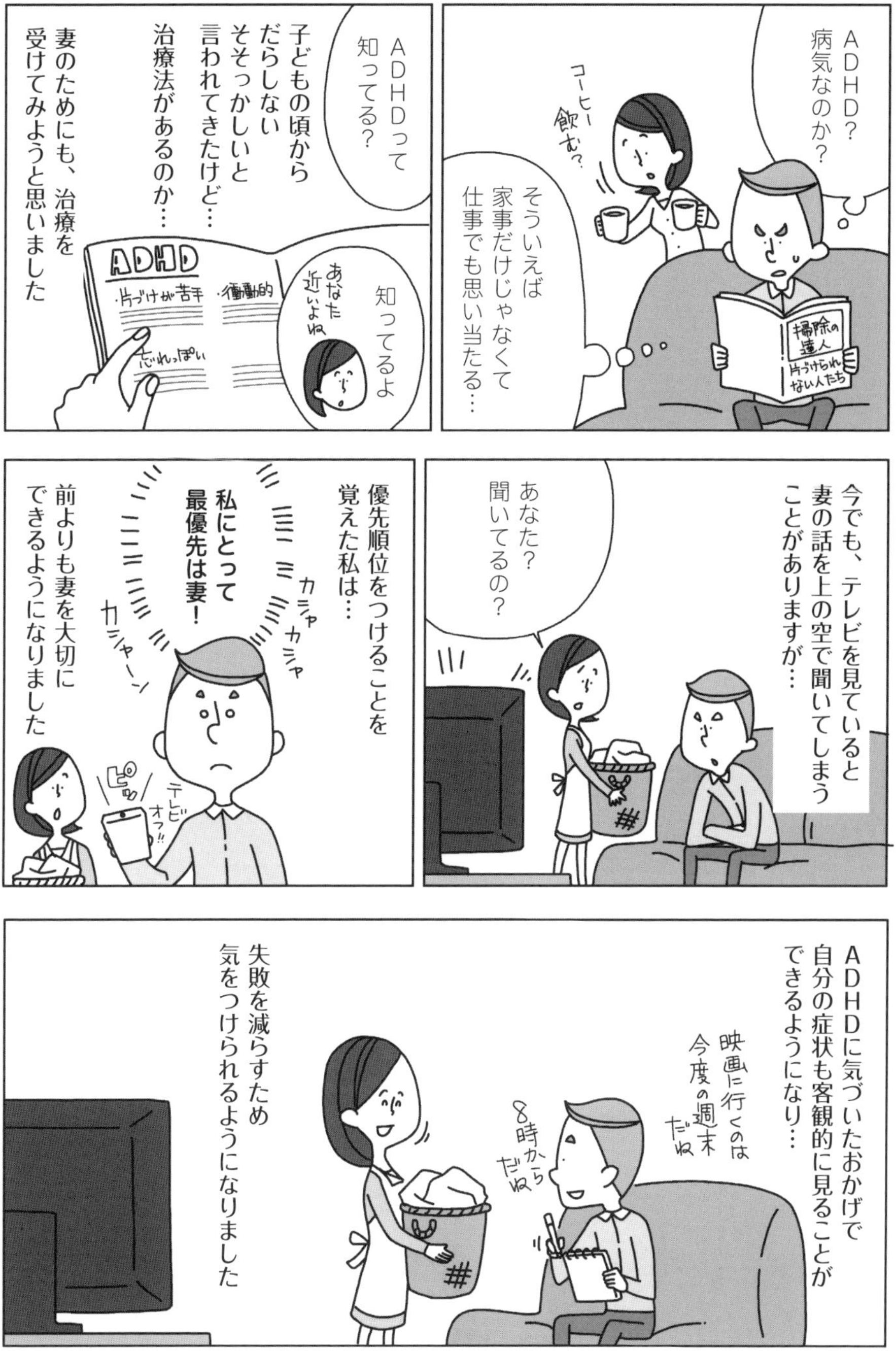
ADHD?
病気なのか?
コーヒー飲む?
掃除の達人
片づけられない人たち
そういえば
家事だけじゃなくて
仕事でも思い当たる…
ADHDって
知ってる?
知ってるよ
あなた近いよね
ADHD
・片づけが苦手
・衝動的
・忘れっぽい
子どもの頃から
だらしない
そそっかしいと
言われてきたけど…
治療法があるのか…
妻のためにも、治療を
受けてみようと思いました
今でも、テレビを見ていると
妻の話を上の空で聞いてしまう
ことがありますが…
あなた?
聞いてるの?
優先順位をつけることを
覚えた私は…
私にとって
最優先は妻!
カシャ
カシャ
カシャーン
ピッ
テレビオフ!!
前よりも妻を大切に
できるようになりました
ADHDに気づいたおかげで
自分の症状も客観的に見ることが
できるようになり…
映画に行くのは
今度の週末
だね
8時から
だね
失敗を減らすため
気をつけられるようになりました

時間に追われなくなった

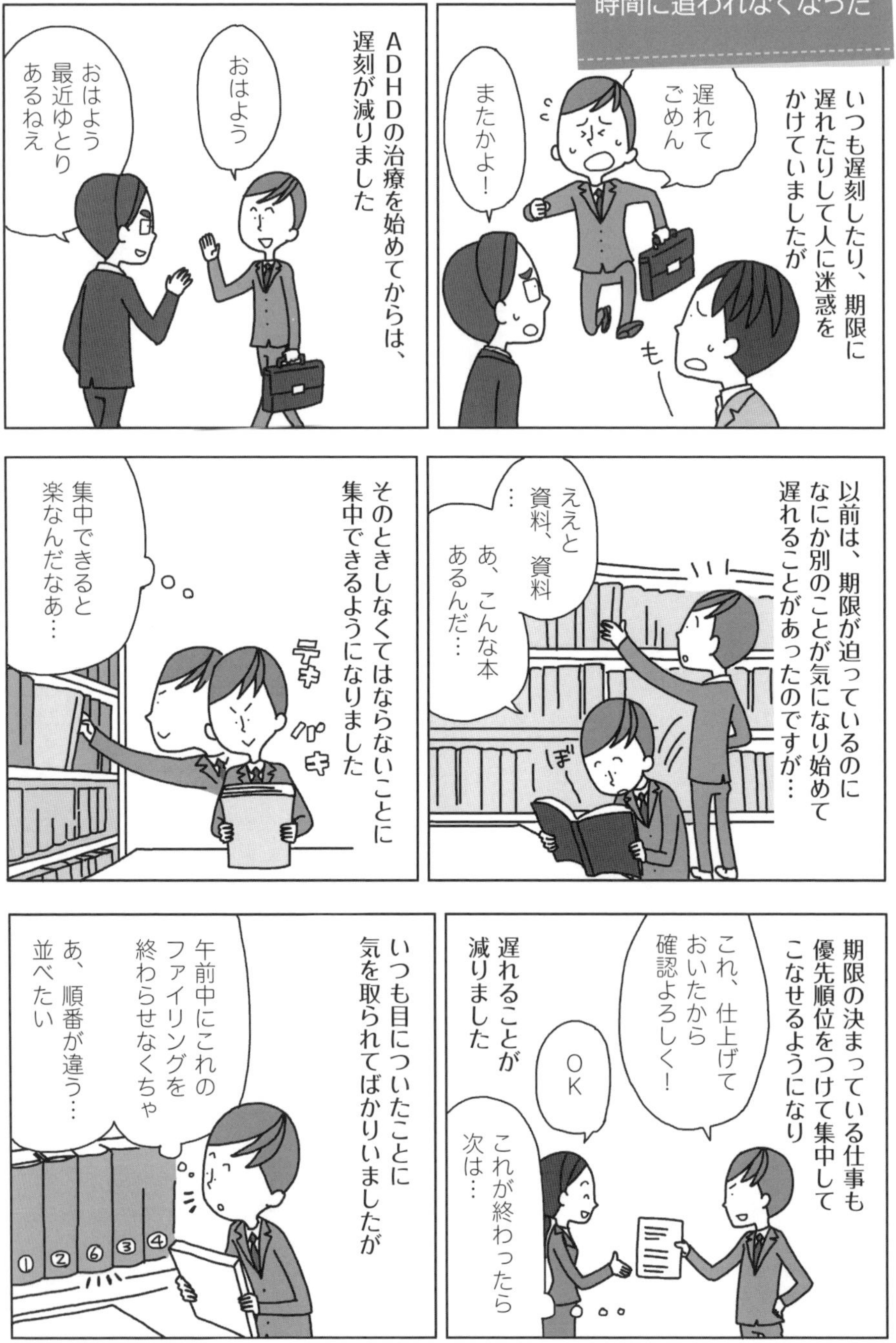
いつも遅刻したり、期限に遅れたりして人に迷惑をかけていましたが
遅れてごめん
またかよ！
も～
ADHDの治療を始めてからは、遅刻が減りました
おはよう
おはよう最近ゆとりあるねえ
以前は、期限が迫っているのになにか別のことが気になり始めて遅れることがあったのですが…
ええと資料、資料…
あ、こんな本あるんだ…
ぼ～
そのときしなくてはならないことに集中できるようになりました
テキパキ
集中できると楽なんだなあ…
期限の決まっている仕事も優先順位をつけて集中してこなせるようになり
遅れることが減りました
これ、仕上げておいたから確認よろしく！
OK
これが終わったら次は…
いつも目についたことに気を取られてばかりいましたが
午前中にこれのファイリングを終わらせなくちゃ
あ、順番が違う…並べたい

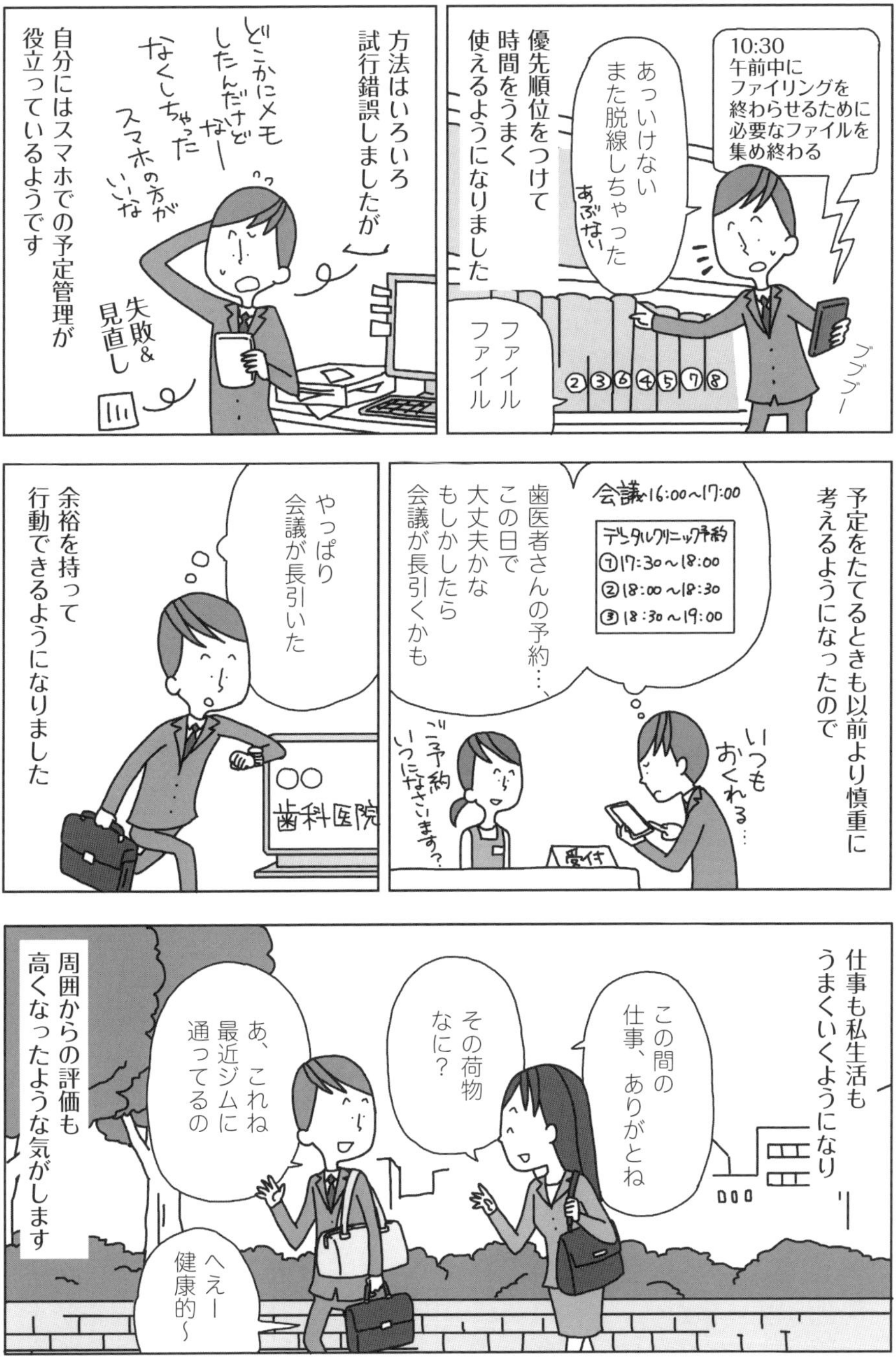
優先順位をつけて
時間をうまく
使えるようになりました
10:30
午前中に
ファイリングを
終わらせるために
必要なファイルを
集め終わる
あっいけない
また脱線しちゃった
あぶない
ファイル
ファイル
ブブブー
②③⑥④⑤⑦⑧
方法はいろいろ
試行錯誤しましたが
どこかにメモしたんだけどなー
なくしちゃった
スマホの方がいいな
失敗&見直し
自分にはスマホでの予定管理が
役立っているようです
予定をたてるときも以前より慎重に
考えるようになったので
会議16:00~17:00
デンタルクリニック予約
①17:30~18:00
②18:00~18:30
③18:30~19:00
歯医者さんの予約…、
この日で
大丈夫かな
もしかしたら
会議が長引くかも
いつもおくれる…
ご予約いつになさいます?
受付
やっぱり
会議が長引いた
〇〇
歯科医院
余裕を持って
行動できるようになりました
仕事も私生活も
うまくいくようになり
この間の
仕事、ありがとね
その荷物
なに?
あ、これね
最近ジムに
通ってるの
へえー
健康的~
周囲からの評価も
高くなったような気がします

汚部屋を脱出！貯金もできた

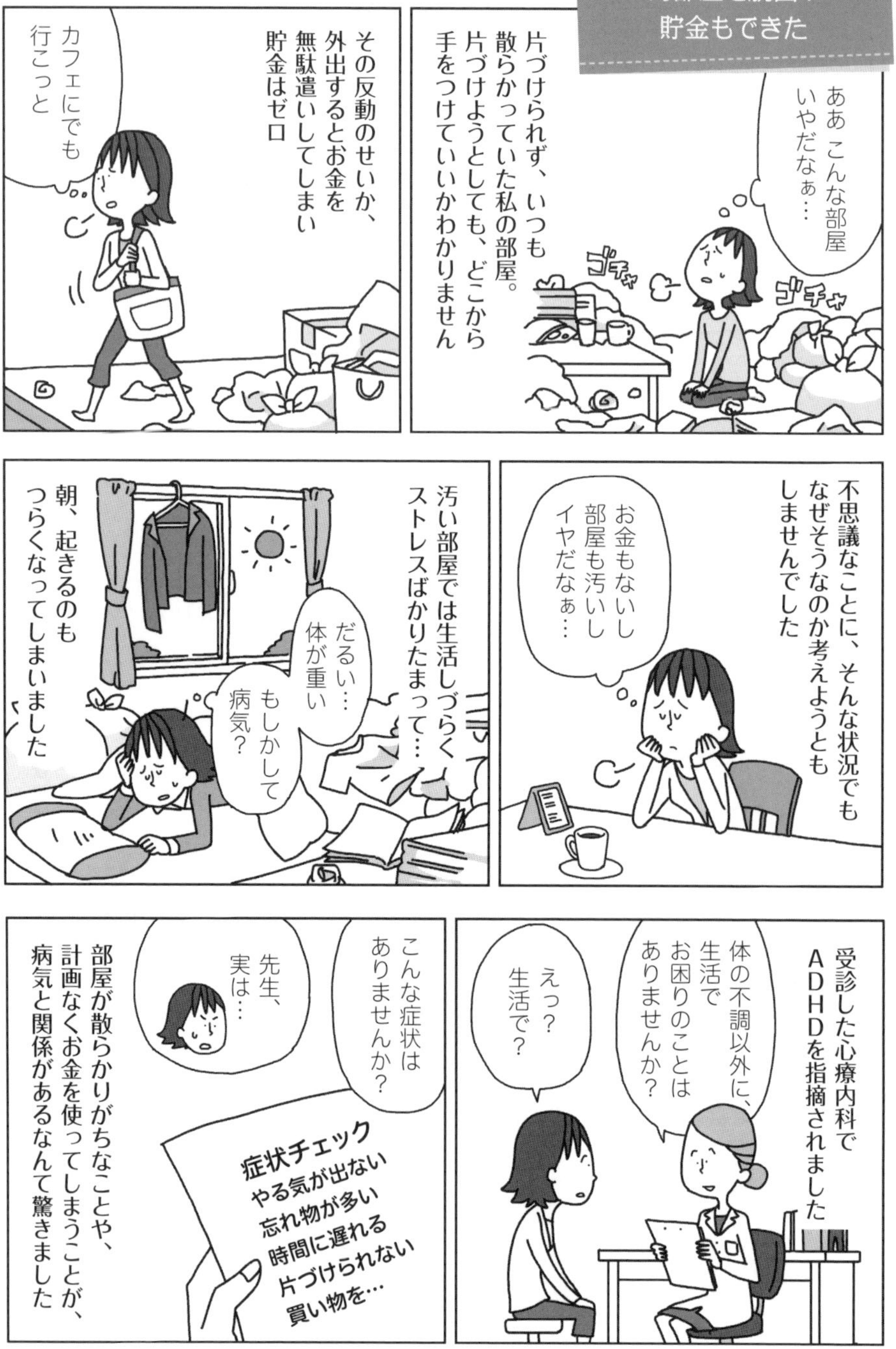

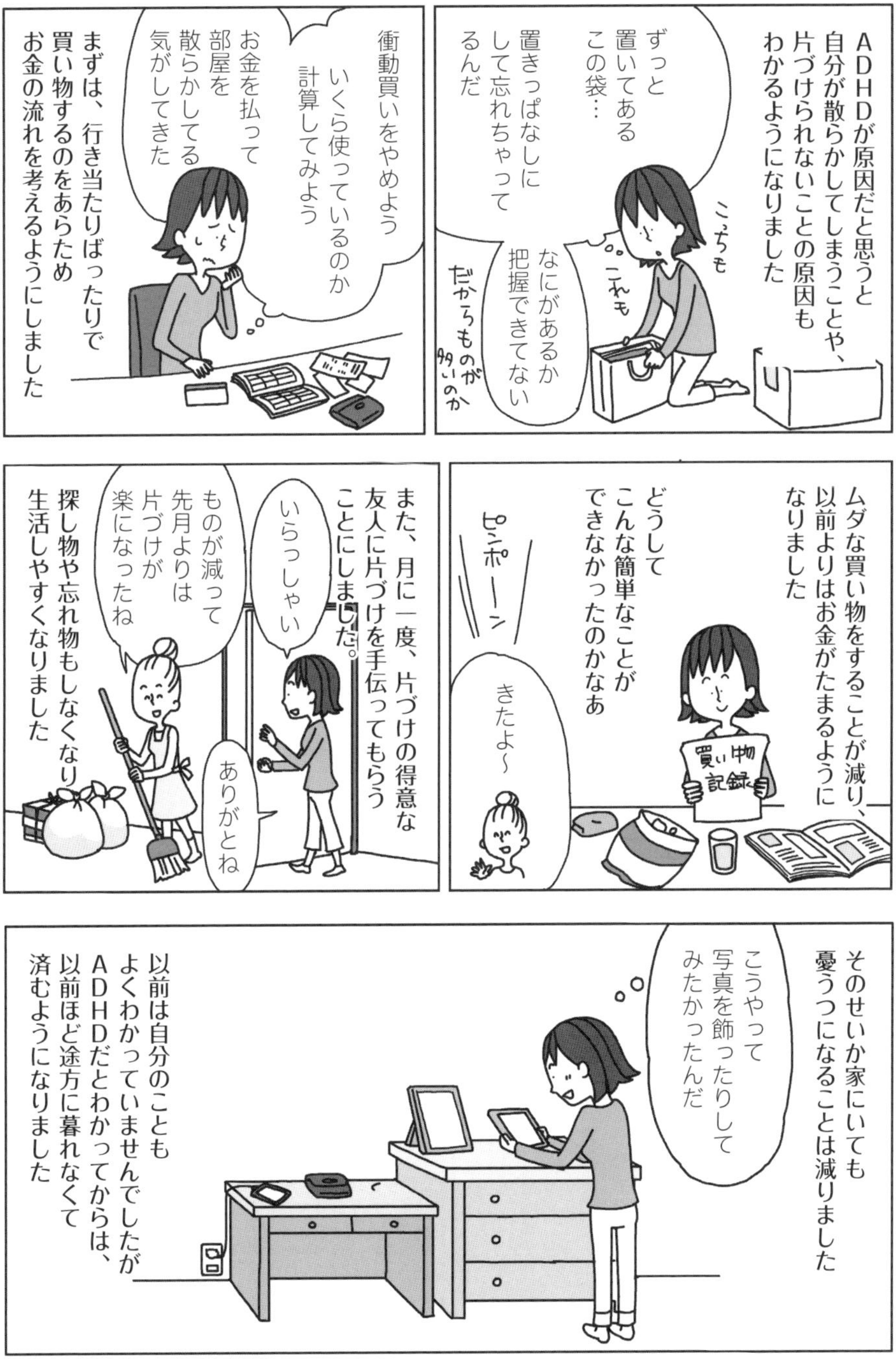
ADHDが原因だと思うと自分が散らかしてしまうことや、片づけられないことの原因もわかるようになりました
ずっと置いてあるこの袋…置きっぱなしにして忘れちゃってるんだ
こっちも
これも
なにがあるか把握できてない
だからものが多いのか
衝動買いをやめよう
いくら使っているのか計算してみよう
お金を払って部屋を散らかしてる気がしてきた
まずは、行き当たりばったりで買い物するのをあらためお金の流れを考えるようにしました
ムダな買い物をすることが減り、以前よりはお金がたまるようになりました
どうしてこんな簡単なことができなかったのかなあ
買い物記録
ピンポーン
きたよ～
また、月に一度、片づけの得意な友人に片づけを手伝ってもらうことにしました。
いらっしゃい
ものが減って先月よりは片づけが楽になったね
ありがとね
探し物や忘れ物もしなくなり生活しやすくなりました
そのせいか家にいても憂うつになることは減りました
こうやって写真を飾ったりしてみたかったんだ
以前は自分のこともよくわかっていませんでしたがADHDだとわかってからは、以前ほど途方に暮れなくて済むようになりました

少しずつ前向きに考えるようになった

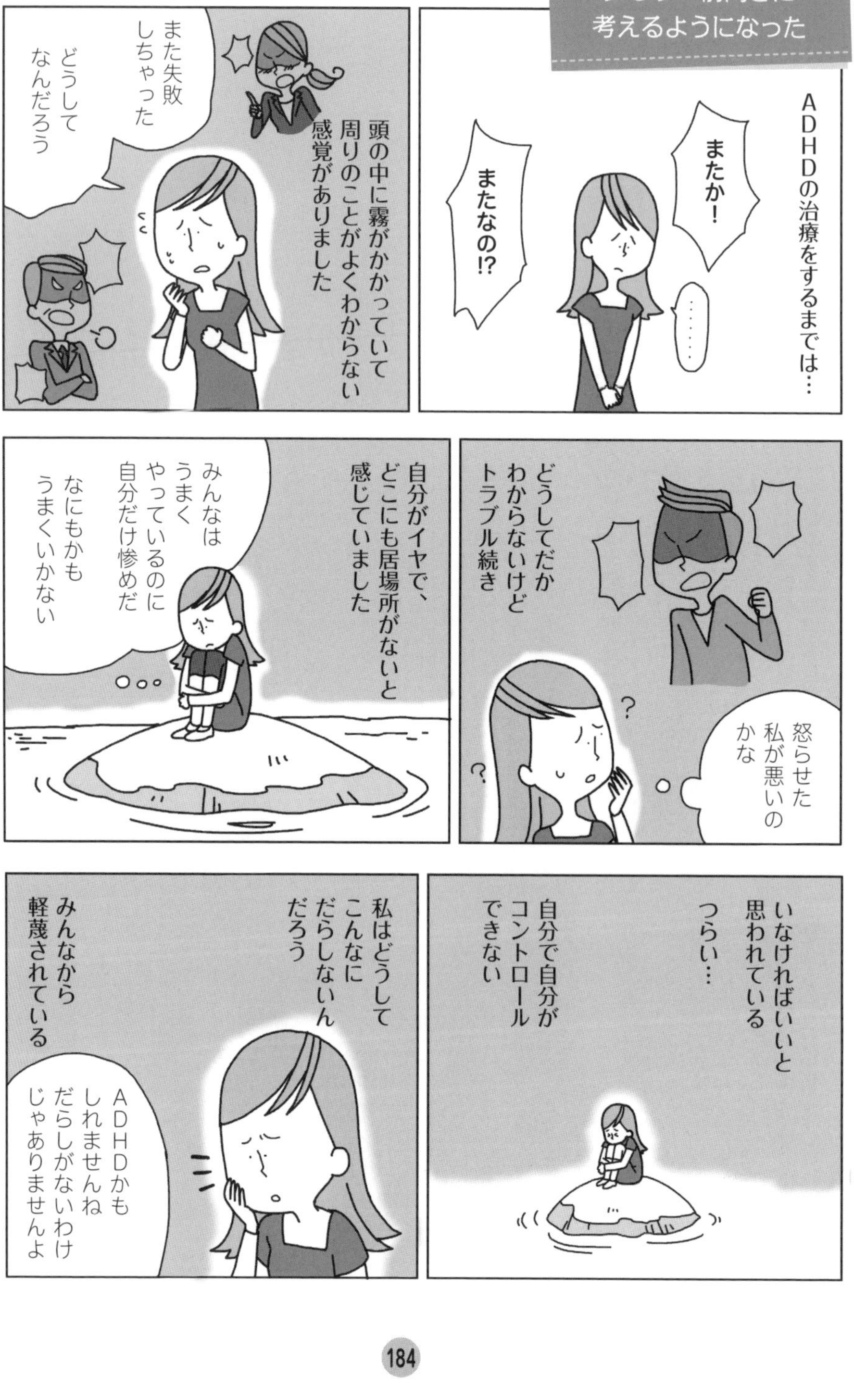

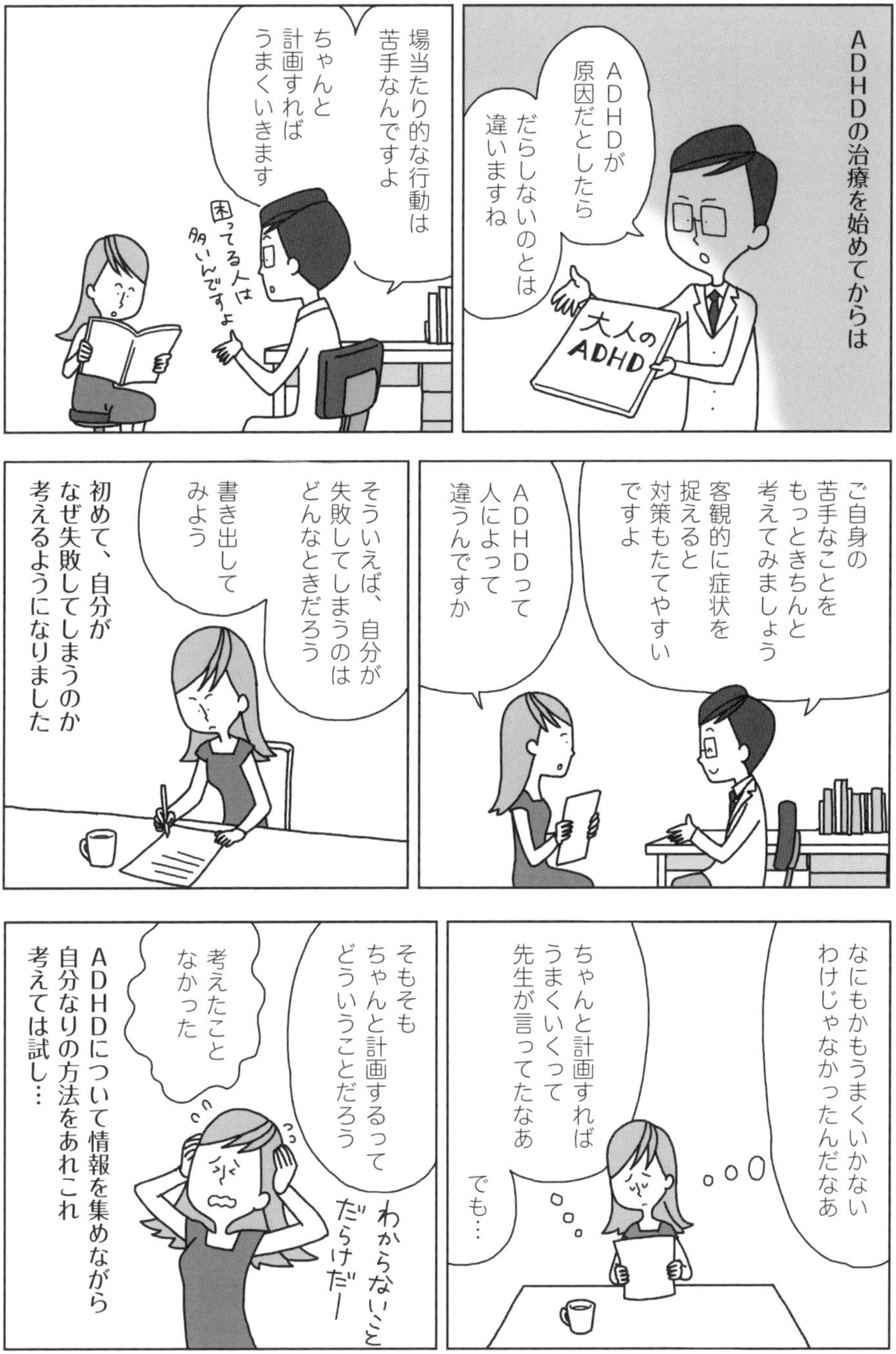
ADHDの治療を始めてからは
ADHDが原因だとしたらだらしないのとは違いますね
大人のADHD
場当たり的な行動は苦手なんですよ
ちゃんと計画すればうまくいきます
困ってる人は多いんですよ
ご自身の苦手なことをもっときちんと考えてみましょう
客観的に症状を捉えると対策もたてやすいですよ
ADHDって人によって違うんですか
そういえば、自分が失敗してしまうのはどんなときだろう
書き出してみよう
初めて、自分がなぜ失敗してしまうのか考えるようになりました
なにもかもうまくいかないわけじゃなかったんだなあ
ちゃんと計画すればうまくいくって先生が言ってたなあ
でも…
そもそもちゃんと計画するってどういうことだろう
考えたことなかった
わからないことだらけだー
ADHDについて情報を集めながら自分なりの方法をあれこれ考えては試し…

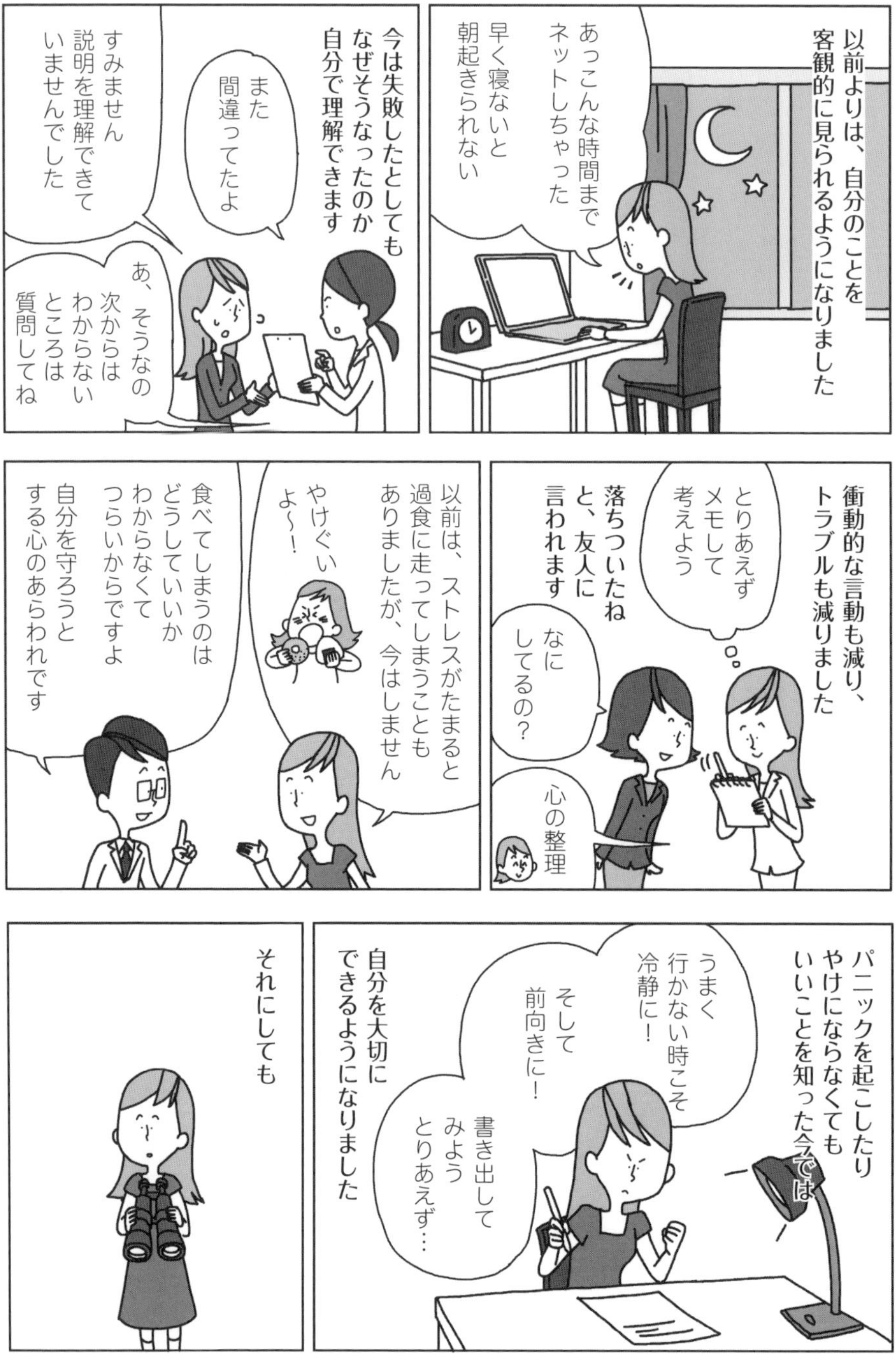
以前よりは、自分のことを客観的に見られるようになりました
あっこんな時間までネットしちゃった
早く寝ないと朝起きられない
今は失敗したとしてもなぜそうなったのか自分で理解できます
また間違ってたよ
すみません説明を理解できていませんでした
あ、そうなの次からはわからないところは質問してね
衝動的な言動も減り、トラブルも減りました
とりあえずメモして考えよう
なにしてるの？
落ちついたねと、友人に言われます
心の整理
以前は、ストレスがたまると過食に走ってしまうこともありましたが、今はしません
やけぐいよ〜！
食べてしまうのはどうしていいかわからなくてつらいからですよ
自分を守ろうとする心のあらわれです
パニックを起こしたりやけにならなくてもいいことを知った今では
うまく行かない時こそ冷静に！
そして前向きに！
書き出してみようとりあえず…
自分を大切にできるようになりました
それにしても

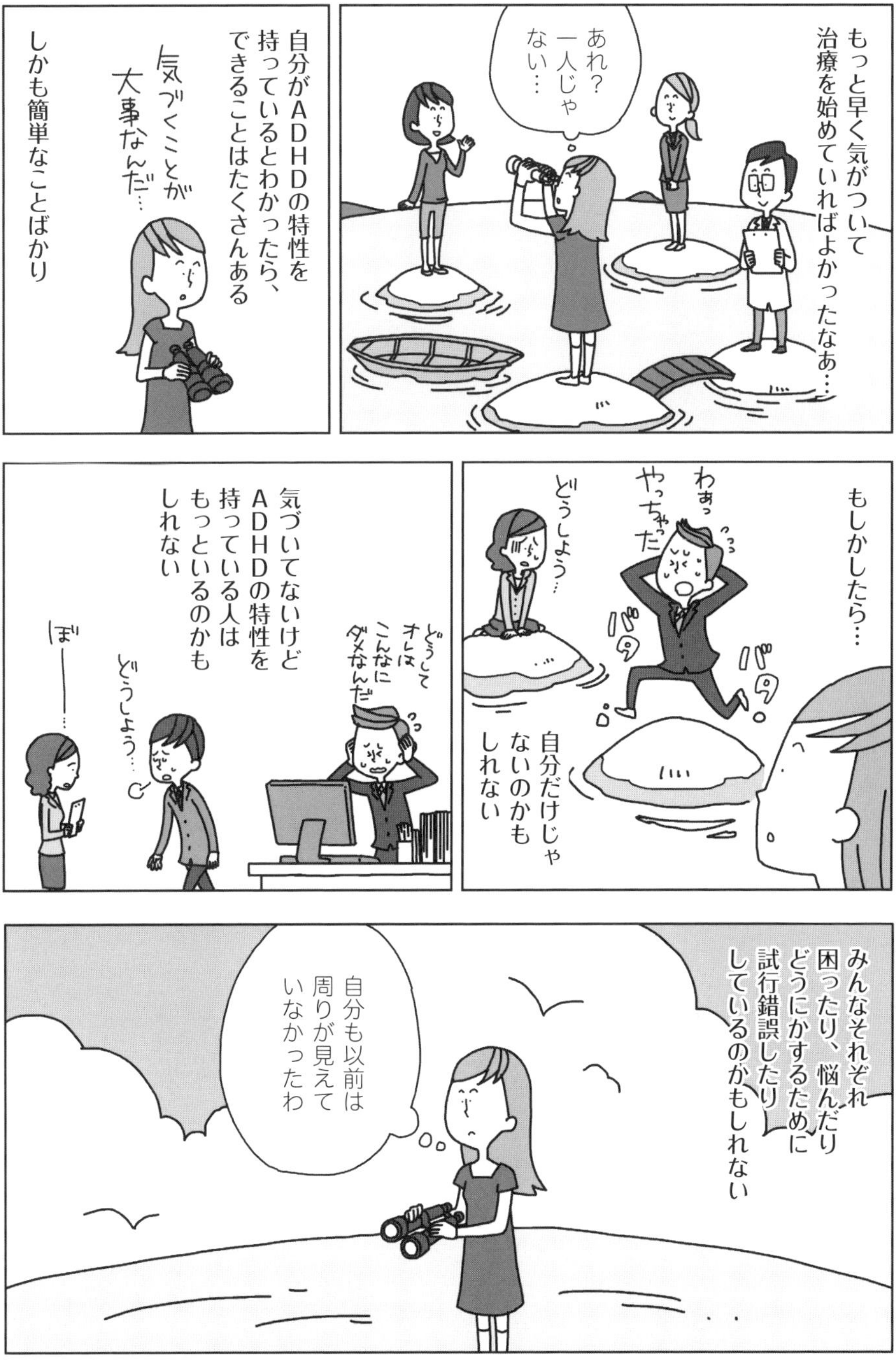

もっと早く気がついて
治療を始めていればよかったなあ…
あれ？一人じゃない…
自分がADHDの特性を持っているとわかったら、できることはたくさんある
気づくことが大事なんだ…
しかも簡単なことばかり
もしかしたら…
わぁっ やっちゃった
どうしよう…
バタ バタ
自分だけじゃないのかもしれない
気づいてないけどADHDの特性を持っている人はもっといるのかもしれない
どうしてオレはこんなにダメなんだ
どうしよう…
ぼー…
みんなそれぞれ困ったり、悩んだりどうにかするために試行錯誤したりしているのかもしれない
自分も以前は周りが見えていなかったわ

おわりに

本書では、ADHD克服のための考え方やヒントを各種ご紹介しました。これらは、当院での臨床経験や、日米の研究の中で効果がみられたメソッドを、日本人の生活に併せて記したもので、ADHDの方だけではなく、生活に困難を感じてなんとかしようと思っている方なら、どなたにも役立ち、参考にしていただけることでしょう。

しかし、ADHDに悩んでいる方には、こうしたことさえ実行することが困難なことがあります。ご自身の生活を行き詰まらせているものの正体が見えなかったり、前向きに行動する意欲や気力が湧いてこなかったり、そもそも問題解決に取り組むことができないのです。そして、その原因がADHDにある場合も多いのです。

治療が進んで生活をコントロールできるようになってきた患者さんで、「かつての自分は霧に包まれているようで周りが見えなかった」と語る方がいます。治療前は、ご自身がどんな問題に直面しているのか、なぜ困っているのか、なにをすべきなのか、そうしたこともまったく見えなかったそうです。

ADHDは、ADHDゆえに自分の力だけでなんとかしようとすることは非常に難しいのです。一方、適切な支援、協力者、理解者がいれば生活はコントロールしやすくなります。

しかし、支援を受けようにも、今の社会ではADHDへの理解が十分であるとは言いがたいのが実情です。

ADHDであることを他人に告げることが、偏見や差別につながるリスクがあることも否定できません。患者さんが困っていても、自ら支援を求めることに慎重になってもしかたがないでしょう。

多くの患者さんは一人でなんとかしようとされます。その結果、さらに自信を喪失されることもあります。精神の健康を損なった結果、当院に来られたという方も少なくありません。ぜひ、ADHD克服の第一歩、自分の人生を、自信を取り戻すための第一歩として医療機関への相談も選択肢に入れていただきたいと思っています。

たとえば当院での成人期ADHD患者への薬物治療は70～80%の方々に効果をあらわしています。また、認知行動療法など薬物以外の治療法も行われています。薬物治療との併用でより効果を高めることも確かめられています。

そうした医療者と手と手を携えた取り組みの中で、客観的にご自分の抱える問題を見直すことができ、よりご自身の病気や、症状への知識を深め、問題克服のための活路を見いだす方も多くいらっしゃいます。

本書の3章を読んで、実践は難しい、と感じた方は、そのまま続けて4章を読んでみてください。ご自身で主体的に取り組まれる方法の他に、ぜひ、医療機関への相談という選択肢もあるということを心に留めておいてください。

そして、本書が皆さんの生活をより良くするとともに、ADHDに対する正しい知識の普及にも役立つよう願っております。

最後に、本書作成にあたり、細部にいたる点までご尽力いただいた法研編集部市田花子さんにお礼申し上げます。


南青山アンティーク通りクリニック　院長　福西勇夫

参考文献

● 『ハーバード式　大人のADHDパーフェクトガイド』
クレイグ・サーマン他 著　福西勇夫・福西朱美　日本語版監修（法研）

● 『ネット依存症から子どもを救う本』
樋口 進　監修（法研）

● 『子どもの発達障害　家族応援ブック』
髙貝 就 著（法研）

● 『あなたに合う　睡眠薬と精神安定剤』
福西勇夫 著（法研）

■著者
福西　勇夫（ふくにし・いさお）
精神科医。南青山アンティーク通りクリニック院長。
徳島大学医学部卒、医学博士。医療法人社団真貴志会・南青山アンティーク通りクリニック院長。精神科医として、成人期ADHDを始め幅広く心の病に対応している。2000年から現在までにマサチューセッツ総合病院の客員教授として9回招聘されている。2007年には南イリノイ大学の客員教授として招聘されている

福西　朱美（ふくにし・あけみ）
南青山アンティーク通りクリニック、南青山カウンセリングセンターセンター長。
国際医療福祉大学大学院卒、医療福祉心理学博士。米国、フランス、英国にて臨床心理学全般の研鑽を積んでいる。そのなかでもマサチューセッツ総合病院ではオーウェン・サーマンより精神医学全般を、クレイグ・サーマンより児童精神医学を学び、現在に至る。『ハーバード式　大人のADHDパーフェクトガイド』監修。

マンガでわかる
大人のADHD コントロールガイド

平成27年11月25日　第1刷発行
令和6年3月22日　第8刷発行

著　者　福西勇夫、福西朱美
発行者　東島俊一
発行所　株式会社 法研
〒104-8104　東京都中央区銀座1-10-1
販売 03(3562)7671 ／編集 03(3562)7674
http://www.sociohealth.co.jp

印刷・製本　研友社印刷株式会社

0123

SOCIO HEALTH
小社は㈱法研を核に「SOCIO HEALTH GROUP」を構成し、相互のネットワークにより、〝社会保障及び健康に関する情報の社会的価値創造〟を事業領域としています。その一環としての小社の出版事業にご注目ください。

ISBN 978-4-86513-213-7 C0077　定価はカバーに表示してあります。